The Physiology of the Joints

骨关节功能解剖学

第一卷 上肢 The Upper Limb

原书第 7 版
7th Edition

原 著 [法] A. I. Kapandji
主 审 王 岩
主 译 刘 晖

中国科学技术出版社
·北 京·

图书在版编目（CIP）数据

骨关节功能解剖学 . 第一卷 , 上肢 : 原书第 7 版 /(法) A.I. 卡潘吉 (A. I. Kapandji) 原著 ; 刘晖主译 . — 北京 : 中国科学技术出版社 , 2020.9（2022.4 重印）

ISBN 978-7-5046-8688-6

Ⅰ . ①骨… Ⅱ . ① A… ②刘… Ⅲ . ①上肢—关节—人体解剖 Ⅳ . ① R322.7

中国版本图书馆 CIP 数据核字 (2020) 第 099315 号

著作权合同登记号 : 01-2020-0731

Seventh edition first published in 2018 in French by Éditions Maloine under the title
Anatomie fonctionnelle: 1. Membre inférieur by A.I. Kapandji.
Copyright © Éditions Maloine 2018—ISBN: 978-2-224-03541-9

《骨关节功能解剖学 : 第一卷 上肢》（第 7 版）法文原版由法国 Éditions Maloine 出版社于 2018 年出版，版权归其所有。作者 : [法] A. I. 卡潘吉（A.I. Kapandji）。

策划编辑	丁亚红　焦健姿
责任编辑	丁亚红
装帧设计	佳木水轩
责任印制	徐　飞

出　　版	中国科学技术出版社
发　　行	中国科学技术出版社有限公司发行部
地　　址	北京市海淀区中关村南大街 16 号
邮　　编	100081
发行电话	010-62173865
传　　真	010-62179148
网　　址	http://www.cspbooks.com.cn

开　　本	889mm×1194mm　1/16
字　　数	363 千字
印　　张	22.75
版　　次	2020 年 9 月第 1 版
印　　次	2022 年 4 月第 2 次印刷
印　　刷	天津翔远印刷有限公司
书　　号	ISBN 978-7-5046-8688-6 / R·2549
定　　价	236.00 元

主　审　王　岩

主　译　刘　晖

副主译　柴　伟　吴　进

译校者（以姓氏笔画为序）

石玲玲　肖　棋　吴　进

内 容 提 要 Abstract

本书引进自法国 Éditions Maloine 出版社，是一套全面系统、提纲挈领又深入浅出的骨关节功能解剖经典著作。全套共 3 卷，内容覆盖上肢、下肢、脊柱、骨盆及头部的所有骨关节系统，本书为全新第 7 版的上肢分卷。书中各章节均从基本解剖结构、结构发育特点、生理解剖功能、临床查体解剖要点和功能解剖等多角度进行了通俗易懂的阐述，同时配有丰富精美的大体图示和三维图示，书末附录还有简单的模型剪纸图解，便于读者直观操作和试验操作，更有利于功能解剖的理解。本书内容系统、阐述简洁，让人一读就懂，可作为内科医师、外科医师，尤其是骨科医师、康复理疗师和初入临床的医学生不可多得的骨关节功能解剖案头参考书。

中文版序

　　骨关节疾病是我国重要的公共卫生问题之一。21 世纪人员老龄化问题严重，骨关节疾病在老年人群中发病率居高不下，而且此类疾病严重影响患者的生存期和生活质量。因此，提高此类疾病治疗和教学的整体水平，降低骨关节疾病致残率具有重要意义。

　　随着社会经济水平的提高，骨关节疾病患者对生活质量的要求也日渐增长，这对临床医师的标准化训练和成长也提出了更高的要求。尽管计算机导航、3D 打印等先进技术手段大量引入临床应用，节省了大量的人力、物力，减少了许多人为的错误和误差，但所有的疾病诊断、治疗和康复，甚至软件设计原理和基础都来源于人体的解剖结构、功能解剖和生物力学。因此，所有临床医师和康复理疗师、初入临床的医学生，都应该备有一部通俗易懂、图文并茂的参考工具书。值此背景下，在联勤保障部队第 909 医院刘晖、吴进教授和解放军总医院柴伟教授的积极推动下，联合全国多家医疗单位的骨科专业人员完成了这部全新第 7 版 *Physiology of the Joints* 的翻译工作。

　　法国骨科学教授 Adalbert Kapandji 编著的 *Physiology of the Joints*（《骨关节功能解剖学》）是一部关于骨关节基础、功能解剖和临床生物力学的经典著作。全新第 7 版涉及上肢、下肢、脊柱、骨盆、头部等所有人体骨关节结构，力求从基本解剖结构、结构发育特点、生理解剖功能、临床查体解剖要点和生物力学等多角度为临床医师阐述骨关节疾病的发生和病理状态解剖来源，同时还与时俱进地介绍了骨科最为关注的热点，如腰椎、骨盆功能相关性、步态等内容。书中内容通俗易懂、图片精美细致，且紧密结合行为功能和病理生理状态，贴近临床实际，非常适合国内从事内科、外科，尤其是骨科、康复理疗相关专业人员和医学生阅读参考，特此推荐。

中国骨科继续教育（专委会）主任委员

中国医师协会骨科医师分会　前会长

解放军总医院第一医学中心骨科　主任医师　技术一级专家

原书序

荣幸之至，让我为 Adalbert Kapandji 教授的这部 *Physiology of the Joints*，*7e*［《骨关节功能解剖学（第 7 版）》］作序。这部著作自初版起，已前后翻译出版过 11 种语言版本。在所有在世的法裔医学作者中，Kapandji 教授的著作在世界各国的传播最为广泛。

全新第 7 版采用了大量生动丰富的彩色图片，更大程度地拓宽了读者群体。本书对骨科医师最有裨益，但对其他专业的医务人员、理疗师、进行解剖学习的医学生及对人体结构和协调性精细机制感兴趣的学者同样很有帮助。

我一直对 Kapandji 教授的工作充满敬意，他运用丰富的外科学知识和生物力学理论，以科学精确的描述为传统解剖学知识赋予了新的活力。

Kapandji 教授颇具艺术天赋，为其论著绘制了大量的精美图示。"按图索骥"的形式不仅有助于读者理解，而且使复杂的生物力学变得更加容易掌握，被认为是非常出色的教学形式。

Adalbert Kapandji 教授独立完成了这部著作，没有接受其他学者或教授的协作。在研究、教学及其他领域，本书的内涵和影响必定延伸超越单纯工具书的意义。

Raoul Tubiana *教授*

补充说明

书中参考文献条目众多，为方便读者查阅，已将本书参考文献更新至网络，读者可扫描右侧二维码，关注出版社"焦点医学"官方公众号，后台回复"骨关节功能解剖学：第一卷"，即可获取。

Foreword by Translators

译者前言

在我国，骨关节疾病是临床常见病。21 世纪以来，骨关节疾病的治疗，尤其是手术、康复治疗技术突飞猛进，大大改善了患者的功能和生活质量。因此，深入了解骨关节疾病的生理功能解剖，从疾病的发生、发展角度拟定既符合标准化又富有个体特性的治疗策略，对于内科医师、外科医师、康复理疗师和初入临床的医学生来说都具有重要意义。

Physiology of the Joints 是一部兼顾生理功能解剖与临床功能行为的骨科经典著作，原著者 Adalbert Kapandji 教授不仅是一位卓越的临床骨科医师，更是一名优秀的人体解剖教育学家和艺术家。他通过朴素、通俗的语言和精美的绘图将复杂的解剖基础和临床问题解释得易学易懂。对于初入医学殿堂的临床医生、医学生和准备进行生动病患教育的工作人员，本书将是一部不可多得的案头教材。本书全套共 3 卷，分别为"第一卷　上肢""第二卷　下肢""第三卷　脊柱、骨盆及头部"。从基本人体解剖结构出发，结合发育、生理功能解剖、病理功能解剖等多角度，以图片形式将最基础的解剖名词生动地诠释为关节的解剖和生物力学。本书为全新第 7 版，引入了更多功能解剖章节和精美的计算机辅助设计图示、三维模型图示，与前几版相比，图片更加丰富精美、内容更加"与时俱进"。

本书的翻译工作得到国内骨关节领域多位专家和一线临床工作人员的支持，来自不同骨科亚专科的专家学者对本书进行了细致的翻译、审校工作。整个翻译过程历时 1 年。最大限度地保留了著者的行文思路，并准确到位地翻译了众多复杂的解剖学名词。感谢中国科学技术出版社的大力支持，特别感谢编辑团队付出的巨大努力。

尽管翻译过程，译者团队反复斟酌，力求做到"信、达、雅"，但由于解剖名称复杂、中外语言表达习惯差异，中文翻译版中可能存在一些表达欠妥之处，恳请各位同行和读者批评指正。由衷希望本书能为基础和临床解剖功能之间构建更好的理论桥梁，让更多临床医师和患者获益。

联勤保障部队第 909 医院
厦门大学附属东南医院

原书前言

　　自 35 年前本书初版面世以来，得到了内科医师、外科医师、理疗师、骨病和康复医学专家的广泛好评。本书已在世界各国广泛传播，前后翻译出版过 11 种语言版本，不仅在欧洲，在日本、韩国也有出版发行。

　　知识更新日新月异，同样各项技术也突飞猛进。因此，笔者和出版社都考虑对本书进行更新再版。

　　此次为全新第 7 版，又一次展示了全新的面貌，包括文字和图片的改进和丰富，更加清晰明了的彩色图表。所有这些工作都是在计算机辅助技术下完成的。我们希望这部备受认可的著作在其更新再版后，能够"更上一层楼"。

Contents

目　录

附　录

第 1 章　肩关节

Chapter 1　The Shoulder

肖　棋 **译** 石玲玲 **校**

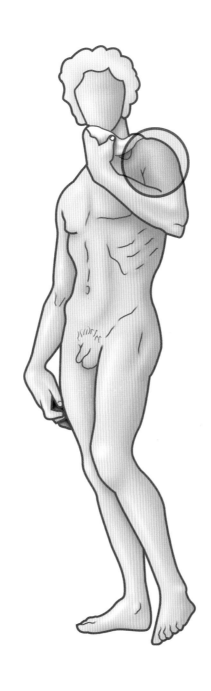

肩关节生理学

肩关节是上肢的近端关节（图 1-1），是人体所有关节中活动度最大的关节。它有三个自由度（图 1-2），这使得上肢在三个空间平面上的方向与三个主轴相对应。

● 横轴（1）位于冠状面，允许在矢状面发生的屈和伸运动（图 1-3 和图 1-4）。

● 前后轴位于矢状面上的轴（2），允许外展（上肢离开身体）和内收（上肢靠近身体）出现在冠状面（图 1-7 至图 1-10）。

● 垂直轴（3）穿过矢状面和冠状面控制着屈和伸运动，发生在水平面上，手臂外展至 90°（图 1-17 至图 1-19）。

肱骨长轴（4）允许发生两种不同类型的外旋和内旋。

● 自发旋转（也叫辅助旋转），这取决于第三个自由度（图 1-11 至图 1-13），只出现在三轴关节中（杵臼关节）。它是由旋转肌收缩产生的。

● 自动旋转（也称联合旋转），在只有两个轴在使用的情况下，在双轴关节，甚至在三轴关节中，在没有自主运动的情况下发生。当我们讨论科德曼的"悖论"时，我们将回到这一点。

参考位置是指上肢手垂直在体侧面的位置，以便肱骨长轴（4）与垂直轴（3）重合。在 90° 外展时，其长轴（4）与横轴（1）重合。在 90° 屈时，与前后一致轴（2）。

因此，肩部是一个有三个主轴和三个自由度的关节。肱骨长轴可以与这些轴中的任何一个轴重合，也可以位于任何中间位置，从而允许外旋转或内旋转运动。

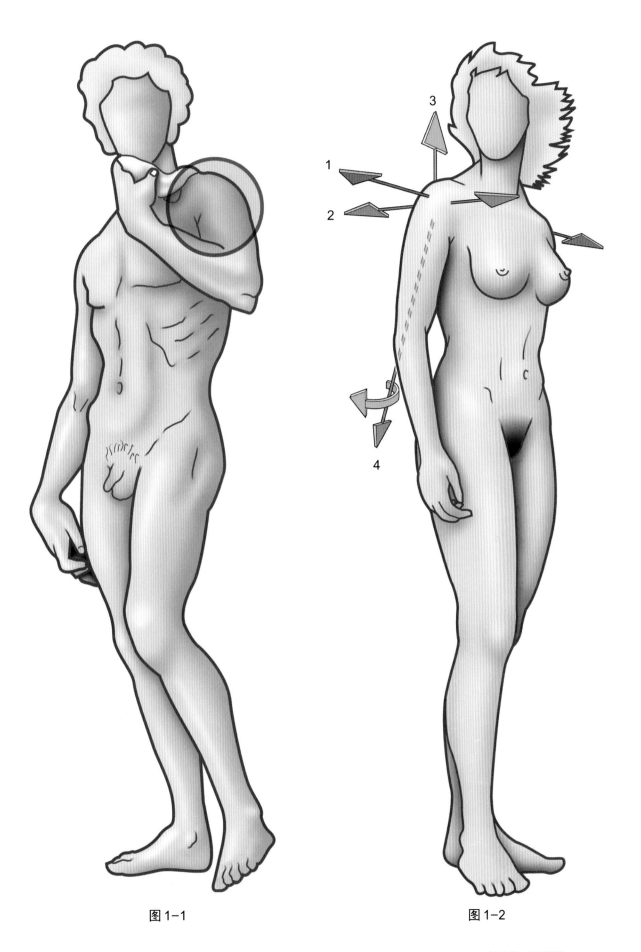

图 1-1

图 1-2

屈－伸和内收

屈－伸运动（图 1–3 至图 1–6）在矢状面（平面 A，图 1–20），横轴（轴 1，图 1–2）上进行。

● 伸：运动可达 45°～50°。

● 屈：最大 180°。注意，180° 屈的位置也可定义为与轴向旋转相关的 180° 外展（参见科德曼悖论，第 18 页）。

"前推"和"后推"这两个术语通常被错误地分别用来表示屈和伸。这可能导致与水平面肩带运动混淆（图 1–14 至图 1–16），最好避免与上肢运动相关的这些术语。

内收运动（图 1–5 和图 1–6）发生在冠状面，从参考位置开始（完全内收），但由于躯干的存在，机械上不可能发生。但是，只有当参考位置与以下条件结合时，才可能从参考位置进行内收。

● 伸展运动（图 1–5；内收最小）。

● 屈曲运动（图 1–6；内收可达 30°～45°）。从外展的任何位置开始，内收，也被称为"相对内收"，在冠状面上一直可以达到参考位置。

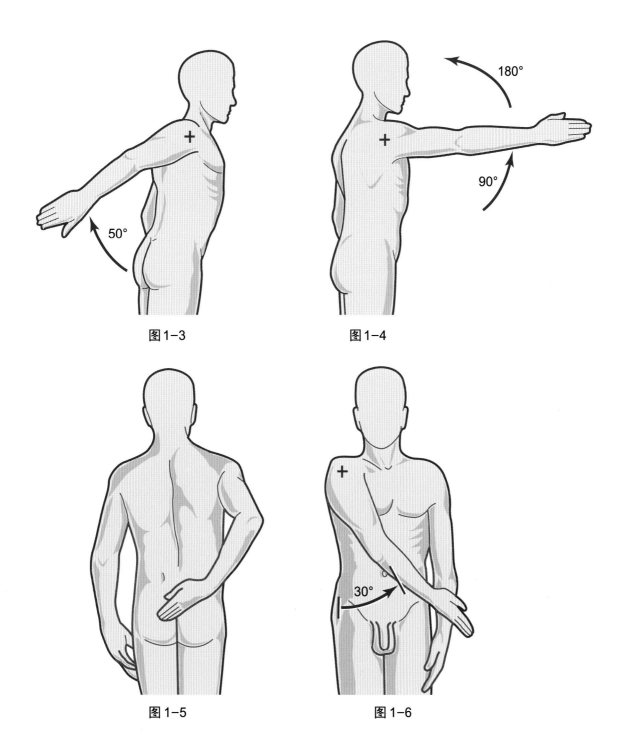

图1-3

图1-4

图1-5

图1-6

外 展

外展（图 1-7 至图 1-10）是上肢离开躯干的运动，发生在围绕前后轴（轴 2，图 1-2，第 5 页）的冠状面（平面 B，图 1-20）上。当手臂垂直位于躯干上方时，外展范围为 180°（图 1-10）。

有以下两点值得注意。

● 90° 位置后，外展运动使上肢更接近身体的对称性平面，严格意义上成为内收运动。

● 外展的最终位置在 180° 也可以通过屈曲到 180° 来达到。

在涉及的肌肉和关节运动方面，外展从参考位置开始（图 1-7），经过三个阶段。

● 外展从 0°～60°（图 1-8），仅发生在肩关节。

● 从 60°～120° 的外展（图 1-9），需要肩胛 - 胸壁关节。

● 从外展 120°～180°（图 1-10），包括肩关节和肩胛骨胸壁关节结合躯干向另一侧的屈。

注意单纯外展，只发生在冠状面，平行于背面平面，很少使用。相反，外展结合一定程度的屈曲，比如，抬高手臂在肩胛平面上（冠状面前倾 30°）是生理运动最常用的，尤其是把手放在脖子或嘴巴。这个运动平面对应于肩部肌肉的平衡位置（图 1-22）。

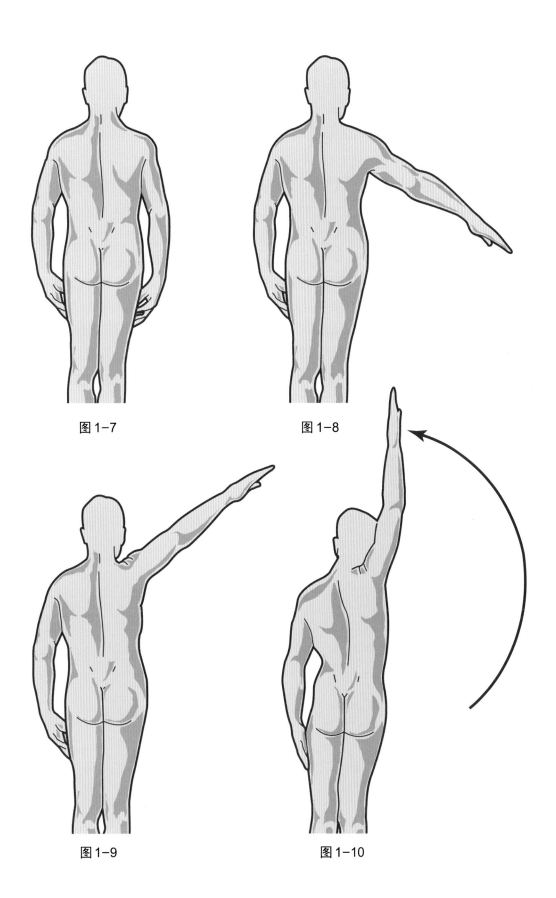

图 1-7

图 1-8

图 1-9

图 1-10

臂的轴向旋转

手臂在肩关节的旋转

手臂绕其长轴（轴 3，图 1-2，第 3 页）的旋转可以发生在肩部的任何位置。它对应于在具有三个轴和三个自由度的关节处进行的自发或辅助旋转。这种旋转通常从参考位置进行定量，如手臂沿身体垂直（图 1-11 至图 1-13，俯视图）的旋转。

参考位置（图 1-11）

这也叫作零旋转的位置。要测量旋转运动的范围，肘关节必须在 90° 弯曲，前臂位于矢状面。如果没有这种预防措施，手臂的这种旋转运动范围也将包括前臂的外和内旋转。这个参考位置，前臂位于矢状面，是完全任意的。在实践中，最常用的起始位置（因为它对应于旋转肌的平衡位置）是相对于真正的参考位置（当手位于躯干前方时）的 30° 内旋。因此，这个位置可以称为生理参考位置。

外旋（图 1-12）

外旋到 80° 并且总是低于 90°。手臂沿身体垂直悬挂时，几乎无法达到 80° 的全范围。相比之下，最常用的外旋类型和最重要的功能发生在生理参考位置（内旋 30°）和经典参考位置（旋转 = 0°）。

内旋（图 1-13）

最大 100°～110°。这一完整的范围只有在前臂位于躯干后侧和肩部轻微伸展。这种运动必须自由发生，才能让手到达背部，这对于会阴后部的卫生是必不可少的。内旋的前 90° 也必须与肩部屈曲有关，只要手停留在躯干前面。负责轴向旋转的肌肉将在稍后讨论。只有使用极坐标（图 1-24）或通过子午线试验（图 1-25）才能精确测量臂在基准位置以外位置的轴向旋转。对于每一个位置，旋转肌的行为都不同，有些失去了，另一些获得了旋转肌的功能；这是另一个肌肉动作反转规律的例子，这取决于肌肉的位置。

肩带在水平面上的运动

这些运动包括肩胛 - 胸壁关节（图 1-14 至图 1-16）。

* 参考位置（图 1-14）。
* 回缩肩胛带（图 1-15）。
* 前伸肩胛带（图 1-16）。

注意，前伸的范围大于回缩的范围。在这些动作中发挥作用的肌肉如下。

* 前伸：胸大肌、胸小肌、前锯肌。
* 回缩：菱形肌、斜方肌（横纤维）、背阔肌。

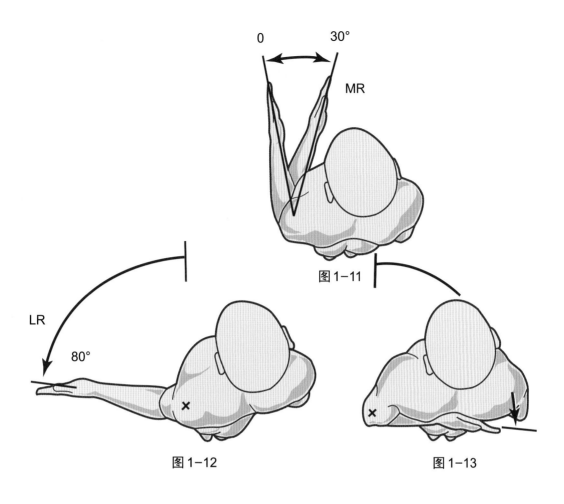

图 1-11

图 1-12

图 1-13

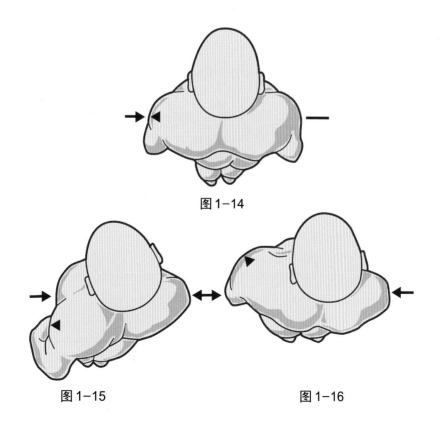

图 1-14

图 1-15

图 1-16

水平方向的屈 – 伸

上肢的这些运动（图 1-17 至图 1-19）发生在水平平面（图 C 平面，图 1-20），围绕一个垂直轴，或者更准确地说，围绕一系列垂直轴，因为它们同时涉及肩关节（轴 4，图 1-2）和肩胛 – 胸壁关节。

参考位置（图 1-18）

上肢在冠状面 90° 外展，以下肌肉发挥作用。

- 三角肌（基本上是肩峰纤维 III，图 1-101）。
- 冈上肌。
- 斜方肌：上（肩峰和锁骨）和下（结节）纤维。
- 前锯肌。

水平屈曲（图 1-17）

与内收相结合，水平屈曲能到 140°，可调动以下肌肉。

- 三角肌（不同贡献的前内侧纤维 I、前外侧纤维 II 和外侧纤维 III）。
- 肩胛下肌。
- 胸大肌和胸小肌。
- 前锯肌。

水平伸（图 1-19）

将伸展和内收结合在一起，水平伸展的范围更有限，为 30°～40°，并使下列肌肉起作用。

- 三角肌（不同贡献的后外侧纤维 IV 和 V、后内侧纤维 VI 和 VII 以及外侧纤维 III）。
- 冈上肌和冈下肌。
- 大圆肌、小圆肌和菱形肌。
- 斜方肌（所有纤维，包括横方纤维）。
- 背阔肌作为三角肌的拮抗增效剂，抵消了其强大的内收功能。

屈伸运动的整体范围不超过 180°。从极端前位到极端后位的运动，像钢琴上弹奏的音阶一样，连续地移动着三角体的各种纤维，这是主要的肌肉参与。

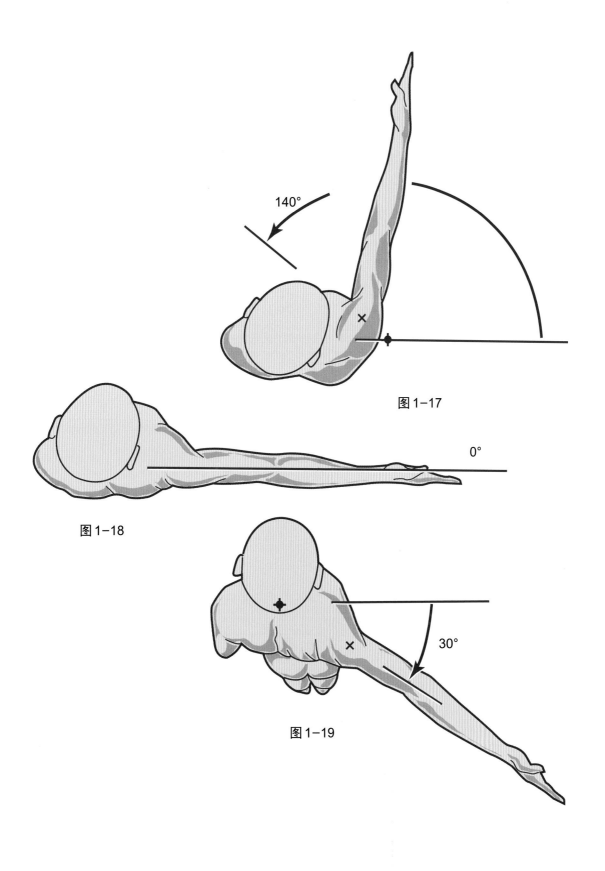

图 1-17

图 1-18

图 1-19

环绕运动

环绕运动结合了围绕三个主轴的基本运动（图 1-20），直到它们的最大范围。手臂描述空间中的锥形表面，即圆锥体。它的顶点位于肩部的理论中心，它的侧面等于上肢的长度，但它的底部远不是一个规则的圆圈，因为躯干的存在使它变形了。这个圆锥体在空间上划定了一个球形的可达性扇区，在这里，手可以抓住物体并把它们带到嘴里，而不需要移动躯干。图 1-20 用红色显示了指尖的轨迹，它代表被躯干扭曲的圆锥体的底部。

三个正交参照面（相互垂直）在肩部中心的一个点上相遇，如下所示。

● 平面 A：矢状面，或者更确切地说是近矢状面，因为真正的矢状面与身体的长轴重合。这是弯曲和伸展的平面。

● 平面 B：冠状面。这与背部的平面平行，也是外展和内收的平面。

● 平面 C：横断面，垂直于身体的长轴。这是水平屈伸的平面，只发生在水平平面上。

圆锥体底部从参考位置开始，上肢垂直悬挂于体侧，锥的底部依次穿过 Ⅲ–Ⅱ–Ⅵ–Ⅴ–Ⅳ 扇区。在圆锥体内，上肢可以探索第一扇区。第七和第八区（未显示）由于肘关节的弯曲而可以进入。因此，手可以到达身体的所有部位，这使得人类的打扮比在动物中更有效率。

延伸手臂轴线的红色箭头表示圆锥体的轴，与肩关节功能的位置大致对应（图 1-21）和关节周围肌肉的平衡位置。这解释了为什么这个位置被认为是固定在肩部和上肢骨折的位置。手的这一位置位于第四扇区，恰当地命名为优先无障碍的扇区，它满足了将工作的手置于视觉控制之下的需要（图 1-22）。这一需要还因躯干前面上肢可达性的两个扇区部分重叠而得到满足，使两只手能够在立体视觉控制下协同工作，这也是两只眼睛视野重叠在 90° 扇形上的结果。因此，视野和可访问性扇区几乎完全重叠。在大脑系统发育过程中，枕骨大孔向下移动，在四足动物的颅骨后向后移动，实现了这种一致性。因此，人的脸可以相对于垂直的颈椎向前看，眼睛可以向垂直于身体长轴的方向看，而在四足动物中，凝视的方向与身体的轴相吻合。

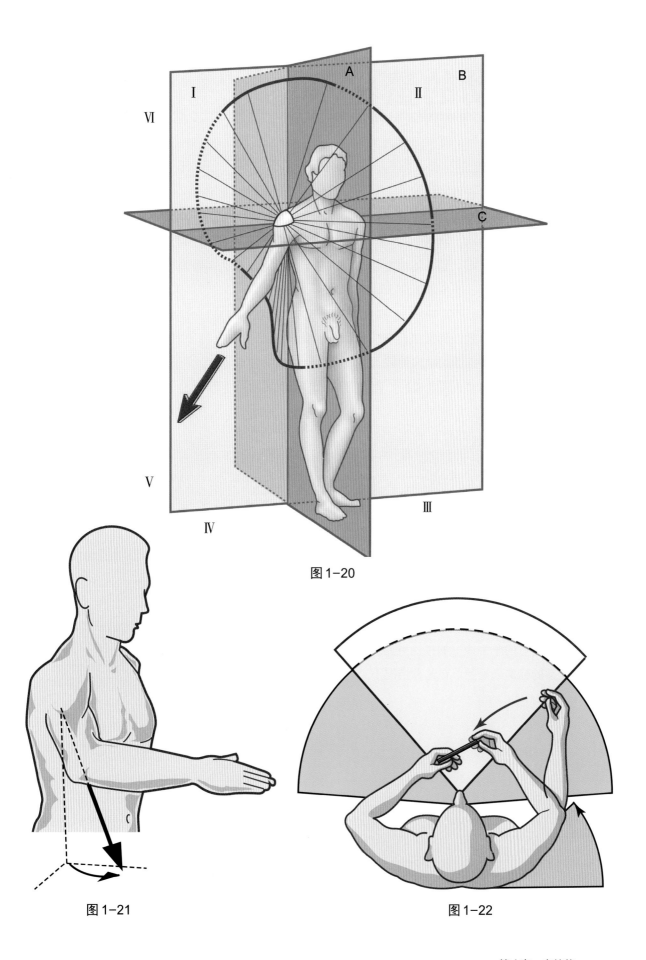

图 1-20

图 1-21

图 1-22

肩部运动的量化

由于术语上的某些含混不清之处，三自由度关节，特别是肩部关节的运动和位置的量化是很困难的。例如，如果将外展定义为上肢远离身体正中平面的运动，其定义只适用于 90° 内，因为过了这一点，上肢向身体移动，"内收"一词就更合适，但实际上，外展仍然是为了强调运动的连续性。

轴向旋转的定量更难。如果很难量化基本平面上的运动，那么在中间平面上就更难了。无论使用直角坐标还是极坐标，至少需要两个坐标。

利用直角坐标系统（图 1-23），测量了臂（P）在冠状位（C）、矢状位（S）和横断面（T）3 个参考平面上的投影角。标量坐标 X、Y 和 Z 精确地定义了中心与肩中心重合的球面上的点 P。在该系统中，不可能考虑臂的轴向旋转。

水手使用极坐标系统（图 1-24），允许测量臂的轴向旋转。与地球上一样，点 P 的位置由两个角度定义。

- α 角，对应经度，这是前伸角。
- β 角，对应纬度，这是屈曲角。

请注意，只有两个角度就够了。而不是代替 β 角可以使用 γ 角，位于冠状面，也定义了纬度。该系统的优点在于，从仰角 ω 可以推导出上臂的轴向旋转范围。

因此，后一种系统比前者更精确和更完整。实际上，它是唯一允许圆周圆锥在球体表面上表示为闭合环的系统，就像船的圆形航线在地球表面上追踪一样。然而，由于它对于非水手来说是复杂的，所以它并不在实践中使用。

然而，还有另一种方法来量化相对于参考位置的臂的轴向旋转，这包括通过子午线观察手回到参考位置（图 1-25），例如，从允许人梳头的手的位置。从这里肘部垂直向下移动到参考点的位置，即对应于起始点的子午线。如果注意避免在这种向下移动时手臂的任何自发的旋转，轴向旋转的量可以用通常的标准来衡量。在这种情况下，它接近最大值，即 30°。这个方法是我自己开发的。

骨关节功能解剖学：第一卷　上肢（原书第 7 版）
The Physiology of the Joints: *The Upper Limb (7th Edition)*

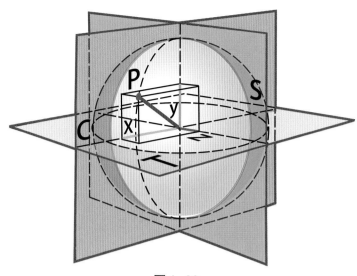

图 1-23

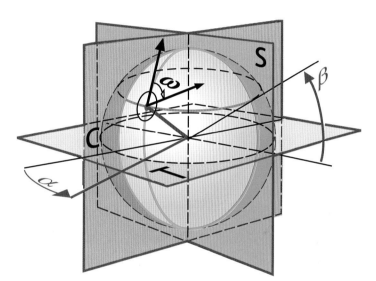

图 1-24

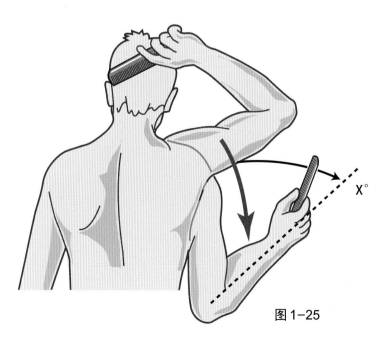

图 1-25

科德曼悖论

科德曼的动作（图 1–26 至图 1–30）如下。

● 在参照位置（图 1–26，侧视图；图 1–27，后视图），上肢垂直垂于躯干两侧，拇指朝前，手掌朝向内侧。

● 然后将肢体外展到 +180°（图 1–28）。

● 从这个垂直位置开始，手掌面向外侧，肢体在矢状面上伸展 –180°（图 1–29）。

● 它现在回到了原来的位置（图 1–30），除了手掌现在面向外侧，拇指向后。

● 这被科德曼称为"悖论"，他无法解释为什么在连续两次外展和伸展之后，手掌的方向发生了 180° 的变化。

在现实中，这是由于肢体在其长轴上的自动内旋，也就是麦康奈尔的联合旋转，通常出现在两个轴和两个自由度的关节中。它可以用黎曼的曲面几何来解释。自欧几里得以来，已知在平面上三角形的角之和为 180°（2 个直角）。如果在球面（如橘子）的表面上，一个以子午线 0° 和 90° 为界的三角形与其底部的赤道相切（图 1–31），则得到一个具有弯曲三角形基的"金字塔"（图 1–32）。这个三角形的角之和大于 180°，因为它们加起来等于 270°（3 个直角）。

现在让我们沉浸在一个纯粹的幻想思维实验中，就像爱因斯坦喜欢的那样（图 1–34）。你从南极开始，沿着 90° 子午线向北前进。一旦你到达北极，沿着 0° 的子午线回到南极，不做 90° 的转弯，走"螃蟹 – 时尚"，你的个人偏好。不可否认，这样覆盖 2 万千米是很不舒服的，当你在所有这些努力之后，你会发现自己背靠背地与你的起始位置：你将不知不觉地旋转通过 180°，通过这种方式，你进行了麦康奈尔的联合旋转实验。在曲线几何中，2 个三角形（图 1–33）的角之和为 540°（6×90°），超过平面内 2 个三角形（360°）之和 180°。这一差异解释了你对自己做出的半途而废的原因。然而，通常情况下，肩部不会像这样工作，因为经过两个完整的周期后，它应该"旋转"到 360°，这是生理上不可能的。这就是为什么肩关节，就像髋关节一样，是一个三轴三自由度的关节，它有一个自发的轴向旋转，由麦康奈尔称之为附加旋转。总之，肩关节可以无限地经历连续的循环，就像在游泳中一样，这些周期被称为人体工学，因为它的辅助旋转时刻都会抵消和取消它的连体旋转。科德曼的悖论只有在肩部被用作双轴关节时才能看到，在双轴关节中，附加旋转不抵消连体旋转。

可以说，科德曼悖论是一种虚假的悖论，很容易理解为什么四肢根部的关节有三自由度，因此它们的运动不受空间中肢体运动的联合旋转的限制。

骨关节功能解剖学：第一卷　上肢（原书第 7 版）
The Physiology of the Joints: *The Upper Limb (7th Edition)*

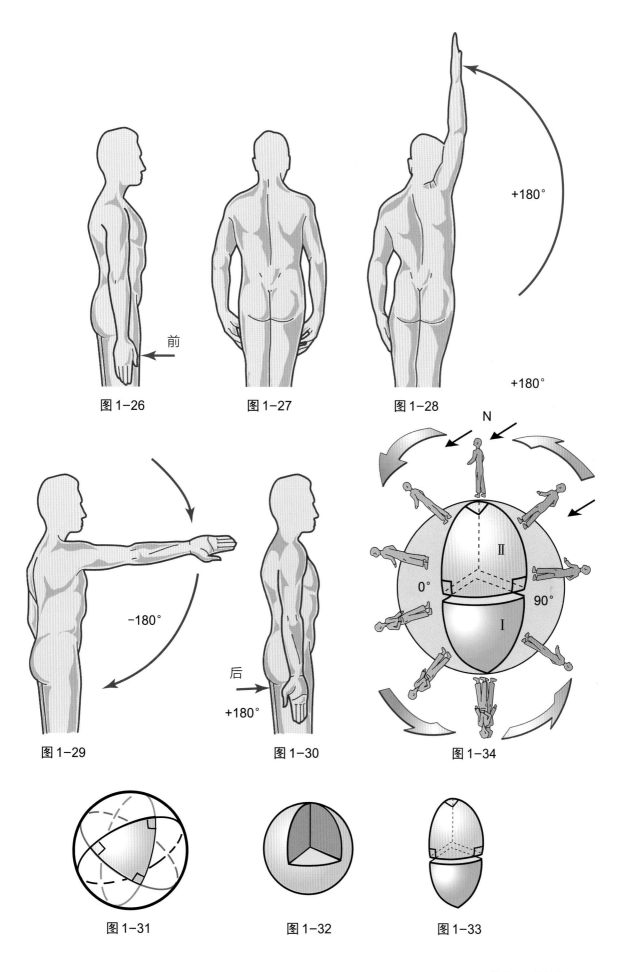

图 1-26　　　　　　图 1-27　　　　　　图 1-28

图 1-29　　　　　　图 1-30　　　　　　图 1-34

图 1-31　　　　　　图 1-32　　　　　　图 1-33

用于评估肩关节整体功能的运动

在实践中，有些日常动作可以很好地评价肩部的功能，例如梳理头发，在夹克或大衣上滑动，挠某人的背部或颈部。然而，可以使用一种称为三点测试的动作，这取决于这样一个事实：在正常人中，手可以通过三条不同的路线到达对侧肩胛骨后侧的三点。图 1-35 以蓝色虚线显示了绕行所涵盖的路径，以及三组可能到达这三重点的路线，如下所示。

● 浅蓝色，在头部前对侧路线（C）。

● 绿色，在头部前同侧路线（I）。

● 红色，后面的路线（P），直指同一侧的背部。

每条路线的指尖到达的点分为五个阶段。第 5 阶段由所有三条路线共有，是位于对侧肩胛骨上的三重点（大红点）。

对侧前路（图 1-36，前视；图 1-38，后视）从口（1）开始，进入对侧耳（2），颈部后部（3），斜方肌（4），最后是肩胛骨（5）。它评估水平内收或屈曲。

同侧前路（图 1-37，后视）同侧：口（1），耳（2），颈后部（3），斜方肌（4）和肩胛骨（5）。在此图中，将同侧和后路结合起来。

后路（图 1-35）从臀部（1）开始，进入骶骨区（2）、腰椎区（3）、肩胛骨尖端（4），最后到达肩胛体（5）。它评估内旋，这是最大的三点。第一阶段（1）非常重要，因为这是确保会阴后部卫生的最低要求，这决定了病人的功能自主性。在这个图中，对侧和后路是结合在一起的。

很明显，这项测试的结果将取决于肘关节的功能完整性。因此，这项测试对于获得上肢的整体功能评估也是有用的。

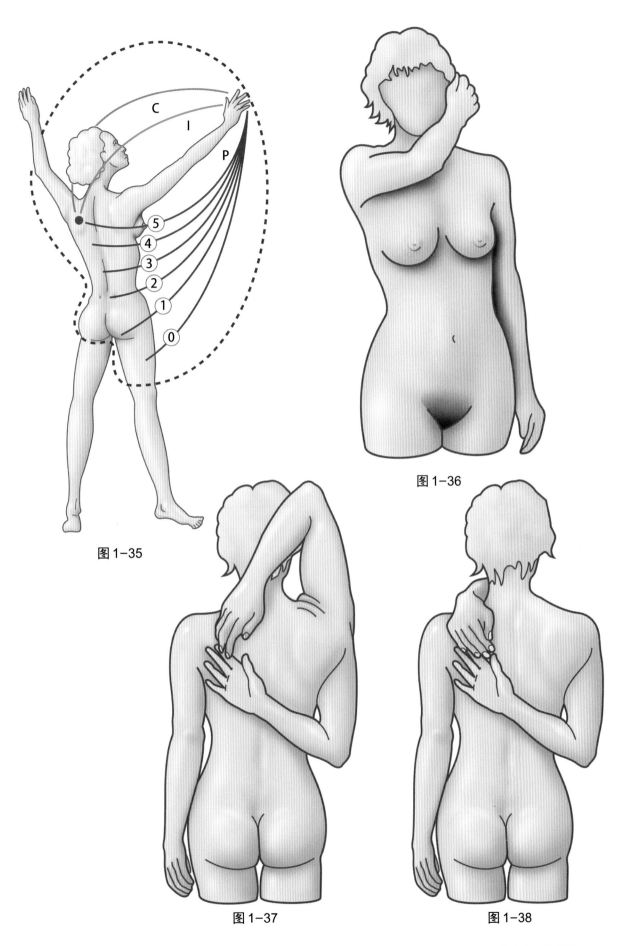

图 1-35

图 1-36

图 1-37

图 1-38

肩关节多关节复合体

肩关节由五个关节组成，它们共同构成肩关节复合体（图1–39）。我们已经描述了它涉及上肢的运动。这五个关节分为两组。

第一组：两个关节

● 盂肱关节，这是一个解剖学上真正的关节，两个关节面内衬透明软骨。这是这个小组最重要的关节。

● 三角肌下关节或第二肩关节，不是解剖学，而是生理关节，因为它包括两个相对于彼此滑动的表面。由于肩关节中的任何运动都会导致肩关节移动，因此三角肌下关节与肩关节机械连接。

第二组：三个关节

● 肩胛胸廓关节，是生理关节而不是解剖关节。它是这一组中最重要的关节，但如果没有与之机械相连的另外两个关节，它就无法发挥作用。

● 肩锁关节，一个真正的关节，位于锁骨外侧端。

● 胸锁关节，一个位于锁骨内侧端的真正关节。

肩关节复合体可按以下方式进行示意图。

● 第一组：真正的主关节（盂肱关节）与"假"关节（三角肌下"关节"）相连。

● 第二组："假"主关节（肩胛–胸廓关节），与两个真正的机械连接关节（肩锁关节和胸锁关节）相连。

每一组的关节都是机械连接的，也就是说，它们必须协同工作。在实践中，根据运动的类型，两组关节还可以同时使用来自每个集合的变量。

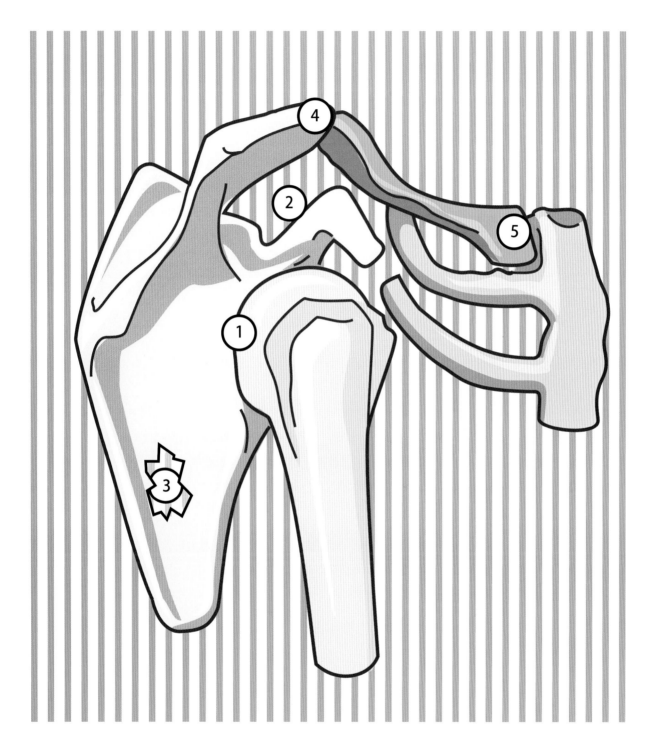

图 1-39

肩关节的关节面

典型的球窝关节，有三个轴和三个自由度（图 1-18）。

肱骨头

面向上、中、后（图 1-40），这相当于半径为 3cm 的球体的 1/3。实际上，这个球体并不是规则的，因为它的垂直直径比它的前后直径大 3～4cm。此外，冠状切面（图 1-42）表明，它的曲率半径从上到下略有下降，它包含的不是一个曲率中心，而是一系列螺旋排列的曲率中心。因此，当肱骨头的上半部分与关节盂接触时，机械支撑最大，关节最稳定，随着肩胛骨韧带中、下纤维的紧绷而增加。在 90° 处的外展位置对应于麦康奈尔的锁定或密闭位置。

颈干角 135°，与冠状面后倾 30°。

解剖颈与肱骨近端骨骺分离，与水平面成 45°。

它的两侧有两个结节，它们接受关节周围肌肉附着。

- 指向前方的小结节。
- 指向外侧的大结节。

肩胛盂

这个位置（图 1-41）位于肩胛骨的上外侧角，并在肩胛骨的侧面、前方和稍上方。它是垂直的和横向的双凹面，但它的凹度是不规则的，不像肱骨头的凸性那么明显。边缘稍凸起，前缘有槽。肩胛盂比肱骨头小得多。

肩胛盂唇

这是一个纤维软骨环附着在肩胛盂的边缘，并填充前上沟，使关节腔加深，使关节表面更加协调一致。

它的截面是三角形的，有三个面。

- 内表面附着关节盂边缘。
- 外表面附着在关节囊韧带上。
- 中心为关节软骨，与肩胛盂、肱骨头相连。

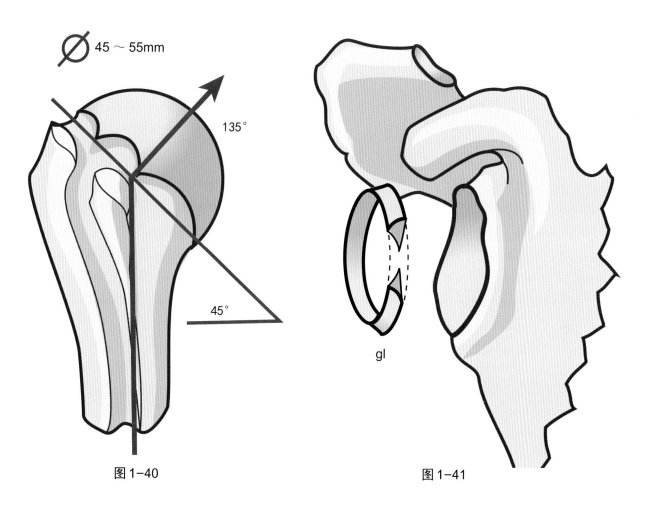

图 1-40

图 1-41

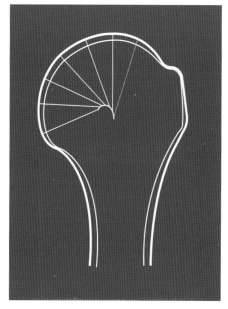

图 1-42

瞬时旋转中心

关节表面的曲率中心不一定与其旋转中心重合，因为其他因素，即关节面的形状、关节内的力学因素和肌肉的收缩都起作用。

在过去，肱骨头被比作球体的一部分，这导致人们相信它有一个固定的、不可改变的旋转中心。L. R. Fisher 等的研究，已表明存在一系列瞬时旋转中心（ICRs），对应于两个非常接近的位置之间的运动中心。这些中心是由一台计算机从一系列连续拍摄的 X 线片中确定的。

因此，在外展过程中，当只考虑冠状面肱骨旋转的分量时，就有两组 ICR（图 1–43，从前面看到的肱骨头），由于未知的原因，它们之间有一个明显的间隙（3–4）。第一组位于一个圆形域（C_1），位于肱骨头的下内侧，其中心为 ICR 的重心，其半径为重心与每个 ICR 之间距离的平均值。第二组位于肱骨头上半部的另一个圆形区域（C_2）内。这两个域之间有一个空白。

因此，在外展期间，肩关节可被比喻为两个关节（图 1–44，肱骨头前面观）。

- 外展至 50° 时，肱骨头的旋转发生在 C_1 圆内的某个点附近。
- 外展 50°～90° 结束时，旋转中心位于 C_2 圆内。
- 在大约 50° 外展时有一个不连续点，因此旋转中心位于肱骨头的上内侧。

在屈曲过程中（图 1–45，侧视图），类似的分析未能发现 ICRs 路径上的任何不连续性，ICRs 位于肱骨头下方两个边界之间的中间部分的单个圆形区域内。

在轴向旋转过程中（图 1–46，上面图），ICRs 的圆形区域垂直于轴的内皮质边缘，与头部的两个边界等距。

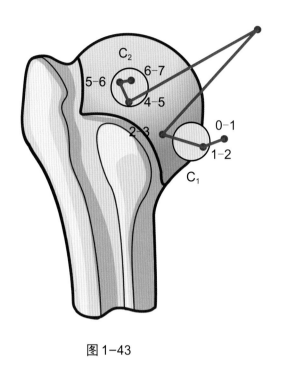

图 1-43

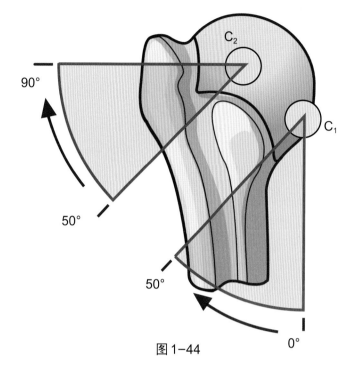

图 1-44

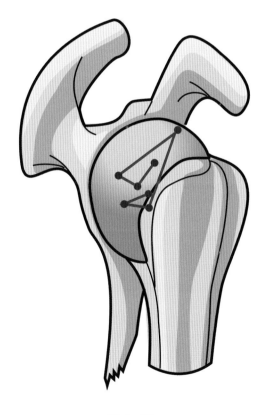

图 1-45

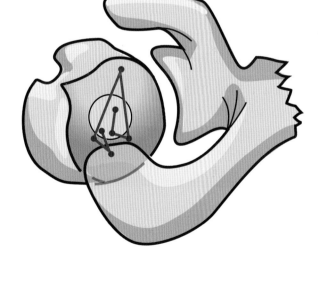

图 1-46

肩关节囊韧带

这些韧带足够松，允许很大的灵活性，但它本身不够强大以确保关节表面牢固。

为了显示关节表面和关节囊（图 1-47 至图 1-50，受 Rouvière 启发），关节已打开，皮瓣翻向两侧。

肱骨上端关节内视图（图 1-47）显示如下。

- 肱骨头（1）被关节囊包绕。
- 关节囊系带（2），即囊下极处的滑膜褶皱。
- 盂肱上韧带（4），使关节囊的上部分增厚。
- 切断的肱二头肌长头肌腱（3）。
- 肩胛下肌（5）的肌腱，在小结节附近切断。

肩胛骨侧面图（图 1-48）显示如下。

- 肩胛盂腔（2），被肩胛盂唇包围，肩胛盂唇在肩胛盂边缘的凹槽上连接。
- 肱二头肌长头的切断肌腱（3），它止于肩胛盂上结节，并发出两条纤维，以促进盂唇的形成。因此，这个肌腱是囊内的。
- 关节囊（8），由这些韧带加强。
- 喙肱韧带（7）。
- 盂肱韧带（图 1-49），由上（9）、中（10）和下（11）三条韧带组成。
- 肩胛冈切除后的喙突（15）。
- 肩胛盂下结节（17，图 1-48），与肱三头肌的长头相连，因此是囊外的。

肩关节前视图（图 1-49）清晰显示前韧带。

- 喙-肱韧带（3），从喙突（2）延伸至大结节，与冈上肌相连（4）。
- 肱-喙韧带与结节间沟之间的间隙，形成二头肌长头肌腱的进入点（6）经结节间沟进入关节腔，经肱骨横韧带进入二头肌腱鞘。
- 关节盂上（1）、关节盂中（10）和关节盂下（11）韧带，这个复合体形成一个"Z"分布在关节盂的前侧。韧带之间有两个弱点。
- Weitbrecht 孔（12）和 Rouvière 孔（13）。
- 肱三头肌的长肌腱（14）。

打开关节的后部图（图 1-50）清楚地显示了肱骨头摘除后的韧带。尸体中关节囊的松弛使得关节面至少分开 3cm，显示如下。

- 盂肱骨中韧带（2）和下韧带（3），在它们的深部。顶部为盂肱上韧带，与之相连的是喙肱韧带（4）和棘肱韧带（16），无机械力学意义。
- 二头肌长头肌腱的关节内部分（6）在上象限。

- 关节盂腔（7），由关节内存的盂唇（8）加强。
- 关节腔是大转子，有三个后关节周围肌肉附着。
  ➢ 冈上肌（11）。
  ➢ 冈下肌（12）。
  ➢ 小圆肌（13）。

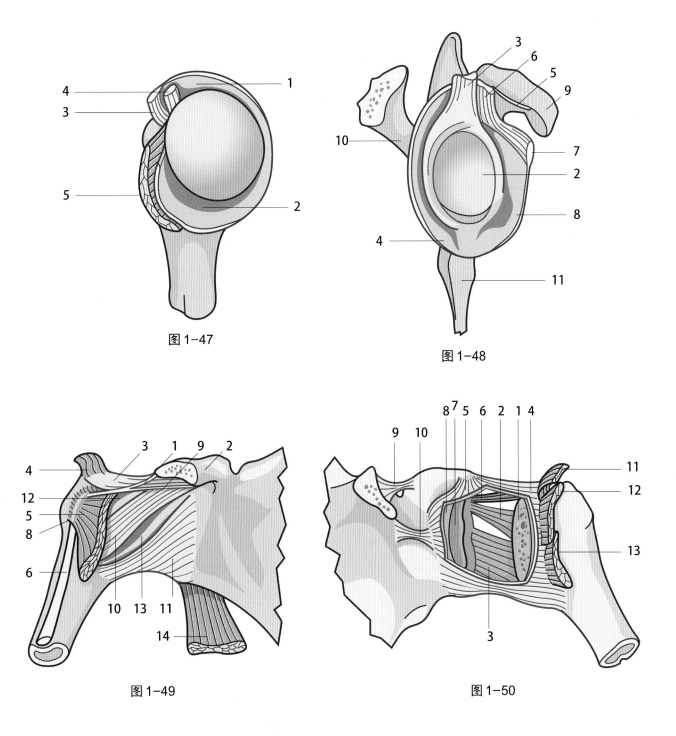

图 1-47

图 1-48

图 1-49

图 1-50

关节内的肱二头肌长头腱

肩部的冠状切面（图 1-51，受 Rouviere 启发）显示如下。

● 关节软骨消除了关节盂的不规则骨性结构（1）。

● 关节盂唇（2）加深了关节腔，但关节面的锁定仍然很差，因此出现脱位的频率很高。关节盂唇的上缘（3）并非完全固定在骨上，其锋利的中央边缘像半月板一样游离在腔内。

● 在参考位置，关节囊（4）的上半部绷紧，下半部（5）打褶。这种"松弛"的关节囊和系带结构（6）允许外展发生。

● 肱二头肌长头肌腱（7）起源于肩胛骨的盂上结节和肩胛盂唇的上缘。当它从二头肌间沟（8）的关节腔中出来时，它滑入关节囊（4）之下。

关节囊上极矢状面（图 1-52）显示，二头肌长头肌腱在以下三个位置与滑膜接触。

● 滑膜衬层将滑膜紧贴在关节囊（C）的深表面。

● 滑膜在关节囊和肌腱之间形成两个小凹，由一个称为腱系膜的薄滑膜吊索附着在关节囊上。

● 两个滑膜隐窝融合消失使得肌腱游离并被滑膜包围。

一般来说，这三个位置的肌腱依次发生在从内到外的关节，因为肌腱的路线远离它的起源。肌腱虽然在关节内，仍然属于滑膜外。

我们知道，二头肌的长头肌腱在肩部的生理和病理中起着重要的作用。

当肱二头肌收缩以提升一个沉重的负荷时，它的两个头部共同作用，以确保肩关节表面的收拢。短头位于喙突，相对于肩胛骨提升肱骨，并与其他纵向肌肉（肱三头肌、喙肱肌和三角肌）一起防止肱骨头向下脱位。同时，肱二头肌的长头压在肱骨头上，尤其是在外展时（图 1-53），因为肱二头肌的长头也是外展。如果它破裂了，外展的强度会下降 20%。肱二头肌长头的初始张力程度取决于其水平关节内通路的长度，当肱骨位于中间位置（图 1-56，上视）和外侧旋转时，最大长度为水平关节内通道（图 1-54）。在这些位置上，长头腱的效率是最高的。相反，当肱骨向内旋转时（图 1-55），二头肌的关节内路径及其效率是最小的。

很明显，二头肌在二头肌间沟的这个位置，没有籽骨的帮助，受到了严重的机械应力，只有当肌肉处于良好状态时才能承受这种应力。如果胶原纤维随着年龄的增长而退化，最轻微的力就可能导致关节内肌腱在进入二头肌间沟时断裂，产生与肩周炎相关的临床表现。

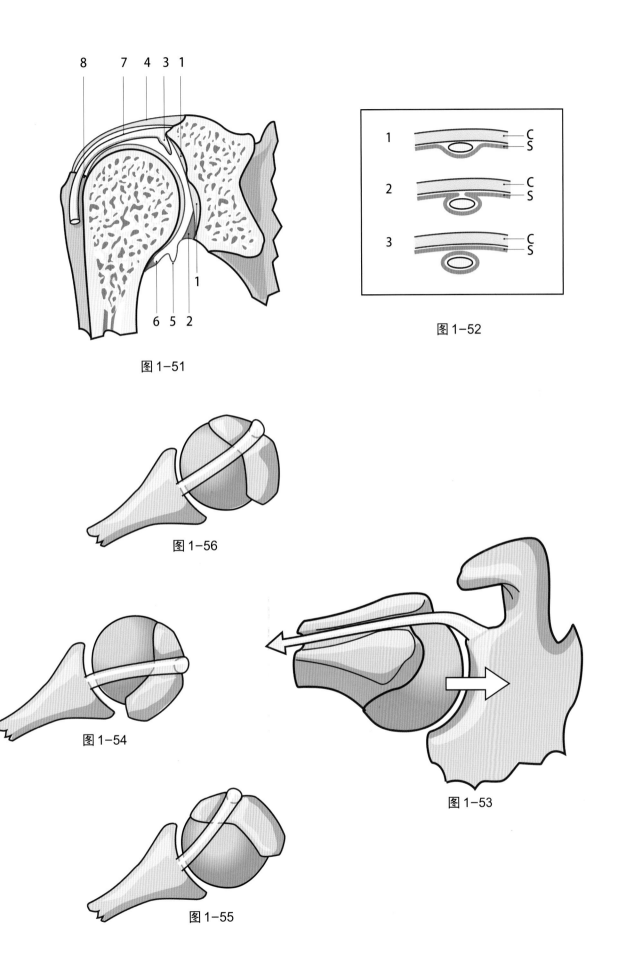

图 1-51

图 1-52

图 1-56

图 1-54

图 1-53

图 1-55

盂肱韧带的作用

外展期间

● 在外展过程中，参考位置如图 1-57 所示，中（浅绿色）和下（深绿色）韧带。

● 在外展过程中（图 1-58），盂肱中、下韧带绷紧，上韧带和喙 – 肱骨韧带（未见图）松弛。因此，在外展时，由于肱骨头的上方曲率半径大于下方，所以韧带被最大限度地伸展，关节面达到最大接触。因此，外展相当于麦康奈尔的锁定或密闭位置。

外展检查时候，大结节会撞击肩胛盂上部和肩胛盂唇。这种接触被外旋延迟，外展结束时将大结节拉回，二头肌间沟在喙肩弓下，并稍微放松盂肱下韧带纤维，结果外展达到 90°。

外展且前屈 30° 在肩胛骨平面，延迟了盂肱韧带的收紧，肩部外展可达 110°。

轴向旋转期间

● 外旋（图 1-59）伸展盂肱韧带的所有三束带。

● 内旋（图 1-60）使它们放松。

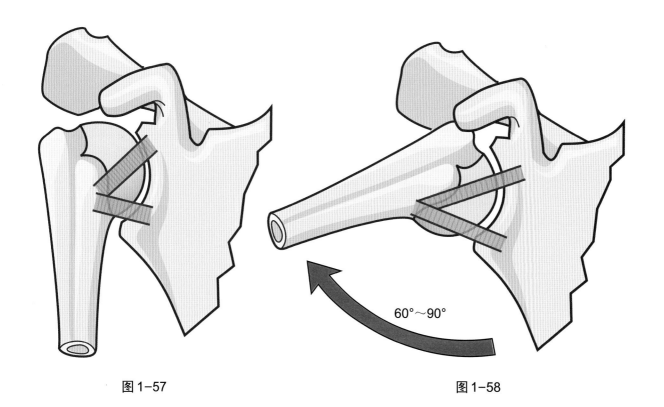

图 1-57

图 1-58

60°～90°

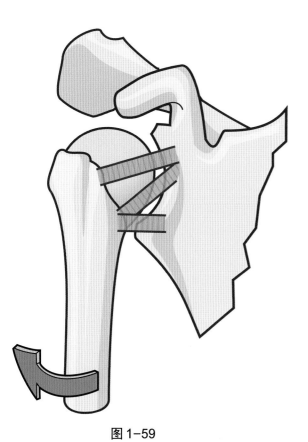

图 1-59

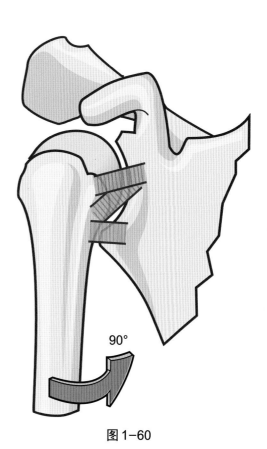

90°

图 1-60

喙肱韧带在屈伸过程中的作用

肩关节的侧方示意图显示了两束喙肱韧带张力的差异。

● 参考位置（图 1–61）显示两条束喙肱韧带，后束（深绿色）附着大结节，前束（浅绿色）附着小结节。图中还可以看到肱二头肌长头进入两条喙 – 肱韧带之间肱二头肌间沟。

● 在伸展过程中（图 1–62），前束紧张。

● 在屈曲过程中（图 1–63），后束紧张。

肱骨在屈曲结束时的内旋使喙肱韧带和盂肱韧带松弛，从而增加了运动的范围。

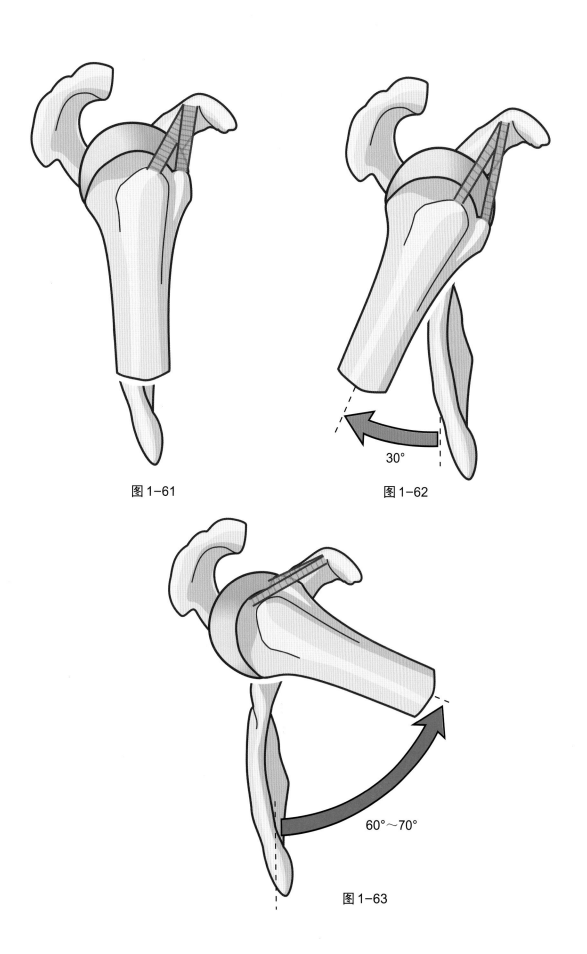

图 1-61

图 1-62

30°

图 1-63

60°～70°

肩关节周围肌肉对关节匹配的作用

由于肩关节活动度大，单靠韧带不能实现。它需要肌肉的帮助，这些肌肉分为两组：

- 横向肌肉，由于它们的方向而使肱骨头紧贴肩胛盂（图 1-64 至图 1-66）。

- 纵向肌肉（图 1-67 和图 1-68），它们支撑上肢，防止手承受沉重负荷时向下脱位。他们把肱骨头"带回"到肩胛骨。"下垂肩"综合征发生在这些肌肉缺乏或瘫痪时，相反，当它们的作用占优势时，则由横向肌的"再中心"动作来防止向上脱位。

因此，这两组肌肉作为拮抗 - 协同作用，因为他们的动态平衡点在外展期间发生了变化。

在图 1-64（后视图）中，横向肌的数量为以下三个。

- 冈上肌（1），起源于冈上窝，附着于大结节上方。

- 冈小肌（3），起源于冈下窝，附着于大结节后上方。

- 小圆肌（4），起源于冈下窝下部，附着于大结节后下方。

图 1-65（前视图）显示如下。

- 冈上肌（1），如图 1-64 所示。

- 强大的肩胛下肌（2），起源于肩胛下窝附着于小结节。

- 肱二头肌长头肌腱（5），起于盂上结节，进入长头肌间沟时弯曲。因此，它在保证肩关节横向结合方面起着至关重要的作用，当手举起重物时，它会"把肱骨带回来"，同时弯曲肘关节。

图 1-66（上视图）再次显示了以下两块肌肉：冈上肌（1）和肱二头肌长头肌腱（5），均位于关节上方。因此，它们的作用是作为关节的上支撑物。

图 1-67（后视图）显示了三个纵向的肌肉。

- 三角肌，其外侧（8）和后侧（8′）束，在外展时"抬起"肱骨头。

- 肱三头肌的长头（7）起源于肩胛骨的盂下结节，在肘关节伸展时将肱骨头带回到肩胛盂。

在图 1-68（前视图）中，纵向肌较多。

- 三角肌（8），其外侧束（8）和前束（锁骨区）（图未显示）。

- 肱二头肌长头肌腱（5）与起于靠近喙肱肌的喙突的肱二头肌短头肌腱（5′），在肘关节和屈曲时抬起肱骨头。

- 胸大肌锁骨部（9），参与三角肌前束的活动，主要是肩部的屈肌和内收肌。

长期纵向肌的优势会引起肱骨头和肩峰之间的磨损，甚至会引起某些肌肉的断裂，尤其是冈上肌。结果，肱骨头直接撞击肩峰和喙肩韧带的下表面，引起一种传统上称为肩周炎的疼痛综合征，现在改名为"肩袖撕裂综合征"。

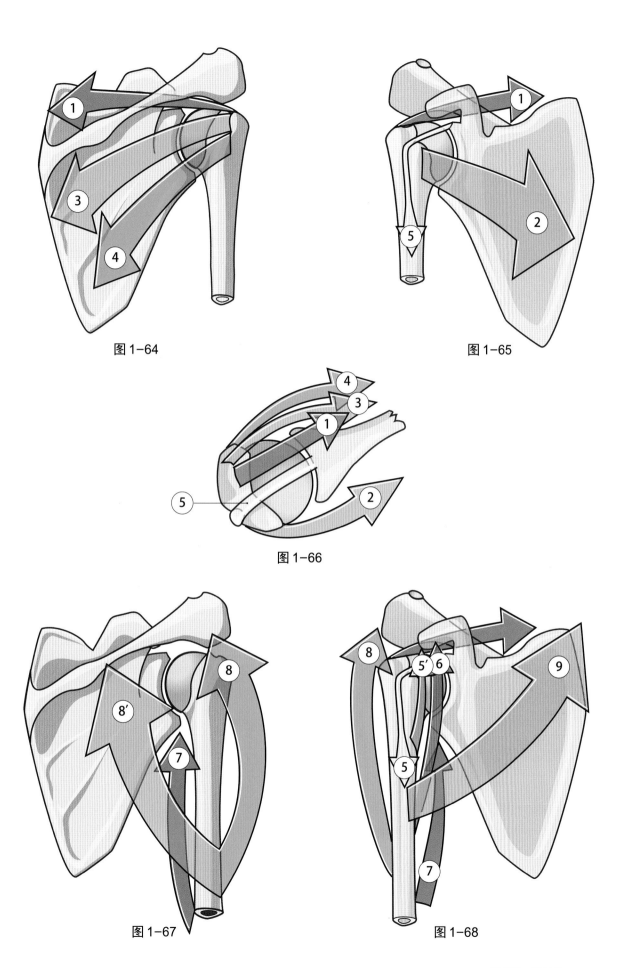

图 1-64

图 1-65

图 1-66

图 1-67

图 1-68

三角肌下"关节"

三角肌下"关节"实际上是一个"假关节"，因为它没有关节软骨，只是三角肌下表面和肩袖之间的间隙。一些作者描述了滑囊，它有助于"关节"的滑动。

打开的三角下关节的视图（图 1-69，受 Rouviere 启发），三角肌（1）被横切并拉回后，显示滑行深表面，即肩"肩袖"，由肱骨上端（2）和附着的肌肉组成。

- 冈上肌（3）。
- 冈下肌（4）。
- 小圆肌（5），位于肩胛下肌后面（这里没有显示）。
- 肱二头肌长头肌腱沿着二头肌间沟（9）进入"关节"。

三角肌断面打开滑囊，其边缘可见（7）。

这个滑行平面是由向前伸的喙肱肌以及二头肌的短头（13）形成的联合腱，附着于喙突形成"关节"的前方支撑。在后面观中还可以看到肱三头肌（6）、胸大肌（15）和大圆肌（16）的长头肌腱。

这些肌肉的功能可以从肩关节的两个冠状切面推断出来：一个在参考位置，上肢垂直在身体旁边（图 1-70），另一个在外展水平位置（图 1-71）。

图 1-70 显示了前面提到的肌肉，肩关节（8）与肩胛盂唇的一部分，以及关节囊的下隐窝。三角肌下滑囊（7）位于三角肌和肱骨上端之间。图 1-71 显示了由于冈上肌（3）和三角肌（1）收缩而引起的外展如何导致滑囊（7）扩张，其两壁相对滑动。通过肩关节（8）的部分说明了囊下隐窝的伸展，囊下隐窝对于肩关节的全范围外展是必要的。还可以看到拉伸的三头肌长头肌腱，它形成了肩关节的下支撑。

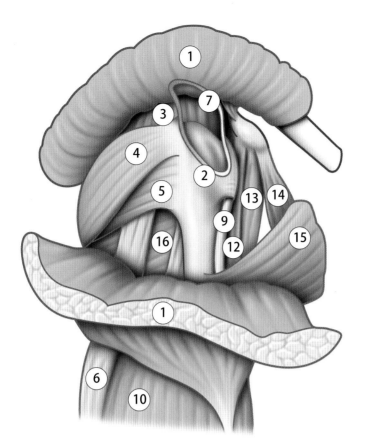

图 1-69

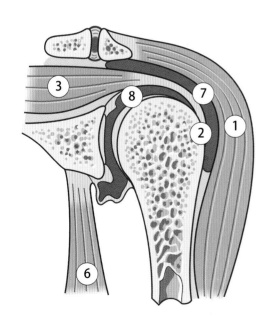

图 1-70

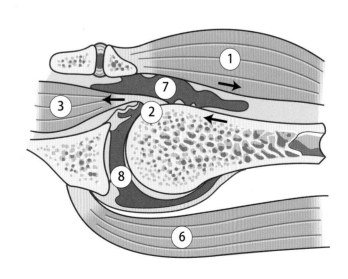

图 1-71

肩胛胸壁"关节"

这也是一个"假关节"，因为它不包含关节软骨，由两个滑动平面组成，如图1-72所示。

左侧显示胸壁的内容物，肋骨和肋间的斜切面观，肱骨、胸大肌侧面、三角肌侧面。由于肩胛骨的不规则形状，肩胛骨（黄色）2对肌肉，在肩胛下肌和冈下肌、大圆肌和小圆肌。前锯肌从肩胛骨内侧边缘延伸到胸壁外侧，形成两个滑动间隙。

- 肩胛下肌在肩胛骨与前锯肌之间的间隙（1）。
- 胸壁和前锯肌之间的间隙（2）。

右侧截面图展示了肩胛带的功能架构。

- 肩胛骨位于与背部平面成30°角的平面内，与冠状面平行。这个角度代表肩关节外展的生理平面。
- 锁骨呈斜体S形，后侧斜，与冠状面成30°。它在胸锁关节的前方和中部与胸骨相连，在肩锁骨关节的侧面和后方与肩胛骨相连。
- 锁骨与肩胛骨在参考位置的平均夹角为60°，但可以随着肩带的运动而变化。

胸骨和肩带的后视图（图1-73）通常显示肩胛骨位于冠状平面。实际上，它位于一个倾斜的斜面上。在正常位置肩胛骨从上第二肋（2）和向下延伸到第七肋（7）。肩胛骨上角对应于第一个胸椎棘突。它的肩胛冈内侧尖端位于第三棘突的水平。它的内侧与脊柱棘突间距离5～6cm，下角在7cm处。

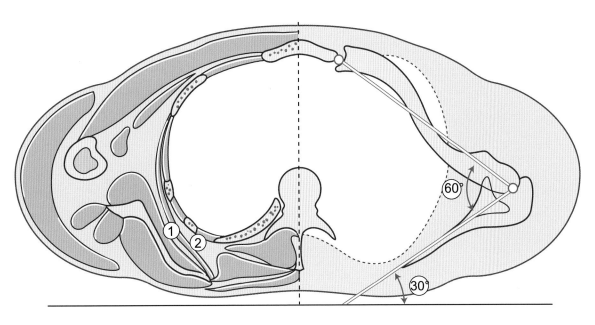

图 1-72

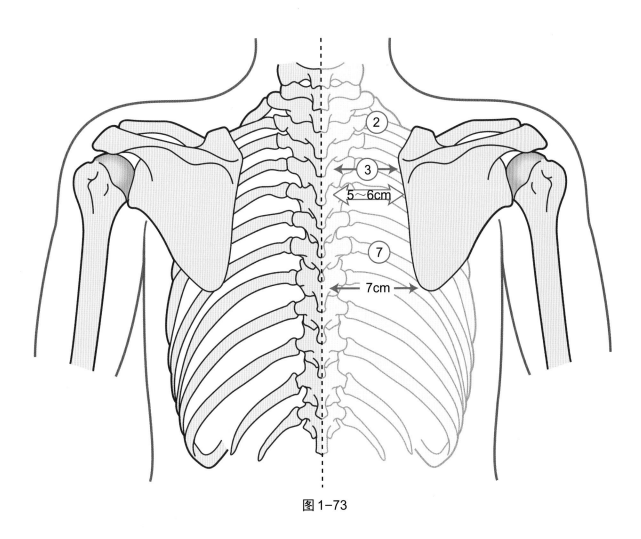

图 1-73

肩胛带运动

通过分析肩胛骨和肩胛带的三种运动类型：横向运动、垂直运动和旋转运动。事实上，这三种运动总是相互关联的，只是程度不同。

水平面（图 1-74）显示肩胛骨的横向运动依赖于锁骨围绕胸锁关节的旋转，这得益于肩锁骨关节的灵活性。

- 在回缩动作中，肩关节向后拉（右半部分）锁骨向后倾斜，肩胛骨与锁骨夹角增大至 70°。
- 在前伸动作中，肩关节向前推（左半部分），锁骨形成冠状面（形成一个角度，＜ 30°），肩胛骨接近平面的矢状面，肩胛骨和锁骨下面的角度往往会减少至 60°，盂肱关节面向前。此时胸腔的横径最大。

在这两个极端位置之间肩胛骨平面由 30° 变为 45°。

后视图（图 1-75）显示，前伸使肩胛骨内侧界到棘突间有 10～12cm。

后视图（图 1-76）还显示肩胛骨的垂直运动，其范围为 10～12cm，与锁骨的倾斜和抬高或降低有关。

后视图（图 1-77）也显示肩胛骨的倾斜运动。这种旋转发生在垂直于肩胛骨平面的轴上，并通过靠近肩胛骨外上角的中心。

- 当肩胛骨"向下"旋转（右侧）时，其下角向内侧移位，肩胛盂则倾向于向下。
- 肩胛骨"向上"旋转（左侧）时，其下角向外侧移位，肩胛盂倾向于向上。

肩胛骨旋转的范围是 45°～60°。下角位移为 10～12cm，外上角位移为 5～6cm。然而，最重要的是肩胛盂方向的改变，它在肩关节的运动中起着至关重要的作用。

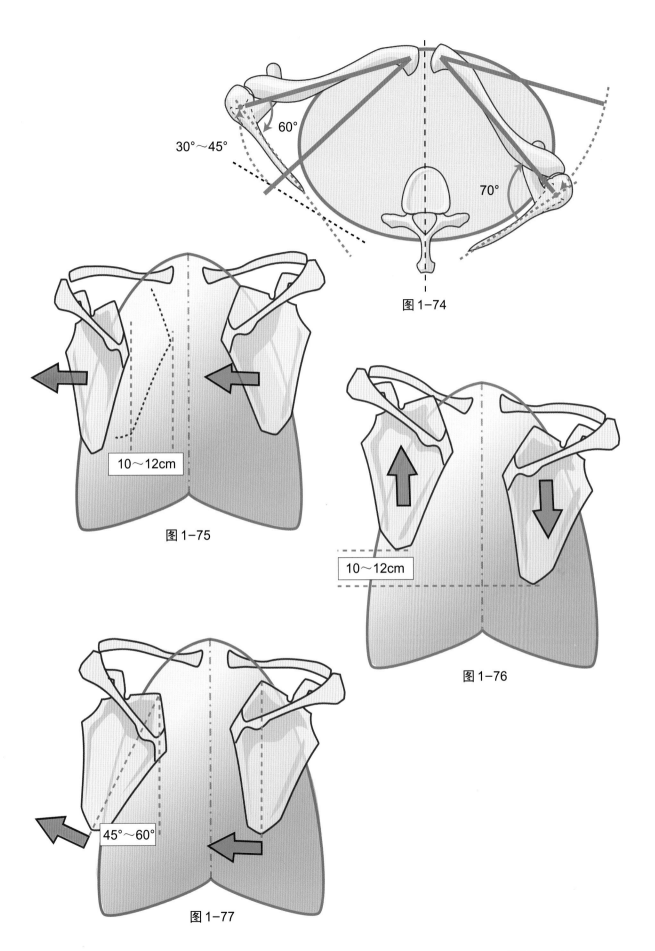

图 1-74

图 1-75

图 1-76

图 1-77

肩胛胸壁关节的真实运动

我们之前已经描述过肩胛胸壁关节的基本运动，但现在我们知道，在上肢的外展或屈曲过程中，这些基本动作在不同程度上结合在一起。通过在外展过程中拍摄一系列 X 线片（图 1-78），并与不同位置的肩胛骨照片进行比较，J.-Y・de la Caffinière 已经研究它真实运动的组成部分。从肩峰（上面）、喙突和肩胛盂的角度观察（上面及右侧）显示外展过程中 4 个运动。

- 抬高 8～10cm，通常认为无任何相关的正向位移。
- 角度旋转 38°，随外展从 0° 增加到 145°，几乎呈线性增加。从 120° 外展开始，肩关节和肩胛胸廓关节的角度旋转程度是相同的。
- 在横断面上前后倾斜，使肩胛骨的顶端向前向上移动，上半部向后和向下移动。这个运动让人想起一个人向后弯着身看摩天大楼的顶部。外展 0°～145° 时倾斜范围为 23°。
- 以双相模式绕垂直轴旋转。
- ➢ 在开始 0°～90° 的外展过程中，关节盂自相矛盾地向后移动了 10°。
- ➢ 当外展超过 90° 时，关节盂向前移动 6° 面向前方，因此无法恢复其在前后平面的初始位置。

在外展过程中，盂肱关节发生一系列复杂的运动，即上抬、内侧移位和方向改变，从而肱骨大结节得以绕过前方的肩峰，滑入喙肩韧带下方。

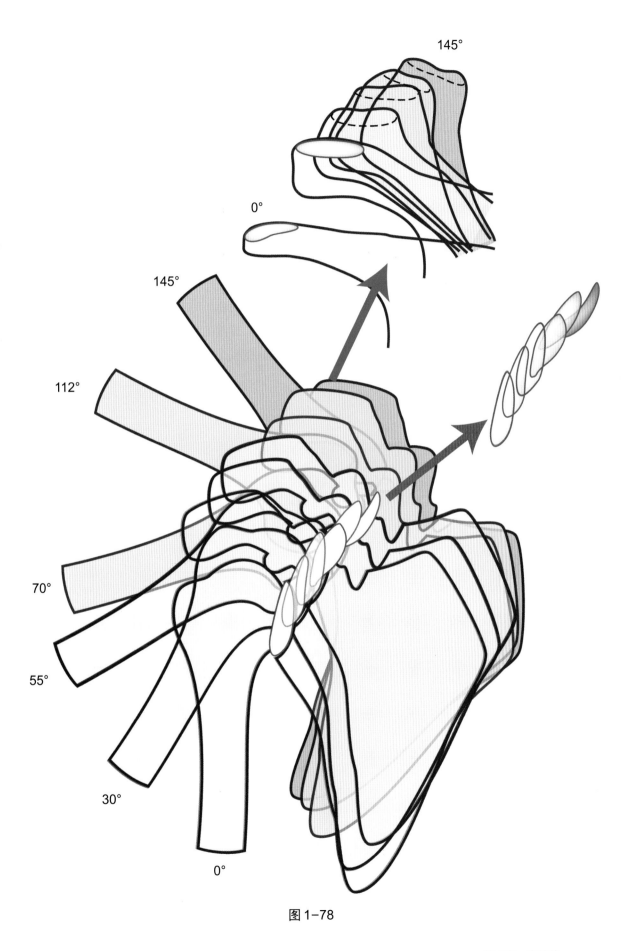

145°

0°

145°

112°

70°

55°

30°

0°

图 1-78

胸锁关节

像梯形掌骨关节一样，这个关节属于环面关节，因为它的鞍形关节面对应于从环面内切出的部分，与轮胎的"内胎"非常相似。图 1-79 所示的两个曲面呈现出反向的双曲率：在一个方向上凸，在另一个方向上有凹面，就好像环面的内表面被"切割"了一样。一个曲面的凹曲率与另一个曲面的凸曲率相吻合。小表面（1）为锁骨，大表面（2）为胸肋。实际上，小的表面水平比垂直的长，因此"突出"了胸－肋面的前部，尤其是后面。

这种关节在空间上有两个垂直的或正交的轴（图 1-80）。轴 1 对应于胸肋面的凹曲率和锁骨面的凸曲率。轴 2 对应胸－肋面的凸曲率和锁骨面的凹曲率。这些曲面的两个轴完全重合，就像曲率一样。这些表面被称为鞍形，因为锁骨表面很容易与胸骨表面相吻合，就像骑手坐在马鞍上一样。

- 轴 1 允许锁骨在垂直平面上运动。
- 轴 2 允许锁骨在水平面上运动。

这种类型的关节相当于万向关节。它有两个自由度，但通过结合这两个基本运动，它也可以进行轴向旋转，即混合旋转。锁骨也经历被动的轴向旋转运动。

右侧胸锁关节（图 1-81）向前打开。胸骨锁骨前上韧带（3）、胸骨锁骨前韧带（4）、锁骨肋韧带（5）切断后，后倾锁骨（1）显示后关节面（2）。只有后韧带（6）未切断。胸骨肋表面（7）的两条曲线清晰可见。

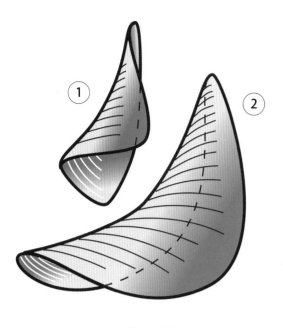

图 1-79

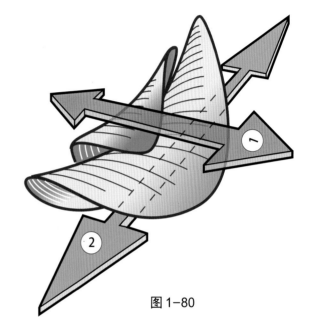

图 1-80

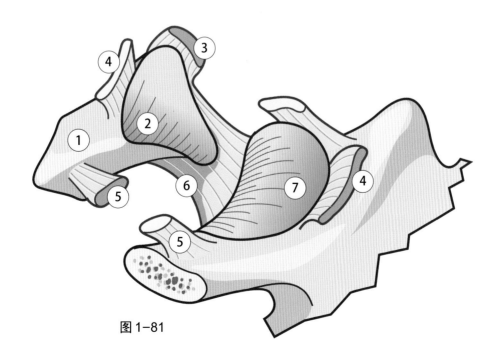

图 1-81

运　动

图 1-82（受 Rouvière 启发，胸锁关节）由右侧的冠状切面和左侧关节的前视图组成。

冠状切面示肋 - 锁骨韧带（1），起于第一肋骨的上侧面，止于锁骨下表面的上外侧面。

● 通常情况下，两个关节表面的曲率半径不同，关节半月板（3）可以恢复它们的一致性就像骑手和马之间的马鞍。半月板将关节分成两个次级腔，这两个腔之间可能有联系，也可能没有联系，这取决于半月板是否在中心穿孔。

● 胸锁韧带（4）位于关节上侧，由锁骨间韧带在上侧加强。

前视图显示如下。

● 肋锁韧带（7）和锁骨下肌（6）。

● X 轴，水平方向，前后略倾斜，与锁骨在垂直面的运动相对应，上升范围为 10cm，下降范围为 3cm。

● Y 轴呈斜、下、略偏外侧的垂直面，横贯肋锁韧带中段，与锁骨在水平面上的运动相对应。这些运动的范围如下：锁骨的远端可以向前移动 10cm，向后移动 3cm。从严格的力学角度来看，这个运动的实轴（Y′）平行于 Y 轴，但位于关节内侧。

还有第三种运动，即锁骨的 30° 轴向旋转。直到现在，过去认为这个旋转只是因为"松弛"的关节韧带，但是，在所有的关节和两个自由度，胸锁关节也产生一个两个轴的旋转。事实上，锁骨的这种轴向旋转只有在上升 - 回缩或下降 - 前伸时才能看到，这一观点得到了证实。

锁骨在水平面上的运动（图 1-83，上视图）

● 大体的轮廓显示锁骨静止的位置。

● 点 Y′ 对应于运动的机械轴。

● 这两个红色十字代表了肋锁韧带附着锁骨的极端位置。

肋锁骨韧带水平的切面（插图）显示了韧带在极端位置产生的张力。

● 前伸（A）由肋锁韧带和前关节囊韧带的张力来检查（7）。

● 回缩（P）由肋锁韧带和后关节囊韧带的张力来检查（6）。

锁骨冠状面运动（图 1-84，前视图）

红色的十字代表 X 轴。当锁骨外侧端抬起时（大体图显示），锁骨内侧端向下和向外侧滑动（红色箭头）。运动由肋锁韧带的张力来控制（条纹带），并由锁骨下肌辅助（6）。

当锁骨下降时，它的内侧端上升。这种运动受到上关节囊韧带（4）的张力和锁骨与第一肋骨上表面接触的限制。

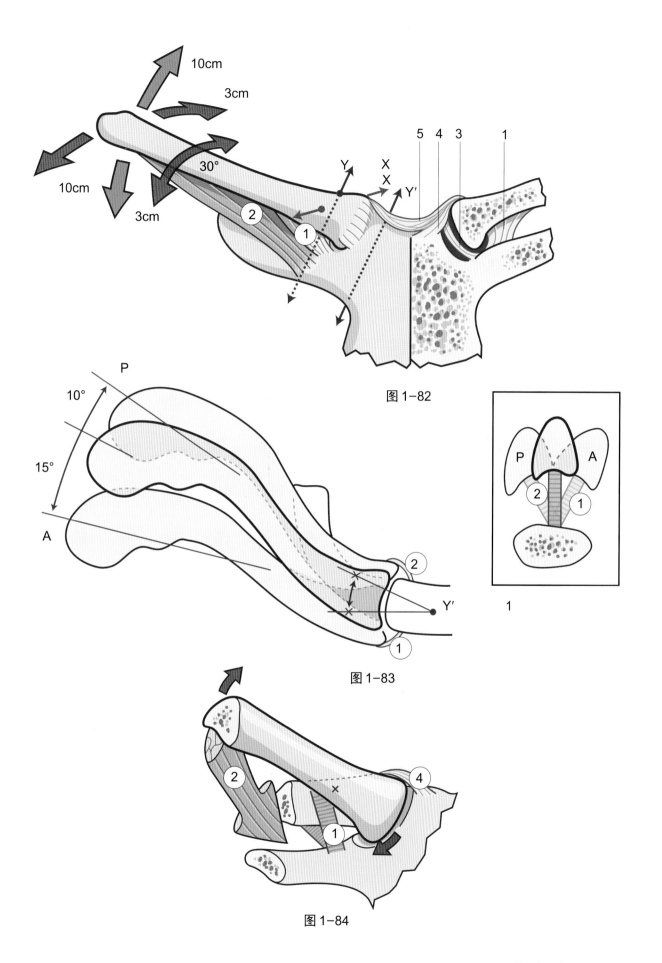

10cm

3cm

10cm

3cm

30°

Y

X

X

Y'

5 4 3 1

2

1

图 1-82

P

10°

15°

A

2

Y'

1

P A

2 1

1

图 1-83

2

1

4

图 1-84

肩锁关节

放大的后视图（图 1-85）显示了这个平面关节的特征，其特征是由于关节表面没有紧密连接而造成很大的不稳定性，并且由于韧带薄弱而极易发生脱位。

- 肩胛骨（1）与肩峰（2）在外侧连续，其前内侧面呈椭圆形、扁平或略凸出的关节面（3），面朝上、前、中。
- 锁骨（4）的外侧端在其下方有关节面（5），与肩胛骨关节面相似，向下、后向和外侧朝向锁骨，锁骨似乎位于肩峰之上。
- 这个关节位于肩胛骨盂的上方，非常表浅。冠状切面（插图）显示上肩锁韧带薄弱（12）。
- 关节面通常是凸的，不一致的，因此在 1/3 的情况下，关节内纤维软骨半月板可以恢复关节面一致（11）。

事实上，这个关节的稳定性依赖于连接喙突（6）的两条关节外韧带，喙突连接到冈上窝（9）的上缘和锁骨的下缘。这些韧带如下。

- 锥状韧带（7），从喙突的"屈曲部"到锁骨下侧面后缘附近的锥状结节。
- 斜方韧带（8），附着在喙突的锥状韧带前方，向上和外侧，与锁骨锥状结节前后连续的粗糙三角形区域相连。

喙突的前视图（图 1-86）显示了锥状韧带（7）和斜方（8）韧带的排列情况，这两种韧带在前面和中间形成一个立体的 V 形。锥状韧带位于冠状面，斜方韧带斜行，前缘向前、中、上方向倾斜。

肩锁关节和胸锁关节在肩部屈伸（F）时起作用（图 1-87），因为肩胛骨的倾斜受锁骨支撑扭力 R 的影响，而 R 扭力通常在这两个关节内消散。当运动范围为 180° 时，伸展 E 与屈伸 F 相结合，60° 的运动被关节松弛所吸收，其余 30° 运动是胸锁关节联合旋转的结果。肩锁关节的活动是非常典型的，很好地说明了关节的作用方式，这仅仅取决于对其六个自由度负责的关节中的机械作用。这些小的表面并不协调一致，它们彼此分开，向各个方向滑动和"分开"。相对较弱的韧带和更强大的肌肉只会限制它们的运动范围。肩胛骨悬挂于锁骨远端，可与摆动器相提并论，它是现已过时的农具连枷的可移动部分，用于击打小麦。（图 1-87-2：小男孩用连枷打小麦）联合收割机，一种只剩下稻草和一袋小麦的大型机器，已经取代了它。顺便说一句，这些机器也会造成失业。

连枷（源自拉丁语鞭毛：鞭）类似于一根长柄的鞭，由皮带绑在一根长平片上用来拍打小麦的穗，使它们折断并释放谷物。

连枷由柔软的皮革连接到手柄上，可以向各个方向移动（如图 1-87-3 所示，演示了连枷的机械原理）。这种程度的活动是在滑膜关节可达到的最大限度，这就解释了为什么肩锁关节的脱位是最常见的。

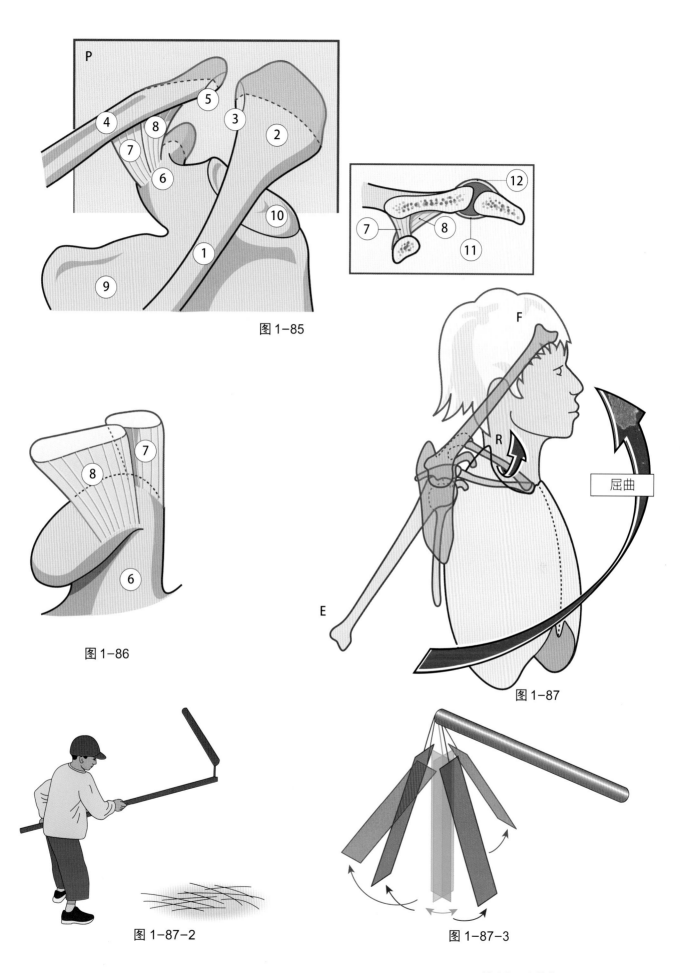

图 1-85

图 1-86

图 1-87

图 1-87-2

图 1-87-3

肩锁关节（续）

图 1-88（受 Rouvière 启发，右侧肩锁关节上外侧视图）中显示如下内容。

- 肩锁韧带的表面部分（11）切开以显示其深层，从而加强关节囊（15）。
- 锥状韧带（7）、斜方韧带（8）和内侧喙锁（12）韧带。
- 喙肩峰韧带（13），它不参与关节控制，但有助于形成冈上间隙（图 1-96，第 59 页）。肩胛盂（10）的视图显示了肩袖肌腱与喙肩韧带的距离。
- 表面（图未见）附着三角肌 - 斜方肌腱膜，由连接三角肌和斜方肌肌纤维的胶原纤维组成。这个最近被描述的结构在关节表面的接合中起着重要的作用，因为它是唯一一个负责限制肩锁关节脱位程度的结构。

锁骨内侧端为"逃逸形态"（图 1-89，下内侧视图，受 Rouvière 启发）。在已描述的结构中可以看到喙状韧带（14），连接肩胛上沟而无机械作用。

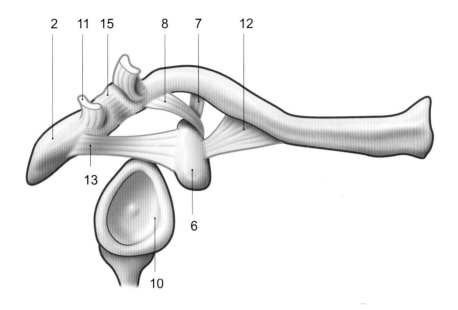

图 1-88

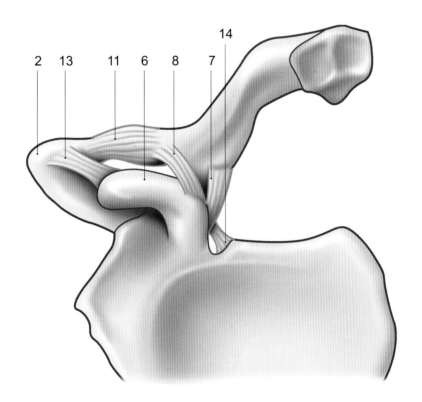

图 1-89

喙锁韧带的作用

肩锁关节示意图（图 1-90，上视图）显示了锥状韧带的作用（7）。

● 肩胛骨与喙突（6）和肩峰（2）。

● 锁骨的轮廓在其初始位置（4，虚线）和最终位置（4′，实线）。

图中显示了当锁骨和肩胛骨之间的夹角变宽时（红色小箭头），运动受到锥状韧带拉伸的限制（两个绿色带表示其连续的两个位置）。

另一个相似的视图（图 1-91，上视图）显示了斜方韧带的作用（8）；随着锁骨和肩胛骨夹角的减小（红色小箭头），斜方韧带被拉伸，限制了运动。

肩锁关节的轴向旋转在前内侧图中可以清楚地看到（图 1-92），图中还显示了以下内容。

● 表示关节旋转中心的十字。

● 肩胛骨的初始位置（轻度阴影），下半部切除。

● 肩胛骨的最后位置（黑色阴影）在锁骨顶端旋转，就像连枷的打击器把手的顶端。

我们可以看到锥状韧带（浅绿色）和斜方韧带（深绿色）的伸展。这个旋转的 30° 范围加上胸锁关节的 30° 旋转，使肩胛骨倾斜 60°。

费舍尔等利用系列摄影揭示了肩锁关节运动的复杂性，肩锁关节是一个部分互锁的平面关节。在外展过程中，以肩胛骨为固定基准参照，可以看到以下内容。

● 锁骨内侧端抬高 10°。

● 肩胛锁骨角度加宽 70°。

● 锁骨向后 45° 轴向旋转。

屈曲时基本动作相似，但肩胛锁骨角度的扩大不明显。在伸展过程中肩胛骨 – 肱骨角闭合。在内侧旋转时，唯一的运动是肩胛骨锁骨角最大可达 13°。

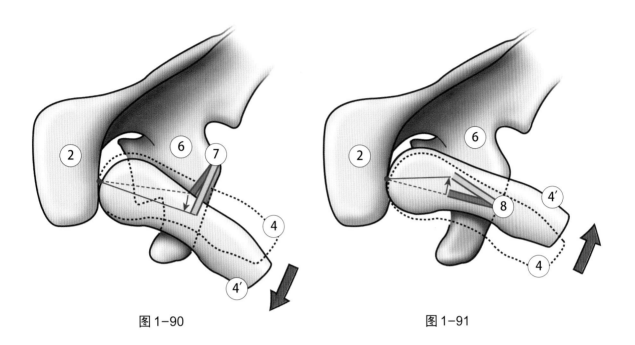

图 1-90   图 1-91

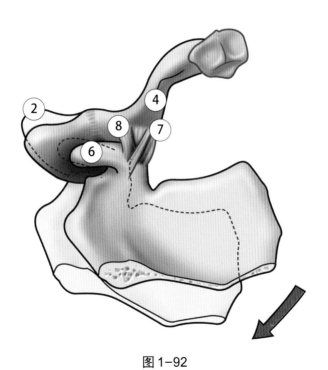

图 1-92

肩胛带的运动肌肉

▶ 胸廓图的右半部分（图 1-93）后视图

斜方肌

斜方肌由三部分组成，作用不同。

● 肩锁上纤维（1）抬高肩带，防止肩带在负重下下垂；当肩关节固定时，它们会过度伸展颈部，将头部转向另一侧（见第三卷）。

● 起于棘突的中间水平纤维（1′）使肩胛骨内侧缘靠近中线 2~3cm，将肩胛骨紧贴胸腔；他们向后移动肩带。

● 较低的纤维（1″）斜向下和向中间运动，向下和向内侧牵拉肩胛骨。

同时收缩这三组纤维可有以下作用。

● 向下和向内侧牵拉肩胛骨。

● 肩胛骨向上旋转 20°，在外展时起小作用，但在搬运重物时起主要作用。

● 防止手臂下垂，肩胛骨从胸廓上脱落。

菱形肌

菱形肌斜向上、内方向（2）有以下作用。

● 牵拉肩胛骨的下夹角，抬高肩胛骨，向下旋转，使肩胛盂朝下。

● 将肩胛骨的下角固定在肋骨上；菱形麻痹后肩胛骨与胸壁分离。

肩胛提肌

肩胛提肌（3）向上斜、内斜，作用与菱形相同。

● 牵拉肩胛骨上角向上、内上部移 2~3cm（如耸肩）。

● 它在搬运重物时很活跃，瘫痪会导致肩带下垂。

● 它使肩胛盂轻微向下旋转。

前锯肌（图 1-94，4′）

图 1-93 显示了其左半边的前部，包括胸小肌和锁骨下。

胸小肌

胸小肌斜行向前和向下（5）有以下作用。

● 下压肩胛带，使肩胛盂朝下（例如在双杠上运动时）。

● 向外侧和前方拉动肩胛骨，使其后缘脱离胸腔。

锁骨下肌

锁骨下肌斜行向下、内侧，几乎与锁骨平行（6）。

● 降低锁骨和肩胛带。

● 将锁骨的内侧端压在胸骨柄上，保证了胸锁关节面的接合。

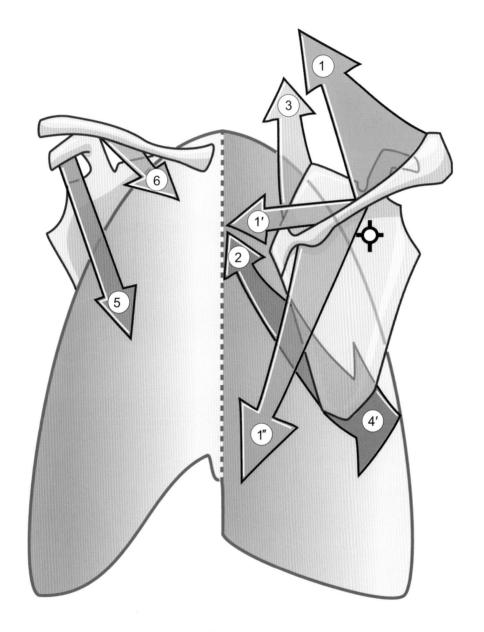

图 1-93

肩胛带的运动肌肉（续）

▶ 胸廓示意图（图 1-94）

- 斜方肌（1），它抬高肩胛带。

- 肩胛提肌（3）。

- 前锯肌（4 和 4′），位于肩胛骨的深面，分布于胸后、外侧壁。它由两部分组成。

➤ 上半部分（4）水平向前牵拉肩胛骨 12～15cm，当重物向前推时，阻止肩胛骨向后移动。它的瘫痪在临床上很容易被发现。如果病人向前倾推墙，肩胛骨就会从瘫痪一侧的胸腔中分离出来。

➤ 下半部分（4′），斜向前和下向运动，通过向外侧拉动肩胛骨下角使肩胛骨上倾，使肩胛盂上面向上。只有当手臂已经外展超过 30° 时，它才会在手臂弯曲和外展，以及搬运重物（例如一桶水）中发挥作用。

▶ 胸部的水平部分（图 1-95），肩胛带突出，可以看到肌肉的动作

- 右侧：前锯肌（4）和胸小肌（5）外侧牵拉肩胛骨，增加肩胛骨内侧缘与脊柱之间的距离。胸小肌和锁骨下（这里没有显示）压迫肩胛带。

- 左侧：斜方肌的中间纤维（这里没有显示）和菱形肌（1）使肩胛骨的内侧缘更靠近脊柱。菱形肌也抬高肩胛骨。

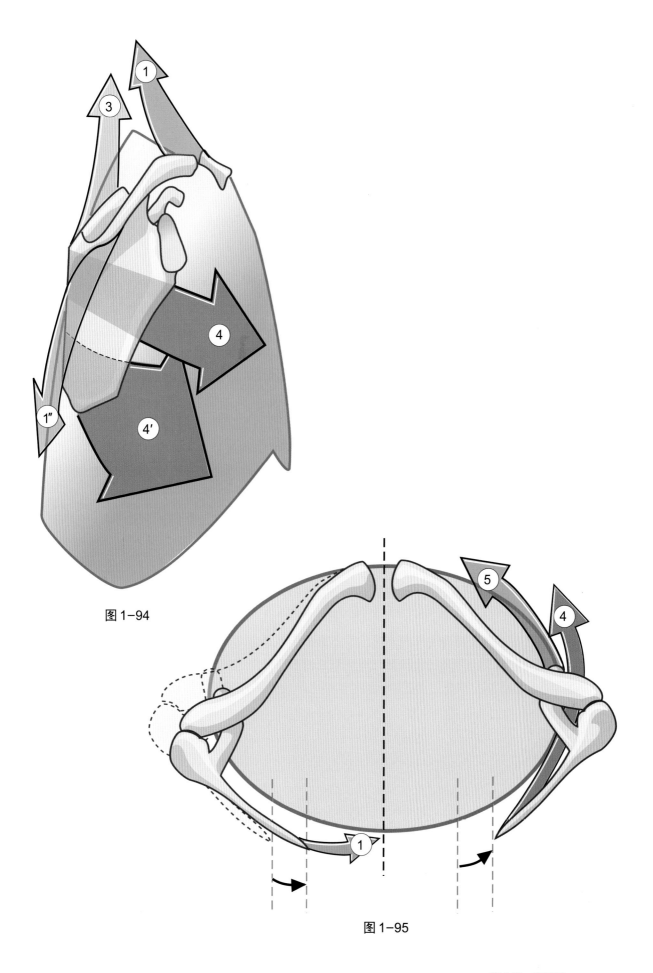

图1-94

图1-95

冈上肌和外展

图 1-96（肩胛骨侧面图）清晰显示冈上窝（*），边界如下。

● 后方为肩胛骨脊柱缘和肩峰（a）。

● 前方为喙突（c）。

● 上部为喙肩韧带（b），与喙峰直接相连，形成纤维-骨性弓，称为喙肩弓。

冈上窝形成固定不变的环。

● 如果冈上肌腱因炎症或退行性病变而增厚，肌肉在冈上窝就难以滑动。

● 如果肌肉出现结节性肿胀，它就会卡在冈上窝里，直到结节最终能够滑过。这种现象被称为"弹跳肩"。

● 如果肌肉因退化过程而断裂，这将导致"肩袖撕裂"，其后果如下。

➢ 丧失完全主动外展，不超过水平面。

➢ 肱骨头直接接触喙肩弓，引起与"肩袖撕裂"相关的疼痛。

肩袖的手术修复是困难的，因为冈上窝很小，这一困难证明使用下肩峰成形术（肩峰下半部分的全厚度切除）结合切除喙肩韧带是合理的。

肩关节的前上视图（图 1-97）显示冈上肌（2）如何从冈上窝延伸到肱骨大结节，在喙肩弓下滑动（b）。

肩关节后视图（图 1-98）显示了四个外展肌的排列。

● 三角肌（1）与冈上肌（2）协同作用，形成肩部外展肌的力偶。

● 前锯肌（3）和斜方肌（4），形成肩胛胸关节的外展肌的力偶。

图中没有显示以下肌肉（肩胛下肌、冈下肌和小圆肌），但它们在外展中同样有用。它们向下和向内侧牵拉肱骨头，并与三角肌形成肩关节处的第二外展肌。最后，二头肌长头肌腱（未显示）在外展中起重要作用，因为现在已知，肌腱断裂会导致外展力下降 20%。

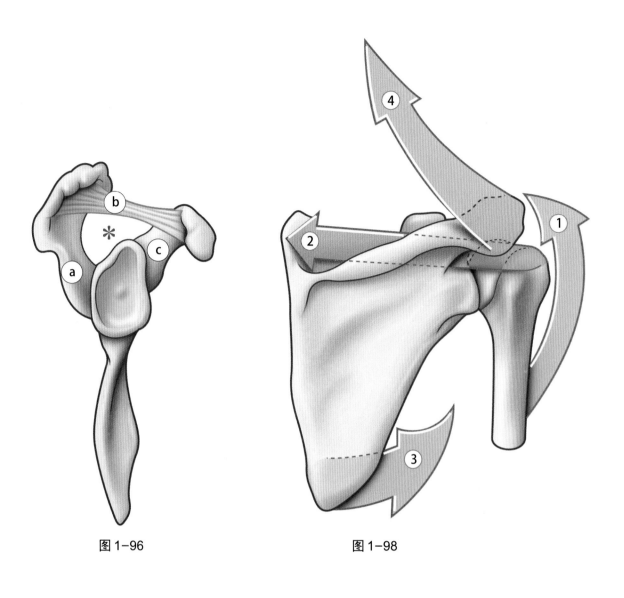

图 1-96

图 1-98

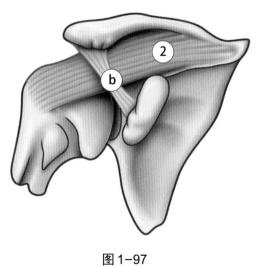

图 1-97

外展的生理学

虽然初看一下，外展似乎是一个涉及三角肌和冈上肌的简单过程，但对它们各自的作用存在争议。最近的肌电图研究（J.–J. Comtet and J. Auffray, 1970）对这一问题给出了新的解释。

三角肌作用

根据 Fick（1911），三角肌（图 1–99 和图 1–100 中的黑色十字）由 7 个功能部件组成（图 1–101，横断面肌肉下半部）。

- 锁骨部前带包含两个部分：Ⅰ 和 Ⅱ。
- 中部（肩峰）仅包含一个成分。
- 后部由四部分组成：Ⅳ、Ⅴ、Ⅵ、Ⅶ。

当考虑每个成分在纯外展轴上的位置时（图 1–100，前视；图 1–99，后视），很明显，某些成分，即肩峰束（Ⅲ），锁骨带组分 Ⅱ 的最外侧部分，和后侧带的第四部分，位于外展轴的外侧，并从一开始就产生外展（图 1–101）。其他部件（Ⅰ、Ⅴ、Ⅵ、Ⅶ），在另一方面，当上肢垂直地垂在身体旁边时，起着内收的作用。因此，这些后一组分对抗前者，只有在外展期间它们逐渐向外展轴 AA′ 侧移位时才开始外展。因此，对于这些成分，有反转的功能，取决于运动的起始位置。注意，一些成分（Ⅵ 和 Ⅶ）总是内收作用，不管外展的程度如何。

Strasser（1917 年）大体上同意这一观点，但他注意到，当外展发生在肩胛骨平面，即伴随 30° 屈曲并围绕 BB′ 轴发生时（图 1–101）。垂直于肩胛骨平面，锁骨带几乎从一开始就是外展肌。

肌电图研究表明，肌肉的不同部位在外展过程中相继被重新招募，而内收肌纤维在开始时越强，它们被招募的时间就越晚，就像在音阶中一样，它们是在中央键盘的指挥下被招募的。因此，外展肌组件并不与拮抗性内收肌组件对立。这是谢林顿的神经相互作用的一个例子。

单纯外展期间，招募顺序如下。

- 肩峰束 Ⅲ。
- 组件 Ⅳ 和 Ⅴ 几乎紧接其后。
- 最后，组件 Ⅱ 在 20°～30° 外展后。

外展时伴 30° 前屈可有如下反应。

- 第三部分和第二部分从一开始就收缩。
- 第四部分、第五部分和第一部分以后逐步收缩。

肱骨外旋与外展可有如下反应。

- 第二部分开始收缩。
- 即使在外展结束时，第四和第五部分也没有参与。

在肱骨内旋与外展有关的招募顺序是相反的。

综上所述，三角肌从外展的一开始就处于活动状态，可以独立完成整个外展过程。它在约 90° 外展时达到最大效率，根据 Inman，它产生的力相当于 8.2 倍于上肢的重量。

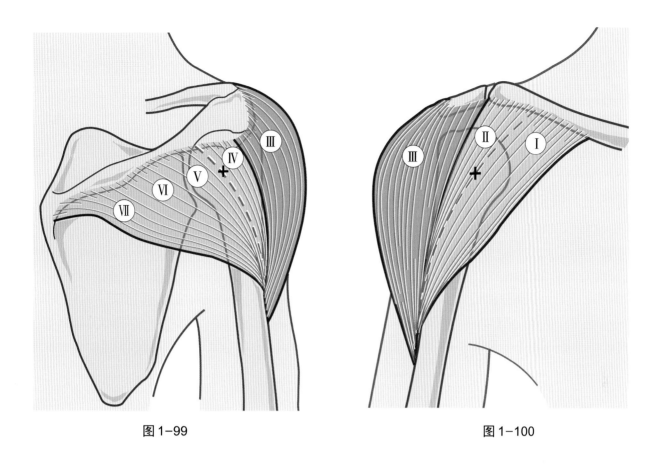

图 1-99   图 1-100

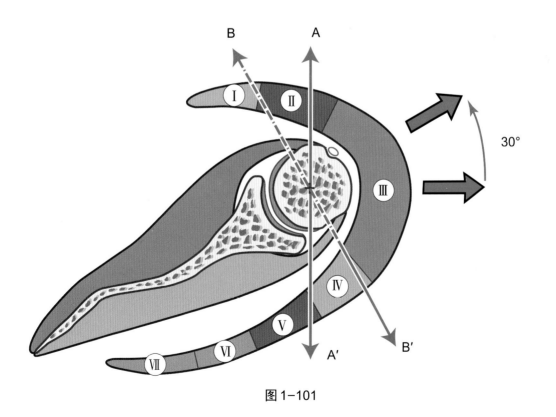

图 1-101

外展的生理学（续）

肩袖肌肉的作用

以前，三角肌和冈上肌的协同作用被认为在外展中起着重要的作用，如果不是根本的作用，但目前的想法是，肩袖的其他肌肉对三角肌（Inman）的效率也是不可或缺的。事实上，在外展（图 1-102），三角肌的力 D 可以解析为一个纵向组件 Dr，这将适用于肱骨头的中心力 R 减去纵向分量 Pr 的分量的上肢力 P（通过它的重心运动）。这个力 R 可以分解为一个力 Rc，它把肱骨头压在肩胛盂上，一个更强的力 RI，它倾向于使肱骨头上外侧脱位。如果此时肩袖（冈下肌、肩胛下肌和小圆肌）收缩，它们的总力 Rm 直接与移位力 RI 相反，从而防止肱骨头的上外侧脱位（图 1-104）。因此，倾向于降低上肢的力 Rm 和 Dt 的上升分量作为产生外展的功能耦合。肩袖肌产生的力在 60° 外展时最大。这已被冈下肌的电图证实（Inman）。

冈上肌的作用

冈上肌长期以来被认为是"外展启动肌"。通过麻醉肩胛上神经而导致肌肉麻痹的研究（B. Van Linge 和 J. D. Mulder）表明，即使在一开始，外展也不是必需的。三角肌本身足以产生完全外展。

但是冈上肌本身可以产生一系列的外展作用，其范围与三角肌产生的外展作用相当，正如杜兴·德·布洛涅（Duchenne de Boulogne）的电学实验和临床观察所显示的那样，这是在三角肌孤立性瘫痪之后发生的。

肌电图显示，冈上肌在整个外展过程中收缩，并在 90° 外展时达到活动峰值，就像三角肌一样。

外展开始时（图 1-103；De：三角肌；Pt：切向分量）力 Et 的切向分量比三角肌 Dt 的切向分量大，但杠杆作用较小。它的径向分量 Er 将肱骨头用力压在肩胛盂腔上，从而显著地对抗三角肌径向分量引起的头部上脱位。它还像肩袖肌一样确保关节表面的对合。同样，它绷紧关节囊的上纤维，防止肱骨的下半脱位。

因此，冈上肌是袖带其他肌肉的协同剂。它是三角肌的一个强大助手，三角肌可以快速地自行运动。

总之，它的作用在本质上是重要的，有助于保持关节表面在一起，并在提高外展持续时间及力量。虽然不能再享有外展启动肌的称号，但它显然是有用和有效的，特别是在外展开始时。

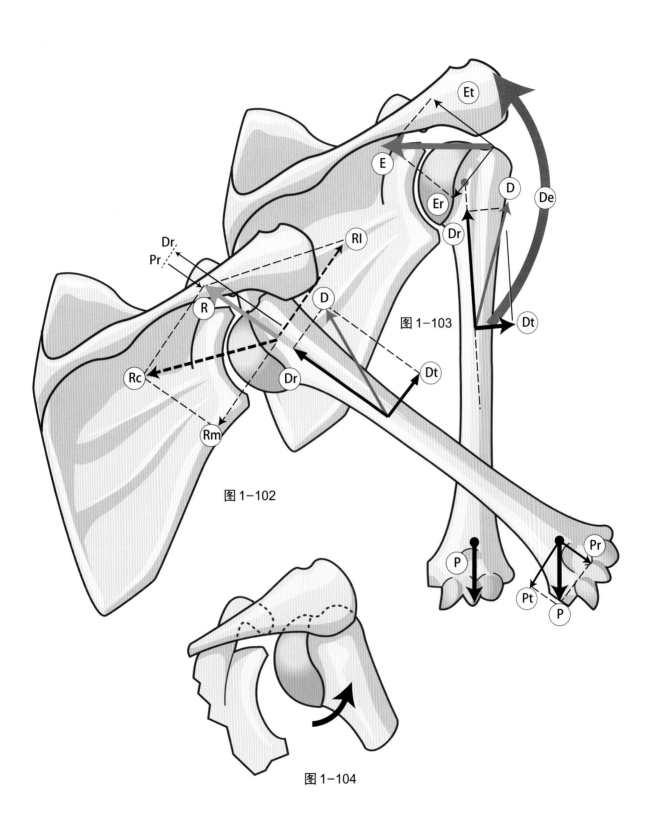

图 1-102

图 1-103

图 1-104

外展的三个阶段

外展的第一阶段（图 1-105）：0° ～ 60°

所涉及的肌肉本质上是三角肌（1）和冈上肌（2），它们在肩关节水平上形成一对功能力偶。就是在这个关节，外展运动开始了。第一个阶段结束于 90° 附近，肩关节锁死是由于大结节击中了肩胛盂的上边缘。外旋和肱骨的轻微屈曲使大结节向后移位，延迟了这个撞击。因此，外展结合 30° 屈曲发生在肩胛骨平面是真正的生理外展（Steindler）。

外展的第二阶段（图 1-106）：60° ～ 120°

当肩关节达到它的全部运动范围时，外展只能在肩带的参与下进行。

包括以下运动。

- 肩胛骨逆时针旋转的"摆动"（右肩胛骨），使肩胛盂朝上。这个运动的范围是 60°。
- 轴向旋转连接在胸锁关节和肩锁关节，每个关节贡献高达 30°。

第二阶段的肌肉如下。

- 斜方肌（2 和 4）。
- 前锯肌（5）。

这些肌肉在肩胛胸壁关节形成一对功能性外展肌力偶。这个运动是在 150° 左右（90°+60° 由于肩胛骨旋转）通过伸展的内收群（背阔肌和胸大肌）的对抗进行检查的。

外展的第三阶段（图 1-107）：120° ～ 180°

为了使肢体达到垂直位置，脊柱的运动是必要的。如果只有一只手臂被外展，由对侧脊柱肌肉产生的脊柱侧弯（6）就足够了。如果两条手臂都被外展，它们只能通过最大程度的弯曲垂直平行。为了达到垂直位置，夸大腰椎前凸是必要的，这是通过脊柱肌肉的活动来实现的。

当然，将外展分为三个阶段是人为的；事实上，这些不同的肌肉运动组合会相互作用。因此很容易观察到肩胛骨在手臂达到 90° 外展之前开始"摆动"；同样，脊柱在达到 150° 外展之前开始弯曲。

在外展结束时，所有的肌肉都处于收缩状态。

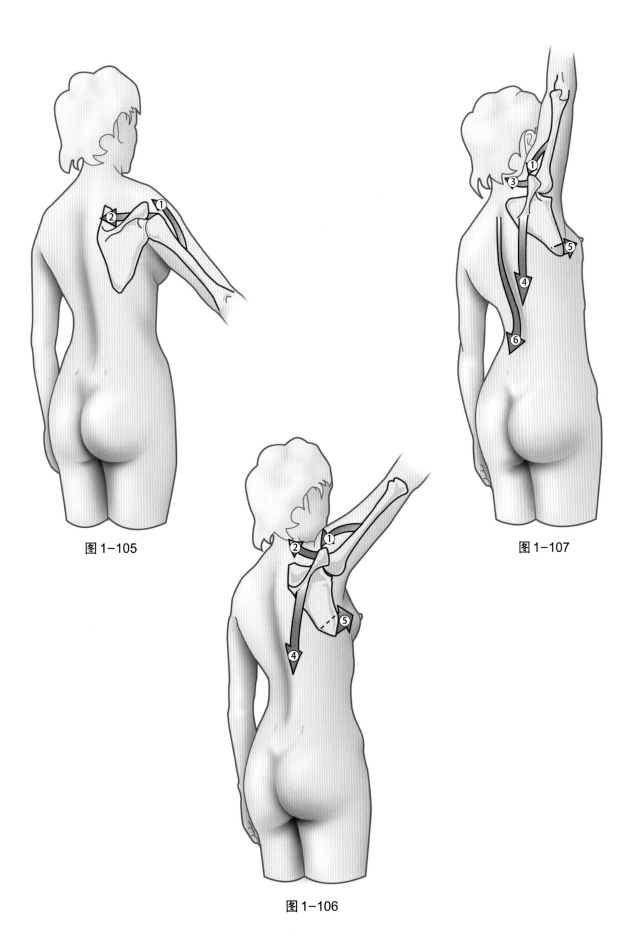

图 1-105

图 1-106

图 1-107

屈曲的三个阶段

屈曲第一阶段（图 1-108）：0° ～ 50°/60°
包括以下肌肉。

- 三角肌的锁骨区纤维束（1）。
- 喙肱肌（2）。
- 胸大肌锁骨区上纤维束（3）。

这种肩部屈曲的运动受到两个因素的限制。

- 喙肱韧带出现张力。
- 小圆肌、大圆肌、冈下肌的拮抗。

屈曲第二阶段（图 1-109）：60° ～ 120°
肩胛带的参与方式如下。

- 肩胛骨旋转 60°，使肩胛盂朝上和朝前。
- 轴向旋转机械连接在胸锁关节和肩锁关节，每个关节都贡献 30°。

涉及的肌肉与外展时相同：斜方肌（未显示）和前锯肌（6）。

这是肩胛胸壁"关节"受到背阔肌（未显示）和胸大肌下纤维（未显示）的阻力的限制。

屈曲第三阶段（图 1-110）：120° ～ 180°
上肢的抬高是通过三角肌（1）、冈上肌（4）、斜方肌（5）的下纤维和前锯肌（6）的作用。

当检查肩关节和肩关节的屈曲时，脊柱的运动是必要的。

如果一只手臂屈曲，就有可能通过移动到最大外展的位置，然后横向弯曲脊柱来完成运动。如果双臂弯曲，运动的最后阶段与外展相同，即腰椎前凸被腰肌放大（未显示）。

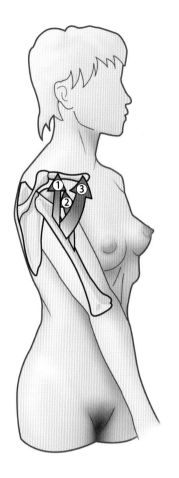

图 1-108

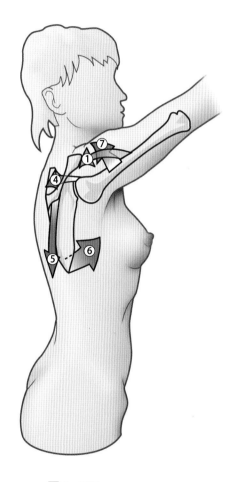

图 1-109

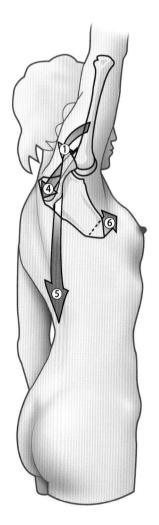

图 1-110

肩关节旋转肌肉

肩关节上视图（图 1-111）显示旋转的肌肉。

内旋（图 1-112）

- 背阔肌（1）。
- 大圆肌（2）。
- 肩胛下肌（3）。
- 胸大肌（4）。

外旋（图 1-113）

- 冈下肌（5）。
- 小圆肌（7）。

相对于数量众多且功能强大的内旋肌群，外旋较弱。然而，对于上肢的正常功能来说，它们仍然是不可或缺的，因为当手放在躯干前面时，它们可以自己作用于手，并向前和横向移动它。右手的内外侧运动对写作是必不可少的。

应该注意的是，虽然这些肌肉有单独的神经供应（冈下肌的肩胛上神经和小圆肌的腋神经），但这两条神经来自臂丛的同一根（C$_5$）。因此，这两种肌肉都可能同时瘫痪，这是由于肩前倾引起的臂丛牵引力损伤（摩托车事故）。

但是肩关节的旋转并不代表上肢的整个旋转范围。肩胛骨（肩胛盂等）在胸壁上横向移动时，方向也发生了变化（图 1-75）；肩胛骨方向的这种 40°～45° 的变化使旋转运动的范围相应增大。这些肌肉包括：

- 外旋（肩胛骨内收）：菱形肌和斜方肌。
- 内旋（肩胛骨外展）：前锯肌和胸小肌。

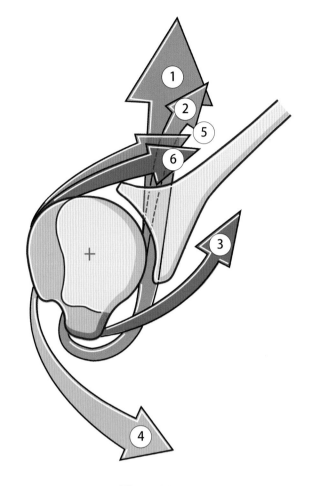

图 1-111

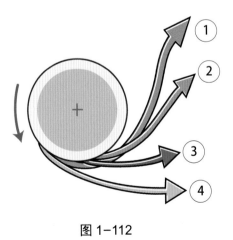

图 1-112

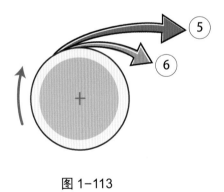

图 1-113

内收和伸展

内收肌（图 1–114 为前侧观，图 1–115 为后外侧观，图例相同）为：大圆肌（1）、背阔肌（2）、胸大肌（3）、菱形肌（4）。

图 1–117 是一个插图，展示了两幅图，解释了两对肌肉产生内收的动作。

● 图 1–117a：菱形肌（1）与大圆肌（2）的协同作用是内收不可或缺的。如果大圆肌单独收缩，上肢抗阻内收，肩胛骨沿轴向上旋转（用十字标记）。菱形肌的收缩阻止了肩胛的旋转，并允许大圆肌使手臂内收。

● 图 1–117b：非常强大的内收肌背阔肌收缩（3），倾向于向下移动肱骨头（黑色箭头）。肱三头肌（4）的长头是一个弱外展肌，它通过同时收缩和抬起肱骨头（小的白色箭头）来对抗这种下移。这是对抗－协同作用的另一个例子。

伸肌（图 1–116，后外侧观）产生两个水平的伸展。

● 肩关节伸展

➢ 大圆肌（1）。

➢ 圆肌（5）。

➢ 三角肌后部纤维（6）。

➢ 背阔肌（2）。

● 肩胛胸壁关节、肩胛骨内收

➢ 菱形肌（4）。

➢ 斜方肌中横纤维（7）。

➢ 背阔肌（2）。

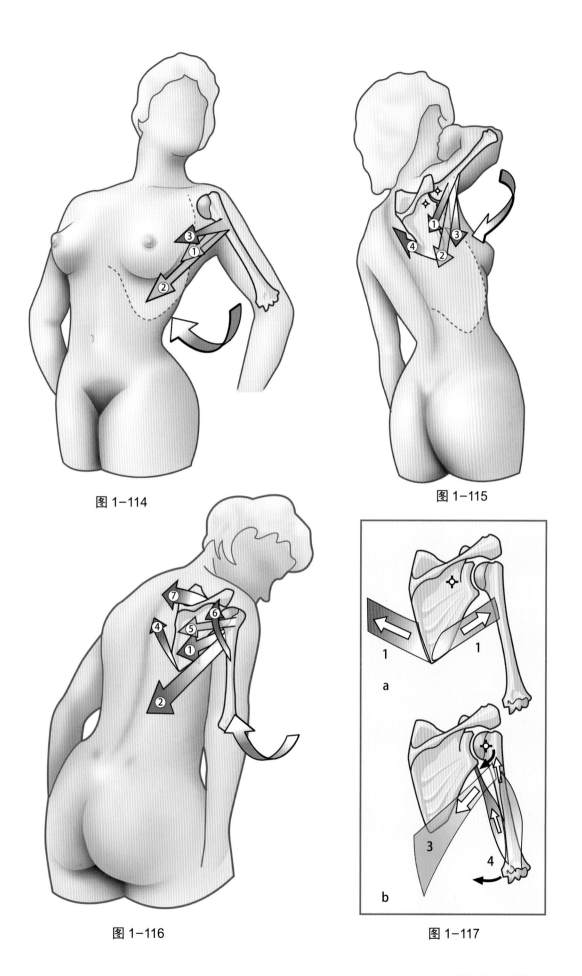

图 1-114

图 1-115

图 1-116

图 1-117

屈曲和外展的希波克拉底测量

目前的检查方法，如放射学，计算机断层扫描（CT）和磁共振成像（MRI），并没有总是被医生用到。在病变的精炼诊断或部位和意义方面，这些先进的方法是非常有用的，往往是必不可少的。但在最初的临床检查，医生必须能够诊断和评估病人只用他们的五种感官，就像希波克拉底，医学的创始人。

如果把人体看作是它自己的参照系，那么即使不使用任何测量仪器，甚至不使用角度计或量角器，也完全可以评估关节的功能。该系统即使在没有技术设备的情况下也可以使用；我们必须回到希波克拉底。这完全适用于肩部检查。

对于屈曲（图 1–119 和图 1–120）和伸展（图 1–118），必须记住以下内容。

- 当手指接触嘴时（图 1–119），肩部的屈曲度为 45°。这个动作允许食物被送到嘴里。
- 当手放在头顶（图 1–120）时，肩部的屈曲度为 120°。这项运动允许个人护理，例如梳头。

如前所示"三点测试"也为肩关节的临床综合评估提供了一个很好的工具。

伸展时（图 1–118），当手放在髂嵴上时，肩部伸展达 40°～45°。

外展（图 1–121 和图 1–122）时可见以下动作。

- 当手放在髂嵴上时，肩部外展可达 45°。
- 当手指接触头部顶部时（图 1–122），肩部外展可达 120°。这项运动允许个人护发，如梳头。

这种方法几乎可以应用于任何关节，我们将在后面看到。

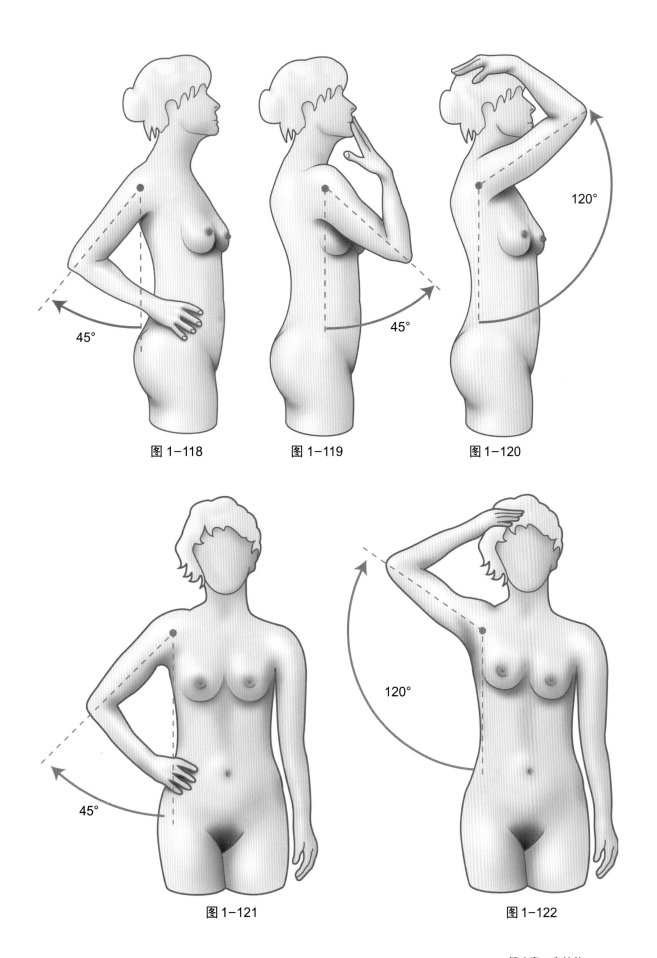

图 1-118　　　　　　　　图 1-119　　　　　　　　图 1-120

图 1-121　　　　　　　　　　　　图 1-122

第 2 章　肘关节

Chapter 2　The Elbow

吴　进　**译**　梁勃威　**校**

从解剖学角度讲，肘是一个由单关节腔组成的单关节。

然而，从生理学角度讲，肘包括两种截然不同的功能：

- 屈伸功能：涉及两个关节，包括肱尺关节和肱桡关节。

- 旋前旋后功能，包括上尺桡关节。

在本章节中，只讨论屈伸功能。

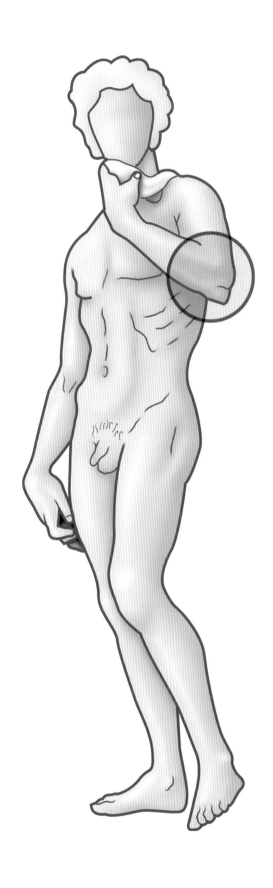

手部向前或远离躯干的运动

肘是上肢的连接和中间关节，构成了第 1 节段（上臂）和第 2 节段（前臂）机械性连接。在肩关节的配合下，肘使得前臂置于空间任意位置，也使前臂驱动其功能末端（手）按需远离身体。

屈肘是可取食物入口的基础。前臂伸直并旋前可抓取食物（图 2-1），然后通过屈曲和旋后送食物入口。从这个角度讲，肱二头肌主导了这两个运动，可称之为 "取食肌"。因此，可以很清楚地看出屈曲肘在进食活动中的必要性。如果肘关节被固定在伸直或半伸直位，那么我们无法取食。

肘、上臂和前臂形成了一对罗盘（图 2-2），它使腕从 W_1 移动到非常接近肩（S）的 W_2 位置，同时，肘关节能从 E_1 屈曲到 E_2，以使手轻易地触到三角肌和嘴。

望远镜模型（图 2-3）代表另一种理论和想象的机械模型。在这种模式中，手不能接触到嘴，因为手和嘴之间可能的最近距离是节段 L 长度和铸件 C 长度之和，而铸件 C 是保持系统刚性所必需的。

因此，对肘而言，罗盘模式较望远镜模式更加合理有效，而后者只是一种生物力学上的一个可能。

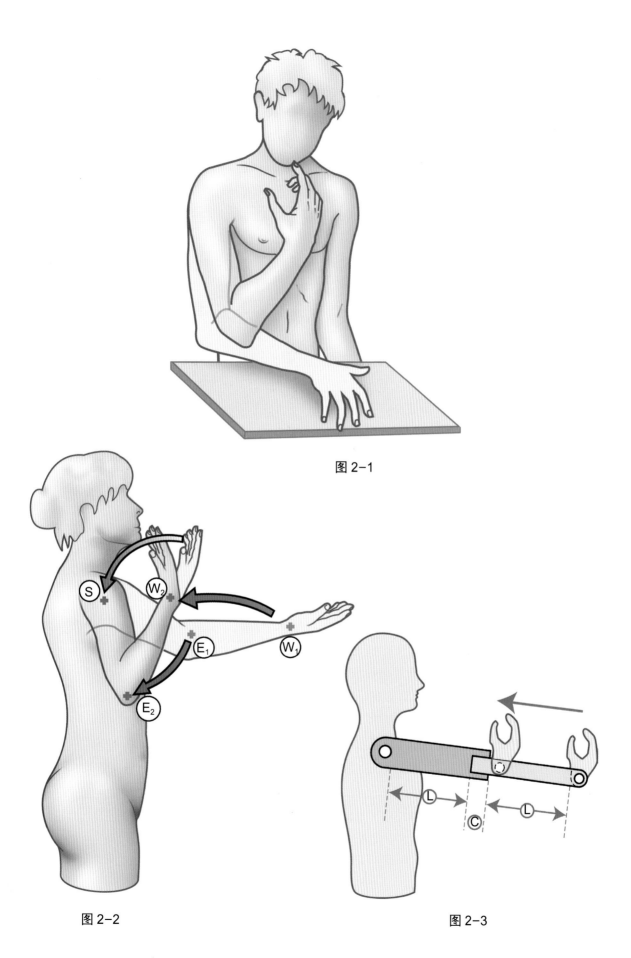

图 2-1

图 2-2

图 2-3

关节面

肱骨远端有两个关节面（图 2-4A，根据 Rouvière 所述）。

● 滑车（2）：呈滑车形（图 2-4A），在矢状面上有中部凹沟（1），两旁有凸起的唇（2）为界。

● 小头：球状表面（3），在滑车外侧，朝向前方。

由滑车和小头形成的复合体（图 2-5），可以近似地做一个球体和一个卷轴横穿在同一 T 轴上，T 轴构成了肘关节的屈伸轴。

下面两点需要特别提出。

● 小头并不是完全的球形，而是一个相对于球体前半部的半球体。因此，小头不像滑车那样能向后延伸，在肱骨较低端处移动很短的一段距离后即停止。在它表面不仅可以屈伸，也可以绕 L 轴旋转（蓝箭，图 2-5）。

● 小头 – 滑车沟（图 2-4 和图 2-5）是一个过渡区（4），形似圆锥体的一个节段，它较宽的基底与滑车侧唇相接。小头 – 滑车沟的作用将在后面阐述。

图 2-5 说明为何关节的中间部分只有 1 个供屈伸的自由度，而侧部却有屈伸和旋转 2 个自由度的原因。

前臂近侧的 2 块骨对应肱骨的 2 个表面。

● 尺骨的滑车切迹（图 2-4B）与肱骨滑车相接合，有对应匹配的形状，它有一个纵向的圆形嵴（10），从上方的尺骨鹰嘴开始（11），向前向下延伸到冠状突（12）。与滑车沟相对应的嵴的两侧是凹形表面，这与滑车唇相吻合（13）。关节面像一个带状的波浪形铁皮（图 2-5，红色双箭），其中有一个嵴（10）和 2 两个沟（11）。

● 桡骨头的杯状近侧面（图 2-4）有一个与肱骨小头（3）对应的凹面（14）。它的边缘（15）与小头 – 滑车沟（4）接合。

环状韧带（16）使这 2 个表面互相接触，形成了一个单关节面。

图 2-6（前面观）和图 2-7（后面观）相互连接的关节面。

图 2-6（右侧）显示滑车上的冠状窝（5）、桡侧窝（6）、内上髁（7）和外上髁（8）。

图 2-7（后面观，左侧）显示了鹰嘴窝（21），鹰嘴窝可与鸟喙状的鹰嘴（11）吻合。

关节的冠状切面（图 2-8，根据 Testut 所述）显示关节囊（17）包绕着单一解剖结构的关节腔，使该关节成为同时具有两种功能的关节（图 2-9，概略图）。

● 屈伸关节：由肱尺（图 2-8，18）和肱桡关节（图 2-8，19）组成。

● 上尺桡关节（20）：由环状韧带（16）围绕，是旋前旋后的关节部位。鹰嘴（8，11）亦可见，伸展时在鹰嘴窝内。

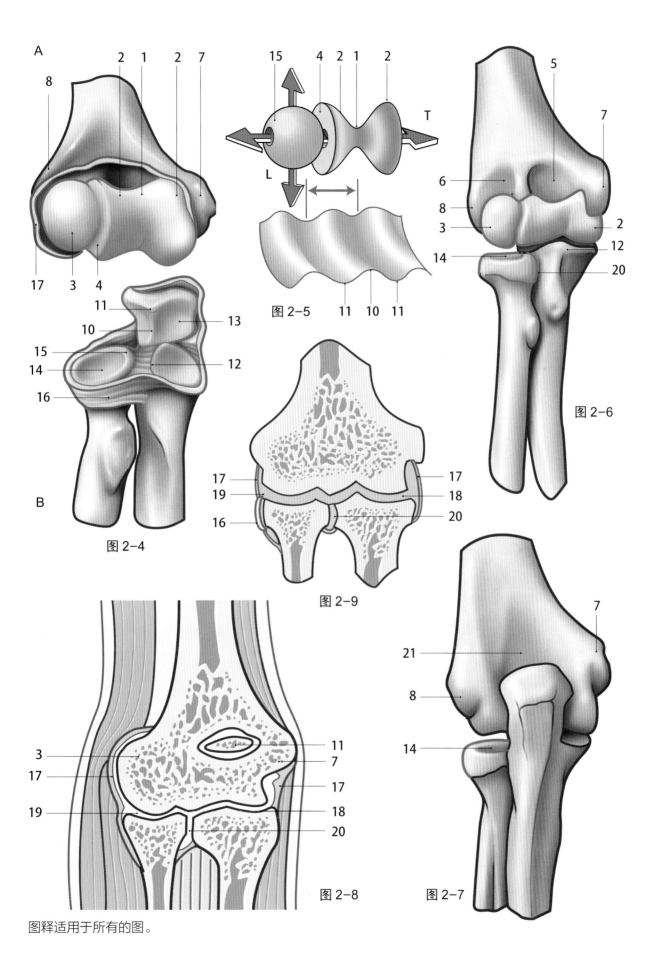

图 2-5

图 2-4

图 2-6

图 2-9

图 2-8

图 2-7

图释适用于所有的图。

肱骨远端

肱骨远端形似一个艺术家的调色板（图 2-13，后面观；图 2-14，前面观），在前后位是平的。远端有 2 个关节面，即滑车和小头。了解肱骨的结构和形态对理解肘关节生理功能很重要。

肱骨远端与自行车的前叉相似（图 2-15），关节面的轴穿过 2 个叉的远端。事实上，它的中间部分包括 2 个窝。

- 前方的冠状窝，屈曲时与冠突接合（图 2-12 和图 2-14）。
- 后方的鹰嘴窝，伸肘时与鹰嘴接合（图 2-10 和图 2-13）。

这些窝的重要性在于，它延迟了冠状窝和鹰嘴窝在肱骨干上相互碰撞，从而增加了肘关节屈伸范围。如果没有它们，尺骨的滑车切迹就等同于半环，只会在滑车中间的两边做短距离的滑动（图 2-23）。

这 2 个窝在有些情况下很深，以至于它们之间的骨板是穿孔的，可以相互连通（像自行车前叉那样）。

肱骨远端的碰撞部分位于这些窝的两边，形成 2 个分离的支柱（图 2-13 至图 2-15），2 个支柱的末端分别位于内上髁和外上髁上。这种叉状结构是容易产生肱骨远端骨折的主要原因。

肱骨远端整体向前突起（图 2-16 侧面观，点状红箭），与肱骨干成 45°，使整个滑车处于肱骨干纵轴的前方。肱骨远端骨折复位术后必须实现这种解剖排列。

肱骨远端和尺骨近端的侧面观，首先显示为拉开状（图 2-17），之后组合后显示为伸展状（图 2-18）和 90° 屈曲状（图 2-19）。由于尺骨冠状突（红箭）的阻挡，肱骨远端的前方突起（图 2-20）只是部分提高了屈曲范围。冠状窝的存在延迟了这种碰撞，使得完整的屈曲活动（图 2-21）得以完成。这 2 块骨虽然在空间上被附着的肌肉所隔开（双箭），但几乎呈平行排列（图 2-21）。

没有这 2 个机械因素（图 2-22）的话，显示就会发生如下情况。

- 由于冠状突的阻挡，屈曲将被限制在 90° 范围内（图 2-23）
- 在屈曲过程中，即使肱骨远端存在足够大的孔洞，使得 2 块骨能直接接触，但肌肉却没有其附着的空间（图 2-24）。

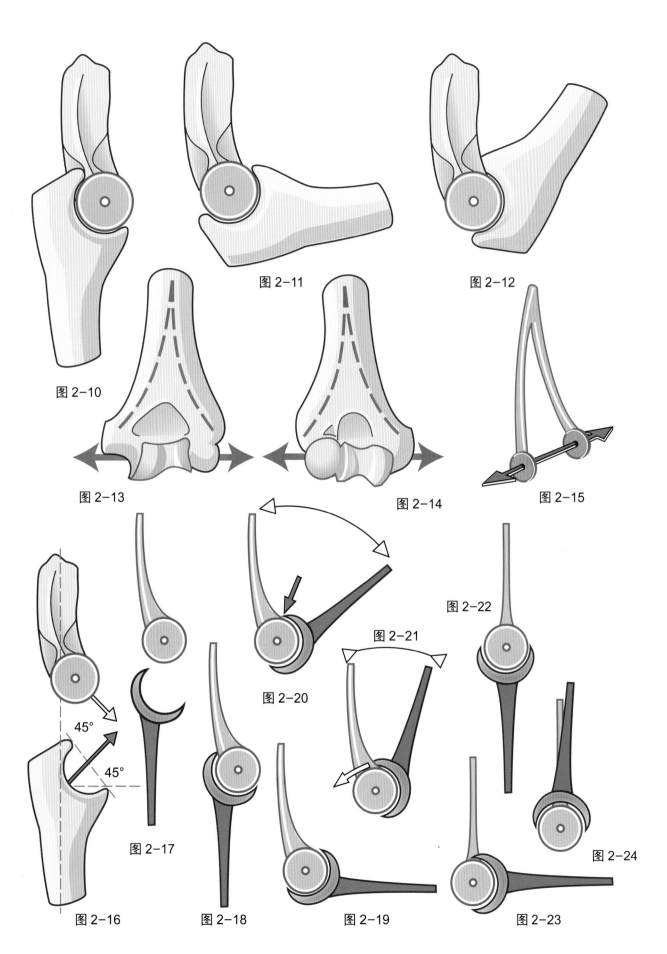

图 2-10

图 2-11

图 2-12

图 2-13

图 2-14

图 2-15

图 2-16

图 2-17

图 2-18

图 2-19

图 2-20

图 2-21

图 2-22

图 2-23

图 2-24

肘的韧带

这些韧带的功能是使关节面能保持在合适的位置，并引导关节活动。它们的作用如关节两侧的2个支柱：内侧副韧带（图2-25，根据Rouvière所述）和外侧副韧带（图2-26，根据Rouvière所述）。

总体而言，这些韧带基本上呈扇形，顶点附着在大体位于屈伸运动时XX′轴水平位置的肱骨上髁近端（图2-27，根据Rouvière所述），它们远侧的游离缘环绕在尺骨的滑车切迹上。

肘关节的机械模型可建立如下（图2-28）。

- 上方：肱骨远端的叉支持关节滑车。
- 下方：1个半环（尺骨的滑车切迹）与杠杆臂（尺骨干）连接，且与滑车相吻合。
- 韧带由2个支柱表示，与尺骨干相连，插入滑车XX′轴的2个边缘。

很容易理解这些侧方"固定带"的两个功能（图2-29）。即

- 保持半环形，以紧密包围滑车（关节面的接合）。
- 阻止任何侧方移动。

如果其中一条韧带断裂（图2-30），如内侧韧带（绿箭）断裂，接着对侧发生移位（红箭），关节面对合缺失。这就是通常遇到的肘关节脱位的一般机制。在最初阶段，常由于内侧韧带断裂而导致严重的肘扭伤。

更多细节

内侧副韧带（图2-25）包括以下3组纤维。

- 前组（1）：其大多数的前部纤维（图2-27）用于加强环状韧带（2）。
- 中组（3）：为最强韧的部分。
- 后组：Bardinet韧带（4），由Cooper韧带（5）的横向纤维加强。

在这幅图中还可以看到扇状内侧副韧带的起始处，即内上髁（6），以及鹰嘴（7）、斜索（8）和嵌入桡骨粗隆的二头肌腱（9）。

外侧副韧带（图2-26）也由起源于外上髁（13）的3组纤维组成。

- 前组（图2-27，10）：加强环状韧带前部。
- 中组（11）：加强环状韧带后部。
- 后组（12）。

关节囊的前方被前韧带（14）和前斜韧带（15）加强，后方被后韧带纤维加强。2个韧带分别横行经过肱骨，并从肱骨斜行至鹰嘴。

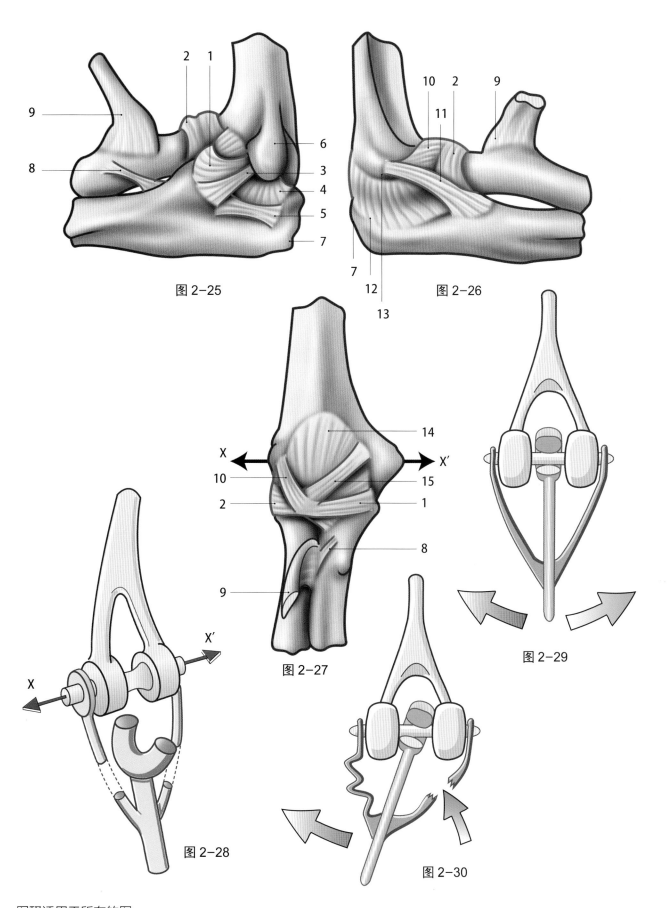

图 2-25

图 2-26

图 2-27

图 2-28

图 2-29

图 2-30

图释适用于所有的图

桡骨头

桡骨头（桡骨近端骨骺部分）的形状完全受其关节功能所决定。本章节的目的就是让读者明白桡骨头的形状。

- 为便于轴向旋转（详见第3章　旋前旋后），它大体呈圆柱形。
- 为便于肘关节绕髁间轴 XX′ 的屈伸运动：

➤ 桡骨头（图 2-31）必须首先与球状的肱骨小头（A）对合。因此，它的上表面呈凹状杯形（B）。就像是一个半球体（C），它的曲率半径与截取下来的肱骨小头曲率半径相等。在旋前旋后过程中，无论肘的屈伸程度如何，桡骨头可以在肱骨髁上自由旋转。

➤ 但是，小头（图 2-32）有一个内侧边缘，形似截断的椎体，即髁 – 滑车沟（A），为了在屈伸运动时与尺骨相对合，桡骨头的内侧面上需要移除一个楔形块（C）。这只需从桡骨头上沿着一个与锥形柱面相切的平面（B）切削这样一个楔形块即可实现。

➤ 最后，当桡骨头围绕 XX′ 轴旋转时，它不仅可以在肱骨小头和小头 – 滑车沟内滑动，而且在旋前旋后（B）时它还可以在垂直轴上（图 2-33）旋转。因此，光滑的半月形切面可沿着桡骨头边缘（C）在其圆周上延伸一段距离，就像随着头的旋转，剃须刀移动削出的剃面效果一样。

桡骨头在极限位同关节之间的关系如下。

- 在完全伸展位（图 2-34）：只有桡骨头关节面的前半部分与肱骨小头接触；实际上，肱骨小头的关节软骨伸展至肱骨下端而没有伸展到后方。
- 在完全屈曲位（图 2-35）：桡骨头边缘超过肱骨小头而进入桡窝（图 2-6），桡窝比冠状窝浅许多。

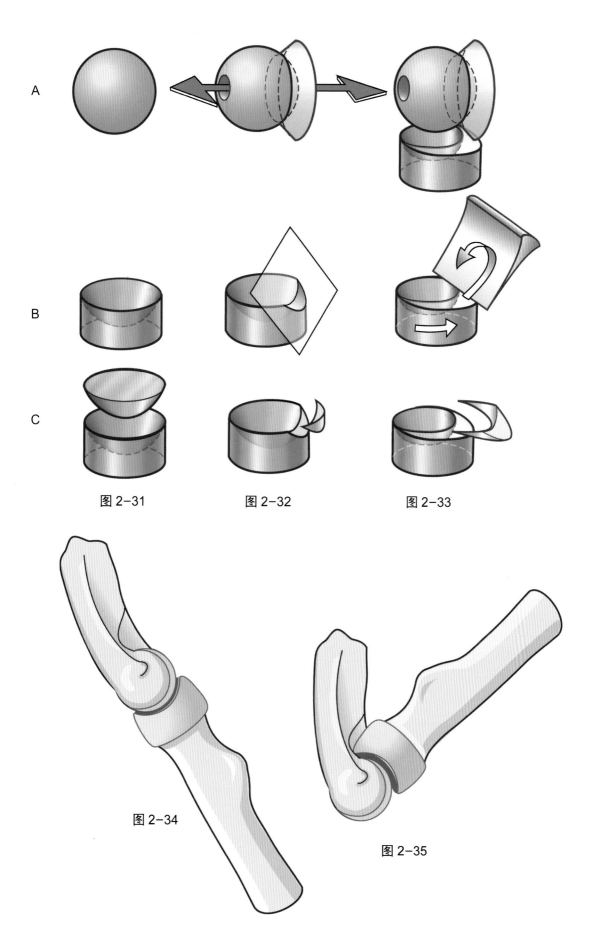

A

B

C

图 2-31 图 2-32 图 2-33

图 2-34

图 2-35

肱骨滑车

当肘完全伸展时，前臂轴与上臂呈一个向外侧开放的钝角，而不是与上臂共线的。这个角度在女性中更为明显（图2-36），被称为臂的提携角或肘外翻角。它依赖于肱骨滑车的斜坡，如前所述这个斜坡没有位于矢状面上。实际上，滑车沟不是垂直而是倾斜的，并且因人而异。下面一组图（图2-39至图2-43）总结了这些不同和它们相应的生理效果。

Ⅰ型：最常见的类型（第1行 –A）
- 前方(图2-39，滑车的前面观)，沟是垂直的(黑箭)；后方(图2-40，后面观)向远端和后方斜行。
- 从它的整体方面看（图2-41），滑车沟绕着自身的轴螺旋形旋转，其变化如图2-37所示。

产生的功能性结果如下。

- 在伸展时（图2-42，根据Roud提供），沟的后面与尺骨滑车切迹接触，沟的倾斜使前臂产生了类似的倾斜。因此，前臂轻微向下，向外侧倾斜，前臂的轴与上臂的轴不共线，它与后者形成了一个钝角，即臂的提携角（肘外翻角）（图2-36，图2-37）。

- 在屈曲时，滑车沟前面的部分负责确定前臂的方向。又由于滑车沟位于垂直面上，在肘屈曲时（图2-43），使得前臂恰好停靠在上臂前方。

Ⅱ型：不太常见的类型（中间1行 –B）
- 在前方(图2-39)滑车沟向近端和外侧倾斜；在后方，滑车沟(图2-40)向远端后外侧倾斜。
- 整体方面看（图2-41），滑车沟绕其轴走行了一个真正的螺旋。
- 在伸展时（图2-42），前臂向远端和外侧倾斜，维持与Ⅰ型相似的提携角。
- 在屈曲时，滑车沟前部的外向倾斜影响前臂倾斜，这使得前臂恰好停靠在上臂外侧。

Ⅲ型：少见型（最后1行 –C）
- 在前方（图2-39），滑车沟向远端和内侧倾斜；在后方（图2-40），它斜向远端和外侧。
- 整体方面看（图2-41），滑车沟在空间走行成一个斜向远端和外侧平面上的环形，或者一个斜向内侧的非常紧密的螺旋形。

产生的功能性结果如下。

- 在伸展时（图2-42），提携角是正常的。
- 在屈曲时，前臂停靠上臂内侧。

滑车沟的这种螺旋结构所产生的另一个结果是，滑车不止有1个轴，而是在2个极限位之间有一系列瞬时轴（图2-37）。

- 屈曲时的轴（f）：它垂直于屈曲的前臂F（大多数类型在此叙述）。
- 伸展时的轴（e）：它垂直于伸展的前臂E。

屈曲伸展轴的方向在2个极限位置间渐进地改变，换句话说，它们是2个极限位置之间的一系列瞬时轴（图2-38，e和f）。

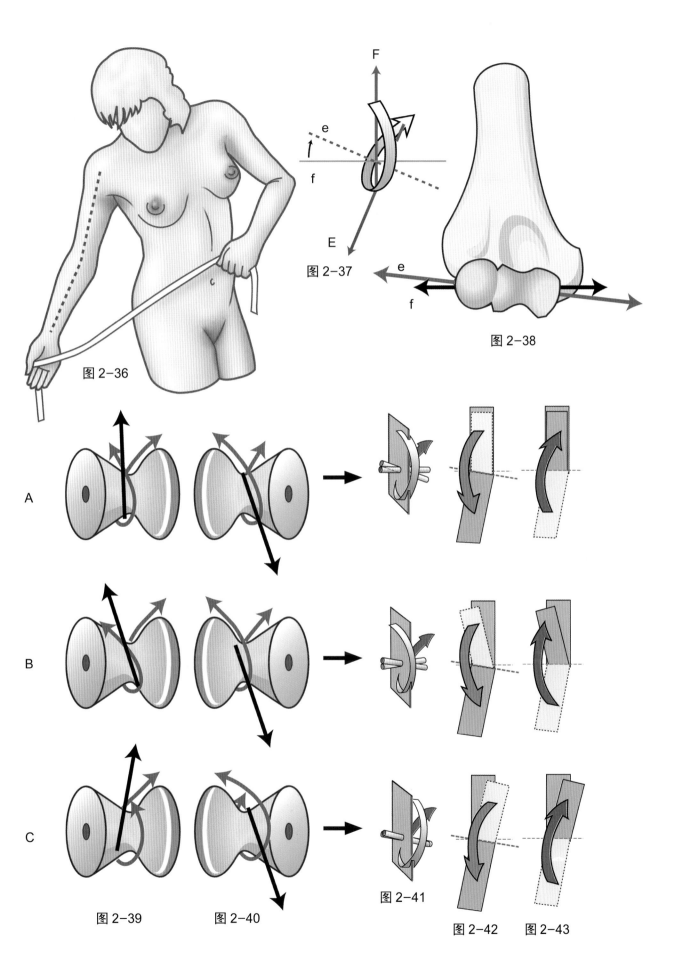

图 2-36

图 2-37

图 2-38

A

B

C

图 2-39

图 2-40

图 2-41

图 2-42   图 2-43

屈曲和伸展的限度

伸展的限度（图 2-44）受以下 3 个因素影响。

● 鹰嘴和鹰嘴窝深部的撞击。

● 关节前韧带的张力。

● 屈肌产生的抵抗力（肱二头肌、肱肌和冈上肌）。

如果进一步伸展，这些限制因素中的某一个结构将会断裂。

● 鹰嘴骨折（图 2-45），关节囊撕裂。

● 鹰嘴虽然没有骨折（图 2-46），但是关节囊（2）和韧带撕裂，合并肘关节后脱位（3）。肌肉通常没有受到影响，但肱动脉可能损伤至少是挫伤。

屈曲的限度取决于这个屈曲时被动还是主动的。

如果屈曲是主动的（图 2-47），那么会有如下情形。

● 第 1 个限制因素是上臂的前群肌肉与前臂的前群肌肉并列（白箭），这些肌肉收缩时会变硬。这一机制解释了为什么主动屈曲不能超过 145°，并且牵涉的肌肉越多，则运动更受限制。

● 其他的因素有，相应的骨性表面之间的碰撞以及关节韧带所产生的张力，这些因素是可以被忽略的。

如果屈曲时被动的（图 2-48），即它发生在一个使关节"闭合"的外力（红箭）之后，那么就产生如下情形。

● 松弛的肌肉相互间彼此挤压，屈曲可以超过 145°。

● 在此阶段，其他限制因素将发挥作用：

➢ 桡骨头与桡骨窝之间，以及冠状突与冠状窝之间发生碰撞。

➢ 关节囊后部的张力。

➢ 肱三头肌被动产生的逐渐增大的张力。

● 由于屈曲幅度被角度 α 所扩大，因此屈曲可达 160°（图 2-47）。

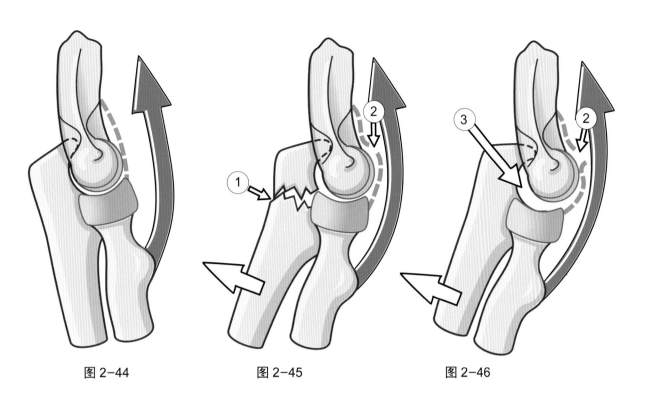

图 2-44   图 2-45   图 2-46

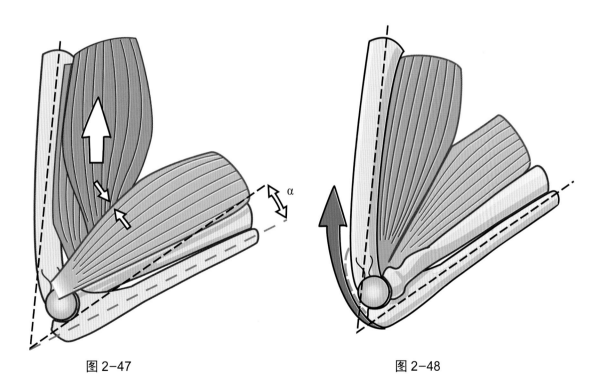

图 2-47   图 2-48

肘的屈肌

肘有以下 3 块屈肌。

- 肱肌（1）起始于肱骨前面，止于尺骨粗隆（图 2-49）。由于它跨越一个关节，它是专属于肘关节的一个屈肌，是人体内为数不多的一块单功能肌肉。
- 肱桡肌（2）起始于肱骨外上髁的上方，止于桡骨茎突（图 2-49），本质上是肘关节的屈肌，但在极度旋前时成为旋后肌，在极度旋后时成为旋前肌。
- 肱二头肌 是肘主要的屈肌（图 2-50，3）。大多数止于桡骨粗隆，并且作为一个双关节肌，它并非起始于肱骨而是在肩胛骨上形成 2 个头。
  - 长头（4）起始于盂上结节，经过肩关节上部（第 1 章：肩关节）。
  - 短头（5）与喙肱肌一起起始于喙突。

肱二头肌因其有 2 个起点的优势而与肩产生关节接合，然而，它的长头是一个外展肌。它的主要功能是屈肘。当肘屈曲达 90° 时，肱二头肌尽管不是主要旋后肌，但在旋后中发挥重要作用（第 3 章 旋前旋后）。当肘屈曲时，可以引起桡骨脱位。

当肘屈曲达到 90°，屈肌工作达到最佳状态。

实际上，当肘外展时（图 2-51），肌肉所产生的力的方向几乎（粉箭）与杠杆臂平行。这个力的向心分力 C 向关节中心方向施力，该分量的值较大，但从机械角度而言对肘伸展不起作用，而肌肉力的切向或横向的分量 T 却是唯一有效作用力，虽然它的值很小，并且在肘完全伸展时，几乎为零。

另外，在肘中度弯曲时（图 2-52），肌肉力的方向几乎平行于杠杆臂（粉箭 = 肱二头肌，绿箭 = 肱桡肌），使得它的向心力分量为零，切向分量与肌肉的拉力一致，且完全作用于屈曲运动。

对于肱二头肌而言，其发挥作用最有效的角度是肘关节屈曲在 80° 和 90°。

肘关节屈曲 90° 时，肱桡肌产生的拉力还没有与切向分量一致，只有在肘关节屈曲 100°～110° 时，拉力与切向分量才一致，即它发挥有效作用时，对肘关节屈曲角度的要求比肱二头肌大。

屈肌作用的规律遵循第 3 杠杆原理，即以较大的力量获得较大的运动范围和速度。

有以下 3 种辅助屈曲的肌肉。

- 位于肱桡肌深处的桡侧腕长伸肌。
- 大多数情况下负责肘关节侧方稳定的肘肌（图 2-49，6）。
- 旋前圆肌（未显示）。在 Volkmann 挛缩症时，它形成一个短缩的纤维环，阻止肘完全伸展。

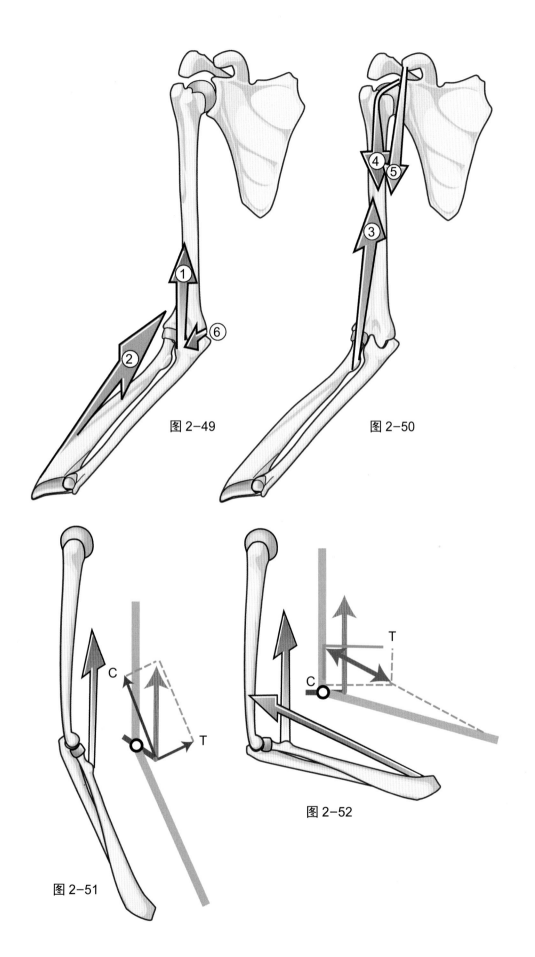

图 2-49

图 2-50

图 2-51

图 2-52

肘的伸肌

肘的伸展实际上依赖 1 块肌肉，即肱三头肌（图 2-53，图 2-54），尽管 Duchenne de Boulogne 提出这块肌肉值得关注，但由于它作为肘肌的功能微弱，可以被忽略掉。根据其他学者观点，它具有主动性的外在稳定肘关节的作用。

肱三头肌（图 2-53，后面观；图 2-54，侧面观）由 3 个肌肉头组成，他们汇聚成一个共同的肌腱止于鹰嘴，但却有不同的起点。

- 内侧头（1）起始于肱骨后面，桡神经沟下方骨面。
- 外侧头（2）起始于桡神经沟上方的肱骨干侧缘。

因此肱三头肌的这 2 个头是过单个关节的肌肉。

- 肱三头肌长头（3）并非起始于肱骨，而是起始于肩胛骨的盂下结节，因此它是过双关节的肌肉。

肱三头肌的效能随肘关节屈曲角度的不同而有以下变化。

- 在肘完全伸展状态下（图 2-55），肌肉力量可分为两个分力，有导致尺骨后方脱位趋势的离心分量（C）和仅有伸肘作用、更具力量的横向分量（T）。
- 在肘半屈曲至 20°～30° 时（图 2-56），桡侧向心分量被消除，只有有效的切向分量（T）与肌肉拉力一致。因此，在这个位置，三头肌的效能最大。
- 接下来，当肘进一步屈曲（图 2-57）时，随着向心分量（C）的增加，有效的切向分量（T）减少。
- 在肘全屈曲状态（图 2-58），三头肌肌腱反折在鹰嘴上表面，就像附在一个滑车上，这一安排有助于抵消它的效能损失。而且，它的最大伸展纤维增加了其收缩力，可以进一步补偿效能的损伤。

因为肱三头肌是过双关节的肌肉，肱三头长头的效能，乃至整个肌肉的效能，均依赖于肩关节的位置（图 2-59）。很容易看出，在肘关节保持相同的角度的前提下，当肩屈曲 90° 时，三头肌起点到终点的距离大于其在上臂垂直垂下时。实际上，肱骨划出圆环的中心（1）和肱骨三头肌长头划出圆环的中心（2）并不一致。如果肱三头肌长度不变，止点将到达 O_1，但是鹰嘴现在在 O_2，所以，肌肉必须被动地从 O_1 拉伸到 O_2。

由于三头肌长头可以引导由肩部屈肌（胸大肌的锁骨纤维和三角肌）所产生的部分力量来增强肩部伸肌的力量，因此，当肩在屈曲或者伸长时，肱三头肌肉（误称）更加有力。这就解释了经过双关节肌肉的一个功能。当肘关节和肩关节同时屈曲（从屈曲 90° 开始）时，肱三头肌产生的力量最大，犹如伐木者用斧子砍树那样。

同样的道理，当肩关节屈曲时，肱三头肌也会更加有力，因为它的纤维已经预先被牵张过了。向前打击的动作也因为将肩关节屈肌的某些力量传递给肘后而更加有力。

肱三头肌（长头）和背阔肌在肩关节形成一个功能性的内收力偶（图 1-117）。

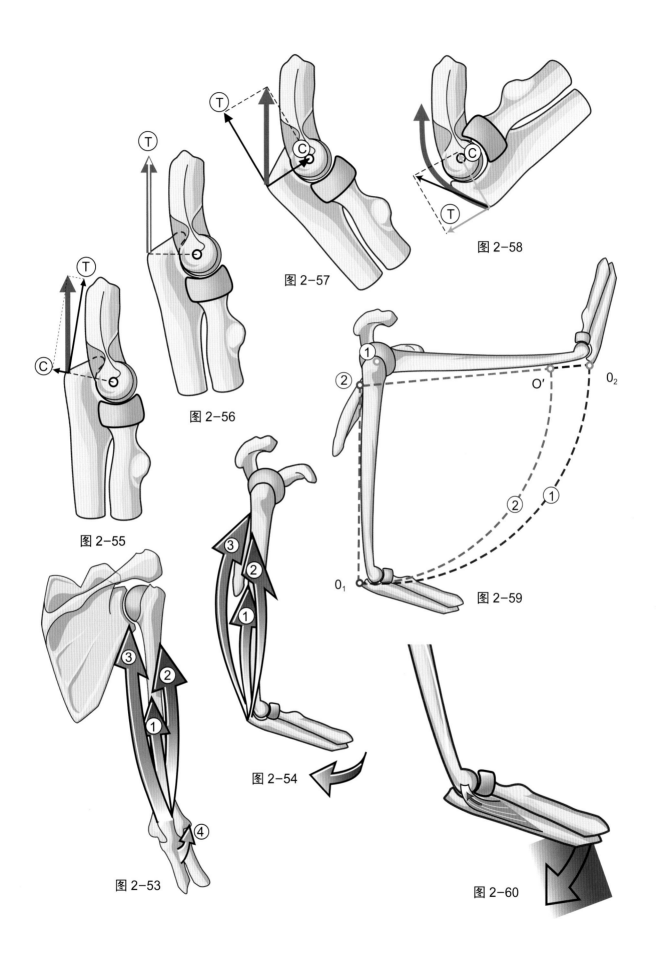

图 2-57

图 2-58

图 2-56

图 2-55

图 2-59

图 2-54

图 2-53

图 2-60

确保关节面接合的因素

  沿关节长轴方向进行的关节面接合可以防止关节脱位，这是因为关节受到的作用力向下（图 2-53 和图 2-60），如一个人提着一桶水时的情形，或者受到的作用力向上，如人向前滑倒时，在肘完全伸直的状态下以手撑地。

抵抗纵向牵拉的因素（图 2-61 和图 2-62）

  由于尺骨滑车切迹占环形弧度所对应的顶角＜ 180°，在没有软组织帮助的情况下，它将很难握持住肱骨滑车。关节面的接合靠下列因素实现。

- 韧带：内侧（1）和外侧（2）副韧带。
- 肌肉：上臂的肱三头肌（3）、肱二头肌（4）和喙肱肌（5）、前臂的肱桡肌（6）以及连接于内上髁（8）和外上髁（7）的肌肉。

  在肘关节完全伸展（图 2-62）时，喙状的鹰嘴勾住鹰嘴窝内的滑车，这样在肱尺关节的长轴方向上为其注入了一些力学抵抗。

  另需注意的是（图 2-61），肱桡关节在结构上并不适应过度牵拉，就环状韧带而言，没有什么韧带可以阻止桡骨小头向远端脱位。这一机制适用于指导儿童关节牵拉旋前并伴有疼痛情况（如牵拉肘）的治疗。阻止桡骨相对于尺骨脱位的唯一结构因素是骨间膜。

抵抗纵向挤压的因素

涉及此抵抗机制的骨包括以下内容。

- 在桡骨，压力被传送到更倾向于骨折的桡骨头（图 2-65），即将桡骨颈压向桡骨头的骨折。
- 在尺骨（图 2-66），冠状突（被 Henke 陈作支架突）传递压力，易发生骨折，可导致不稳定的、难复位的肘关节后脱位。

肘关节屈曲时的接合

  在屈曲 90° 的位置，尺骨相当稳定（图 2-63）。这是由于滑车切迹被强有力的肱三头肌（3）和喙肱肌（5）的韧带联合所环绕，这些结构保证关节面的紧密接合。肘肌也在此过程中发挥重要作用。另外，桡骨（图 2-64）在肱二头肌收缩（4）时倾向于近端脱位。这一脱位只被环状韧带阻止。当该韧带被撕裂，桡骨向近端和前方的脱位将难以被复位，此种状况下发生的脱位将难以被复位，此种状况下发生的脱位可以因肱二头肌收缩使得肘关节轻微屈曲引起。

Essex-Lopresti 综合征

  上尺桡关节的状态不可避免地影响下尺桡关节的功能。当桡骨头断裂、被撞击（图 2-67）、或被切除（图 2-68）时，桡骨的短缩（a）导致下尺桡关节脱位，并出现相应的临床并发症。

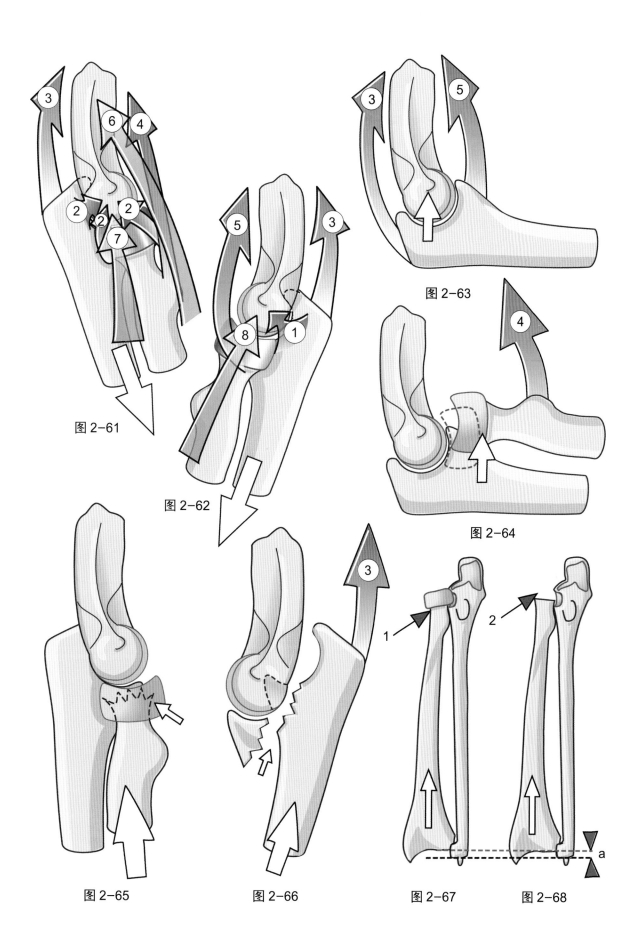

图 2-61

图 2-62

图 2-63

图 2-64

图 2-65

图 2-66

图 2-67

图 2-68

肘关节的活动度

用来测量肘关节活动度的参考位（图 2-69）指上臂和前臂沿轴向呈一条直线的位置。

伸展是指前臂向后方运动。由于参考位等同于肘关节完全伸展（图 2-69），因此根据定义，肘关节完全伸展时的幅度为零度，但女性和儿童除外，因为他们松弛的韧带（图 2-70），允许 5°～10° 过伸。

与此相对照的一个相对性伸展总是起始于任一可能的屈曲位。当伸展不完全时，伸展幅度定量为负值。因此，伸展幅度为 -40° 相当于伸展幅度落在一个离参考点相差 40° 的位置。也就是说，即使当肘已经完全伸展，但它还是有 40° 屈曲。在图中（图 2-70），当屈曲 +x 时，伸展不足的幅度是 -y。角度 Dr 代表屈曲不足的范围，有效的屈 - 伸活动范围时 x-y。

屈曲是上臂向前运动，使前臂的前面移动到上臂的前面。主动性的屈曲范围在 140°～145°（图 2-71）。即使没有角度计，利用 "紧握拳头的试验" 可以很容易地测量肘关节活动度。因为正常情况下屈肘时腕不能接触肩，肩和腕的距离等于拳头的宽度。当检测者将腕向肩推移时，被动屈曲可达 160°。

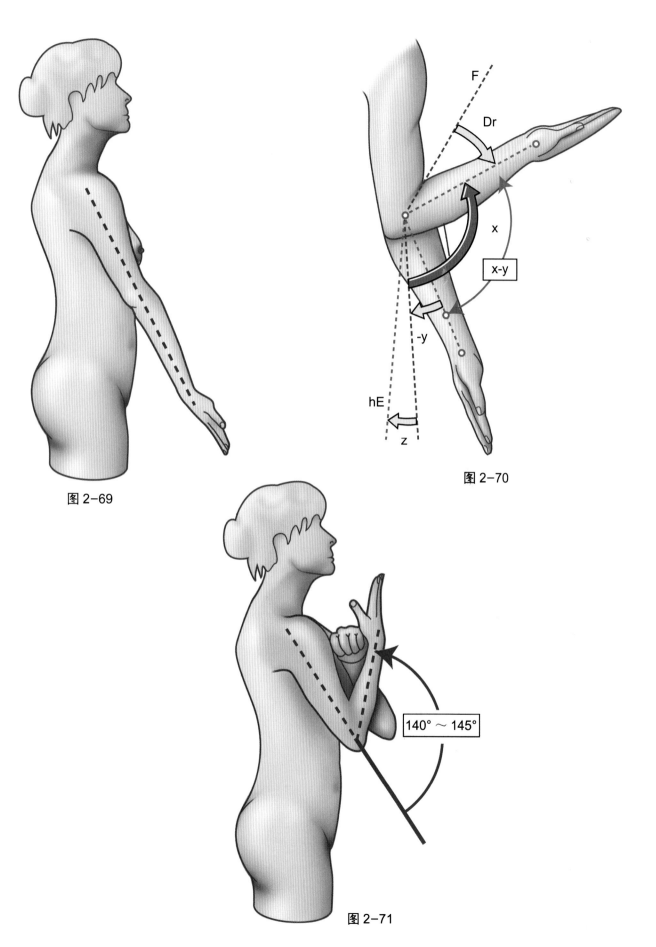

图 2-69

图 2-70

图 2-71

肘的表面标志

3 个可以看到和触到的标志如下。

- 鹰嘴（2）：一个明显中线突起（肘的"隆起"）。
- 内侧的内上髁（1）。
- 外侧的外上髁（3）。

在伸展的时候（图 2-72 和图 2-75），这 3 个标志在同一水平面上。鹰嘴（2）和内上髁（1）之间是尺神经沟，沟内为尺神经，因此，任何力量打击到这个区域的尺神经都会引起该神经支配区（手掌内侧缘）的触电感。在外上髁下部（3），当肘旋前旋后时可触摸到桡骨小头。

在屈曲的时候（图 2-73，图 2-76），这 3 个标志组成一个等边三角形，位于上臂后面的冠状横切面上（图 2-74）。图 2-75 和图 2-76 显示骨上的这些标志点位置。

当肘关节脱位时，这些标志的相互关系被打破。

- 在伸展时，鹰嘴到达内外上髁间线之上（后脱位）。
- 在屈曲时，鹰嘴向后超过上臂的冠状面（后脱位）。

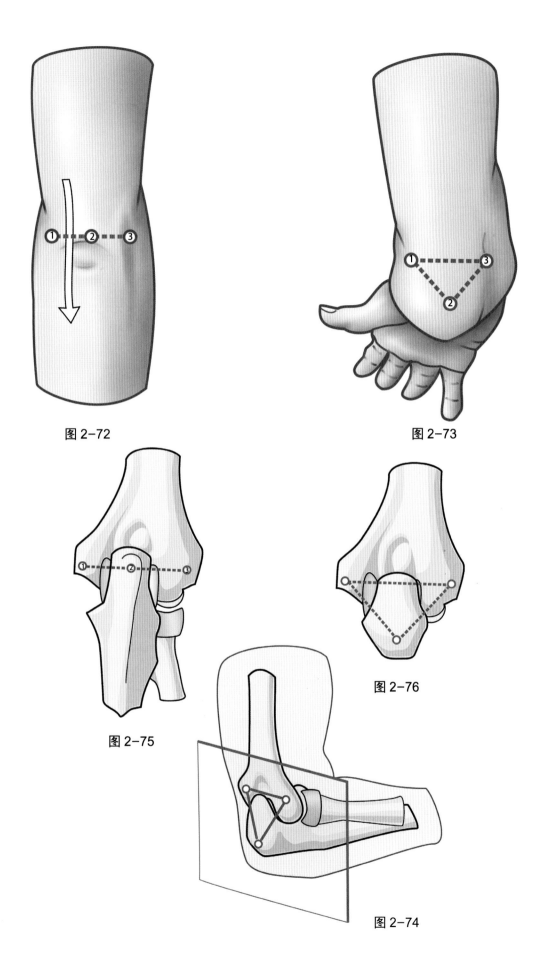

图 2-72

图 2-73

图 2-75

图 2-76

图 2-74

屈肌和伸肌的效能

制动位和功能位

制动位和功能位的定义如下（图 2-77）。

- 肘屈曲 90°。
- 没有旋前或旋后（手在竖直平面）。

肌肉的相对力量

总体来讲，屈肌略强于伸肌，因此上臂放松状态时是轻微屈曲的，肌肉越强壮，屈曲越明显。屈肌力量随着前臂旋转而改变，且旋前时强于旋后时，因为旋前时肱二头肌更加伸展，因此也更有效。旋前和旋后时屈曲效能比是 5∶3。

最终，肌肉力量随着肩关节位置（S）的变化而变化，如图 2-78 所示。

- 上臂向上垂直于肩（A）
- ➤ 伸展时施加的力（例如提哑铃时）等于 43kg（箭 1）。
- ➤ 屈曲时施加的力（将自己拉起）等于 83kg（箭 2）。
- 上臂屈曲 90°（F）
- ➤ 伸展时施加的力（例如推重物向前）达到 37kg（箭 3）。
- ➤ 屈曲时施加的力（例如划船）达到 66kg（箭 4）。
- 上臂沿体侧垂下（F）
- ➤ 伸展时施加的力（例如提重物）达到 52kg（箭 5）。
- ➤ 屈曲时施加的力（例如在双杠上支撑起自己）达到 83kg（箭 6）。

因此存在一个肌群发挥最大效能的优势位置：上臂在伸展时发挥最大效能的位置在肩下（箭 6），屈曲时发挥最大效能的位置在肩上（箭 2）。

因此，上肢肌肉更适合攀爬（图 2-79）。

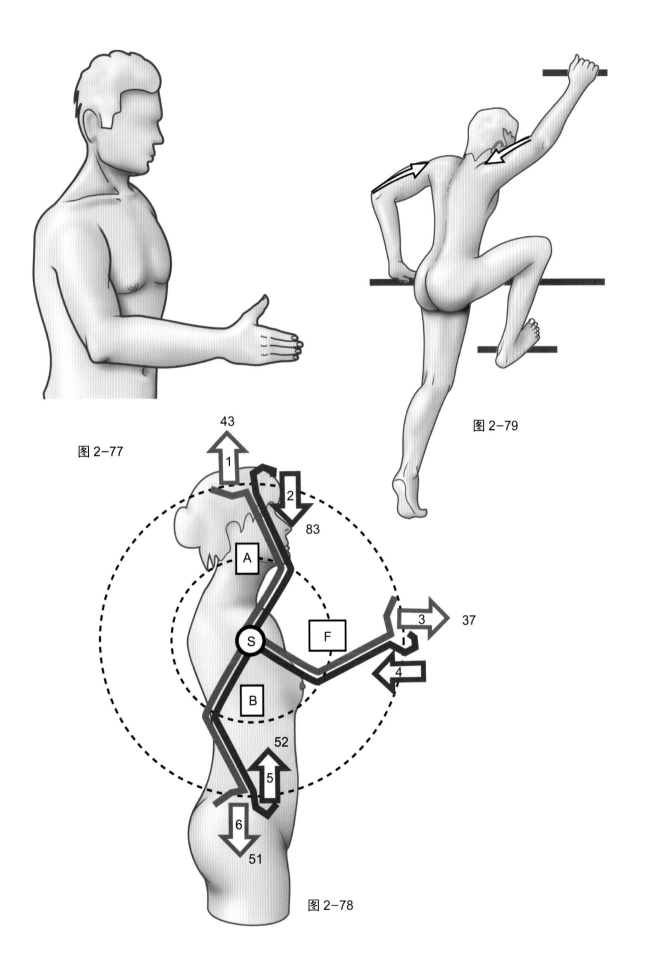

图 2-77

图 2-79

43
1
2
83
A
S
F
3
37
4
B
52
5
6
51
图 2-78

第3章 旋前旋后

Chapter 3 Pronation–Supination

吴 进 译 梁勃威 校

旋前旋后是前臂围绕其长轴的运动，它牵涉以下两个力学上相关的关节。

- 上尺桡关节，解剖上属于肘关节。
- 下尺桡关节，解剖上独立于腕关节。

这种前臂的旋转使腕关节复合体具有一个第 3 自由度的运动。

因此，手这个上肢远端的效应器，能够在任何位置上抓握或持握物体。有了这种解剖特点，就不需要在腕关节安放一个三轴的球窝关节。如果没有这种旋转活动，将会导致严重的力学上的并发症。

因此，桡骨的轴向旋转是理论上最合逻辑且最简洁有效地解决手部活动的办法，即便它运动时需要第 2 块骨的参与。桡骨不仅本身可以起到支持手部的作用，而且在 2 个下尺桡关节完整的情况下，可以绕着尺骨旋转。

4 亿年前，当某种鱼类离开海洋，登上陆地，进化成四足两栖动物时，它们的鳍部发生进化，前肢和后肢出现了具备第 2 节段的骨骼特点。我们远古的海洋祖先——总鳍组鱼，已经有了这种骨骼排列的特征。

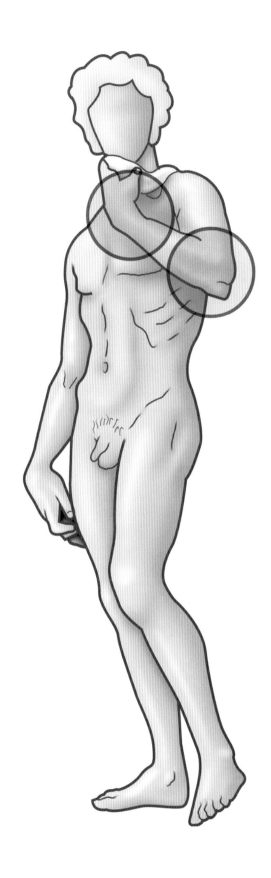

旋前旋后的测量要求

只有当肘关节屈曲 90° 且紧靠着身体时，才能够分析旋前旋后动作。而当肘关节是伸直时，前臂和上臂共轴，由于肩关节也存在轴向旋转，前臂的轴向旋转会与上臂的轴向旋转相混合。

在肘关节屈曲 90° 的情况下。

● 参考位或中立位或无旋转位（图 3-1）被定义为拇指尖朝上时前臂的位置。掌面朝向内侧而且没有上臂的旋转。可以从这个位置来测量旋前和旋后的运动范围。

● 旋后位（图 3-2），掌面朝上，拇指尖朝向外侧。

● 旋前位（图 3-3），掌面朝下，拇指尖朝向内侧。事实上，当我们从正面观察前臂和手部，视线与前臂在同一轴上，会产生如下情形。

➤ 处于中立位的手（图 3-4）位于与躯体正中矢状面相平行的垂直面上。

➤ 处于旋后位的手（图 3-5）位于水平面上，旋后幅度有 90°。

➤ 处于旋前位的手（图 3-6）无法达到水平面，旋前幅度有 85°（后面我们会解释为何无法达到 90°）。

这样，如果排除前臂的联合旋转，那么旋前旋后的总运动幅度接近 180°。

如果考虑肩关节的旋转，即肘关节完全伸直的情况下，旋前旋后的总运动范围如下。

● 当上肢垂直悬于体侧时，旋前旋后范围是 360°。

● 当上肢外展 90° 时，旋前旋后范围是 270°。

● 当上肢屈曲 90° 时，旋前旋后范围是 270°。

● 当上肢位于垂直地面的极度外展时，旋前旋后范围刚超过 180°，再次证实了当手臂外展 180°，肩膀的轴向旋转实际为零。

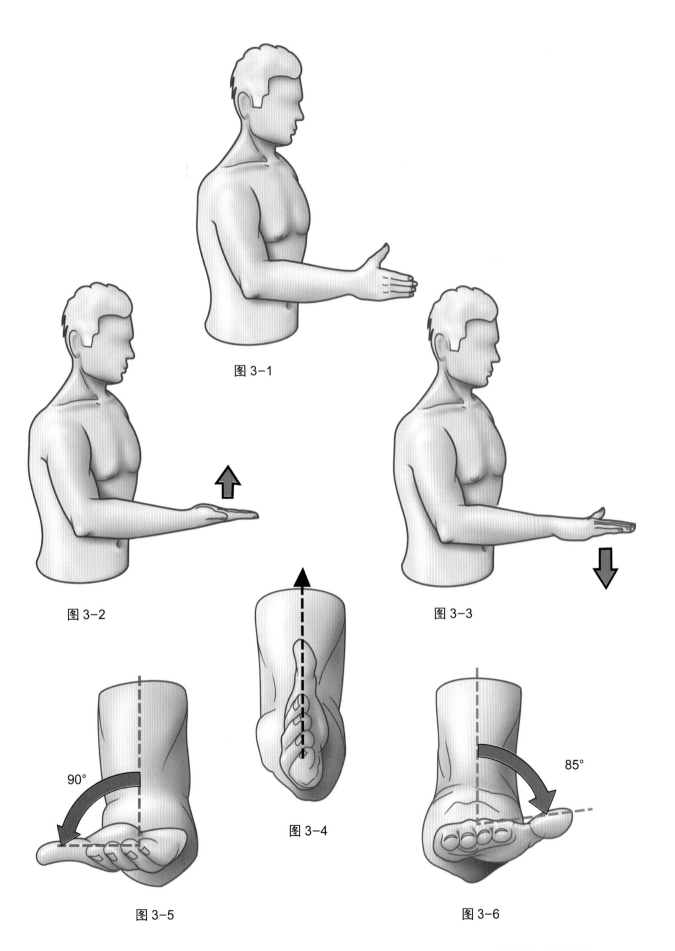

图 3-1

图 3-2

图 3-3

图 3-4

图 3-5

图 3-6

旋前旋后的作用

从肩关节到手部，上肢关节链中所固有的 7 个活动自由度，旋前旋后是其中最重要的一个。原因是，旋前旋后对手活动方向的控制是必不可少的，它允许手能够采用最佳姿势抓握位于以肩关节为中心的球面扇区空间内的物体，并将这个物体送入口中。因此，旋前旋后对于给自己喂食是必需的，它也允许手部到达身体的任意点，以完成保护身体或梳洗的动作。另外，它在手部的所有活动，特别是工作中发挥了极为重要的作用。

由于有旋前旋后的功能，手（图 3-7）可以托起一个托盘，向下压一个物体，或将它搁在一个稳固的物体上。当我们像用螺丝刀（图 3-8）那样，用掌中心或手指抓握一个物体时，旋前旋后的功能使我们可以旋转这个物体，此时该物体（工具）的轴和旋前旋后的轴相一致。当工具的手柄被斜着抓握在手掌中时（图 3-9），前臂的旋前旋后可以改变工具的方向，结果是发生了圆锥形的旋转。手部的不对称特点使工具手柄可位于一个圆锥形空间内的任何一个位置，该圆锥形空间的中心在旋前旋后轴上。因此我们可以控制锤头以任何角度敲击钉子。

这例子一方面证明了旋前旋后和腕关节的功能是相偶联的，另一方面也证明腕关节的外展－内收功能依赖于旋前旋后功能。旋前位或功能位，手部经常是尺偏的，并试图使动态变化的抓握三指与旋前旋后轴相一致。在旋后位手部是桡偏的，倾向于支持性的抓握，如托起一个盘子。

这种功能上的偶联使下尺桡关节和腕关节成为一个功能性整体，虽然从力学角度而言，下尺桡关节是和上尺桡关节相关联的。

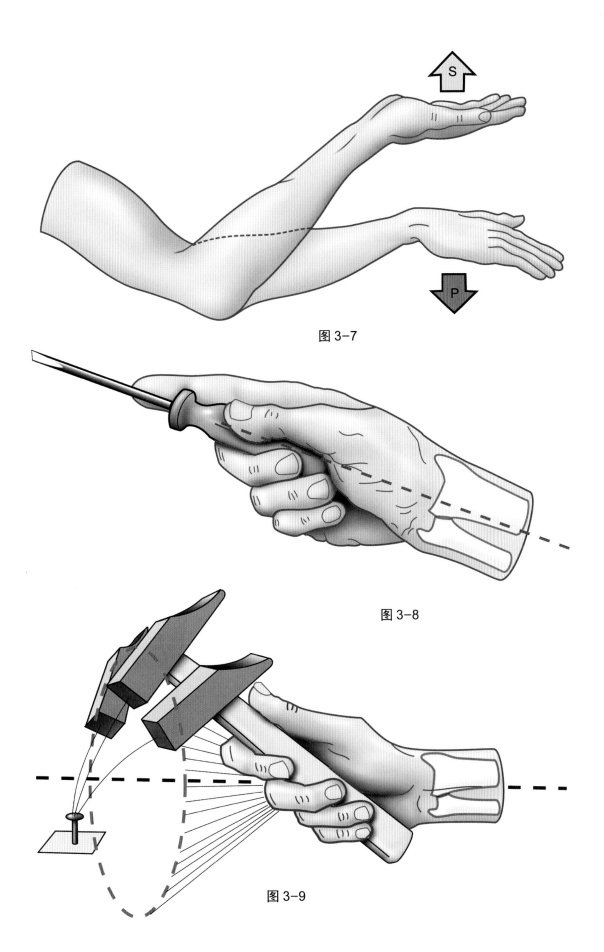

图 3-7

图 3-8

图 3-9

桡尺复合体

骨骼排列

前臂的 2 根长骨（图 3-10）构成了一个矩形的尺桡复合体（图 3-11），被斜向内侧走行的对角线（图 3-12）分成 2 个部分：内侧部分对应于尺骨，外侧部分对应于桡骨。从活动效果上讲，这条对角线在功能上相当于一个铰链（图 3-13），可使外侧（桡骨）部分向前旋转 180°，并在内侧（尺骨）部分的前面摆动（图 3-14）。

上述结构特点还无法解释肘外翻（图 3-36）。因此，肘关节在斜行间歇位置上的角度需调整（图 3-15），以使铰链位于一个垂直的位置（图 3-16），并使肘外翻的角度（红箭标记）恢复到肘部伸展和前臂旋后的位置。

前臂的解剖位和完全旋后位相对应，这 2 根长骨（图 3-17，前面观）相互平行地并排于同一个平面上。这个示意图（图 3-18）以一种略夸张的形式表明了他们的曲度。后面观（图 3-19）显示了相同的排列，但是尺桡骨正好反过来，其曲度也相应反转，就像图 3-20 所示的那样。尺桡骨由骨间膜连接，形成一个弹性铰链。

桡骨旋前时（图 3-21），它从前面跨越尺骨（图 3-22）。后面观图片（图 3-23）所显示的正好相反，即尺骨部分遮住桡骨，只能看到桡骨的两端（图 3-24）。

有一点十分重要，前臂的尺桡骨在旋后位时是向前凹的（图 3-25），如尺桡骨的侧面观所示（图 3-26）。实际上这种排列十分重要，在旋前时（图 3-27）桡骨跨越尺骨（图 3-28），这时尺桡骨凹面会相互对合，桡骨远端的头部可以相对于尺骨进一步向后延伸。

这种双凹排列增加了旋前范围，这就可以理解，为何当前臂发生双骨折后有明显移位时，校正移位（特别是桡骨凹度）是如此重要了。如果复位后，桡骨干向前凹度没有得到很好地纠正，那么前臂的旋前会部分受限。

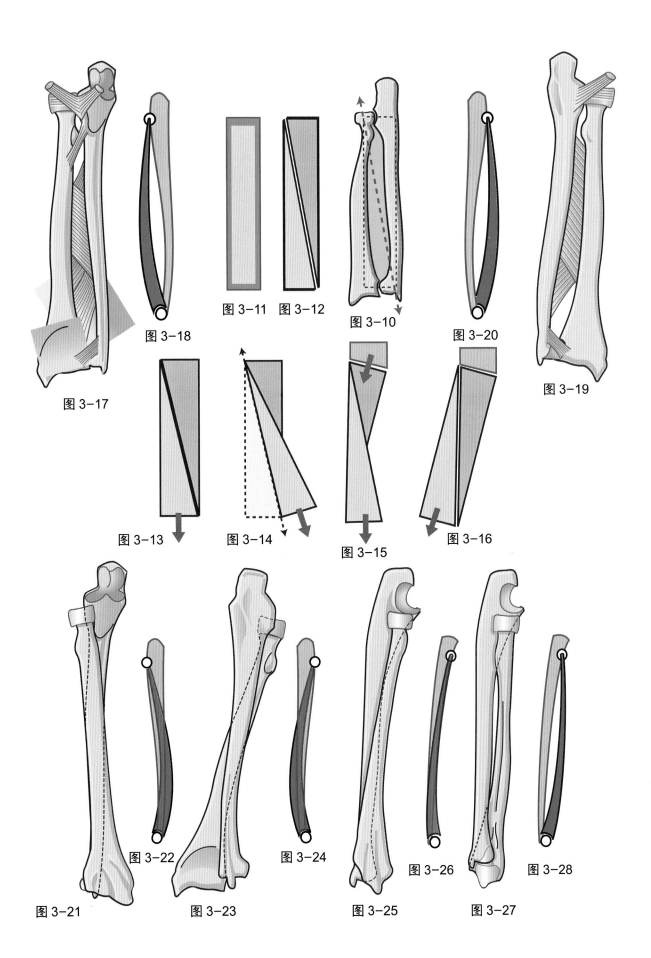

图 3-11　图 3-12

图 3-10

图 3-20

图 3-19

图 3-18

图 3-17

图 3-13

图 3-14

图 3-15

图 3-16

图 3-22

图 3-24

图 3-26

图 3-28

图 3-21

图 3-23

图 3-25

图 3-27

骨间膜

在旋前旋后过程中，骨间膜发挥了重要的作用，它使前臂的两块骨成为一个整体（图3-29，前面观；图3-30，后面观）。但它不是支持这个功能的唯一结构，支持该功能的其他结构如下。

- 方形韧带（8），连接这2块骨的上端。
- 上尺桡关节的环形韧带（9），它被以下结构所加强：肘关节外侧副韧带的前部纤维（10），来自远端的肘关节内侧副韧带的前部纤维（11），以及来自后面的肘关节内侧副韧带的后部纤维（12）。
- 下尺桡关节的前韧带（13）和后韧带（14）以及关节盘（未标注），它们将两块骨的远端连为一体。

骨间膜起于桡骨内侧缘，止于尺骨外侧缘，由2束斜向交叉的纤维带组成。根据 L. Poitevin 最近的研究（2001），对这些纤维作如下描述。

- 前带包括起于桡骨斜向下内走行的纤维，越接近下端的纤维走行方向越倾斜。在这条连续的带中，有3束十分坚韧的束。
  - 近端束（1），几乎是水平的。
  - 中间下行束（2），Hotchkiss 中央带。
  - 远端下行束（3），最倾斜的。
- 这层纤维的方向（黑箭和红箭）能够防止桡骨向上移位（白箭）。
- 后带比较分散，也起于桡骨，纤维方向与前带相反，即斜向上内。有以下2个束比较容易辨认。
  - 上端上行束（4），易显见且坚韧。
  - 下端上行束（5），与前者以一个半透明区域（6）分开，透过这个半透明区可以看见前束。
- 这些纤维的方向（黑箭和红箭）能够防止桡骨向远端移位（白箭）。

这两个上端束附着在桡骨内侧缘，在较易辨认的桡骨骨间结节（7）水平，距肘关节间隙8.4cm。弹性铰链（屈曲轴）（图3-31）在横向和纵向上为2块骨的连接提供了大部分的力学支持。

- 尺桡关节韧带切断之后，甚至在尺骨头和桡骨头被切除之后，它自己就能够维持两骨之间的连接，防止桡骨沿其长轴的移位。
- 它的后部纤维防止了桡骨向远端移位（图3-32），而这种移位是没有受任何骨性连接阻挡的。

桡骨向近端移位（图3-33）会拉伤它的前部韧带。在肘关节伸展的情况下，桡骨传递了骨间膜产生的60%阻力，吸收了腕关节产生的82%阻力。沿着这个方向，桡骨头和肱骨髁的撞击，会造成桡骨的移位骨折，一个严重的创伤可以造成桡骨头骨折。

骨间膜的撕裂（图3-34和图3-35）极少发生，但经常容易被忽视。前部韧带撕裂只发生在上尺桡关节脱位和桡骨头骨折时，因为正常情况下肱骨髁（图3-34）会阻挡桡骨向近端的移位。当后部韧带被撕裂后，只剩腕骨通过与它直接接触来阻挡桡骨向远端的移位。

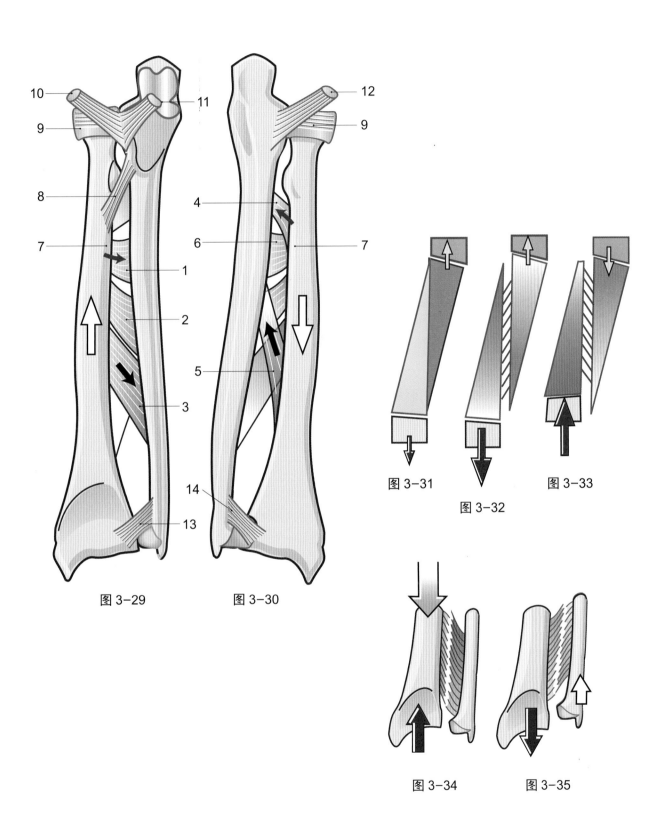

图 3-29　　　　图 3-30

图 3-31　　　　图 3-33

图 3-32

图 3-34　　　　图 3-35

骨间膜（续）

桡骨的纵向移位超越了尺骨，骨间膜、手及手指的长肌对这种移位具有对抗作用（图 3-36）。长肌包括起于内侧髁的屈肌（指浅屈肌、掌长肌、桡侧腕屈肌）和起于外侧髁的伸肌（指总伸肌、桡侧腕长伸肌、桡侧腕短伸肌、尺侧腕伸肌）。肘关节的 3 块肌肉（旋后肌、旋前圆肌和肱桡肌）也具有相同的作用（图 3-37）。

当手臂承载负荷或被身体重力所牵拉，这些肌肉沿其长轴帮助维持桡骨的稳定，并使肘关节面紧密接触。

我们可以通过观察一根单纤维的运动（图 3-38）来解释骨间膜纤维的力学作用。从起始位置（1）开始，它的侧缘只能沿着固定在尺骨上的圆心（o）进行圆环运动。不管这个运动（s）是向上的（2）还是向下的（3），都不可避免地缩小了尺桡骨之间的骨间缝隙，拉近的距离为 n。与拉伸方向有关的斜行纤维的排列提高了这个拉近效果。因此，我们认为两层斜向交叉的纤维联合比单层横向纤维更有效。

另外一个使得尺桡骨靠近的机制是由附着在骨间膜前部和后部的肌肉所提供的，特别是屈肌群（图 3-39）。在静息位（a），两骨之间的空隙最大。相比之下，当上臂需要做最大旋转时，通过屈肌群（b）能拉紧骨间膜，缩小尺桡骨的间隙，同时增强了上下尺桡关节的关节面的接合。

旋转时产生的力量是相当大的；男性旋前力产生的力量相当于 70kg/cm 的力矩，旋后为 85kg/cm；女性的比男性小 50%。借助于前臂前室的肌肉，骨间膜发挥了阻挡旋前运动的软性阻滞的作用。旋后时（图 3-40），附着于它的屈肌（图 3-41）受到的压缩力越来越大（图 3-42），进一步拉伸骨间膜，使得桡骨和尺骨更加靠近。而干扰肌从一开始就阻止桡骨和尺骨的直接接触，因此会导致骨折。前臂参考位（0° 位）时，膜纤维被最大限度地拉伸，因此它是固定的最佳位置。

骨间膜所发挥的作用极其巨大，但直到现在，我们仍然有很多未知的东西。也许使用 MRI 进行选择性研究会进一步增加我们对其功能解剖的认识。

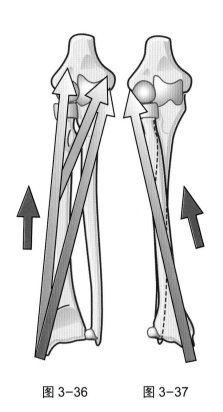

图 3-36　　　图 3-37

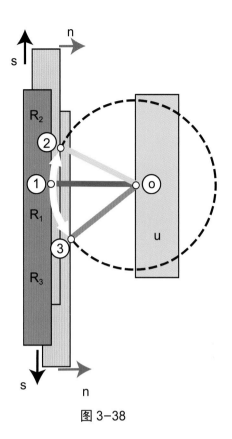

图 3-38

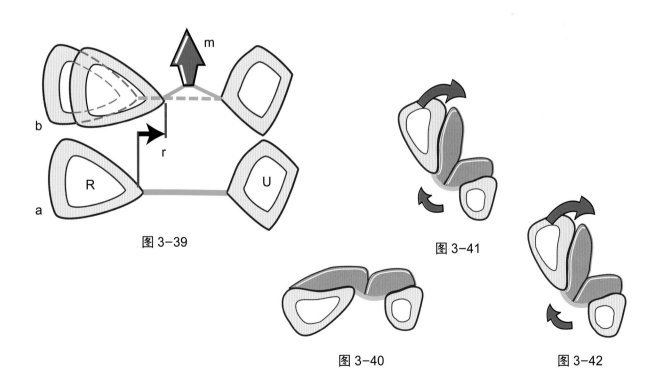

图 3-39

图 3-40

图 3-41

图 3-42

上尺桡关节的功能解剖

上尺桡关节是一个有圆柱面的车轴关节，有一个自由度，即围绕着2个连锁在一起的圆柱体长轴的旋转运动。因此在力学上，它可以比作一个滚珠轴承系统（图3-44）包含两个几乎圆柱形的面。

桡骨头（图3-45）的边缘被软骨（1）所包绕，其前内侧较宽，并对应于滚珠轴承系统的中央部分（1）。桡骨头上面是一个凹面，与肱骨小头（9）的球体部分（2）相关节（图3-49，矢状面）。因为肱骨小头无法向后退缩，因此伸肘时桡骨小头的前部与它相接触。桡骨小头关节面的边缘是斜行的（3），这一结构特点是很有意义的。

切掉桡骨头之后，可以清楚地看到其边缘有一个纤维骨环（图3-43，根据Testut描述），对应于滚珠轴承系统的外围部分（图3-44至图3-46）。它包括以下部分。

● 尺骨桡切迹(6)上被覆软骨，前后凹陷，被从滑车切迹(图3-46至图3-48，8)发出的钝嵴(7)所分开。

● 环状韧带（5，图3-43和图3-50完整显示，图3-46和图3-47显示其被切除）由一条强韧带的纤维带组成，末端附着在尺骨桡切迹的前后缘，内覆软骨，与桡切迹的被覆软骨相连续。因此它既是围绕桡骨头，使尺骨桡切迹弓（与）桡骨头相贴合的韧带，又是与桡骨头的关节面相接触。不同于桡切迹，它是有韧性的。

与上尺桡关节相关的另一个韧带是方形韧带（4），在图3-47中，显示它已被切除，且桡骨头呈倾斜状（图3-47）。在图3-48中（上面观，根据Testut描述），显示它是完整的，而鹰嘴和环状韧带已被切除。它的纤维带分别附着在尺骨桡切迹的下缘和桡骨头内沿的基底部（图3-50，冠突被切除）。它的两个边缘被环状韧带下部的辐射纤维所加强。韧带桡侧附着点的下面是桡骨粗隆，有肱二头肌（11）附着在上面。

韧带加强了关节囊的远端。韧带的其余部分（10）在同一解剖腔内包裹了肘部2个关节：肱尺关节和肱桡关节。

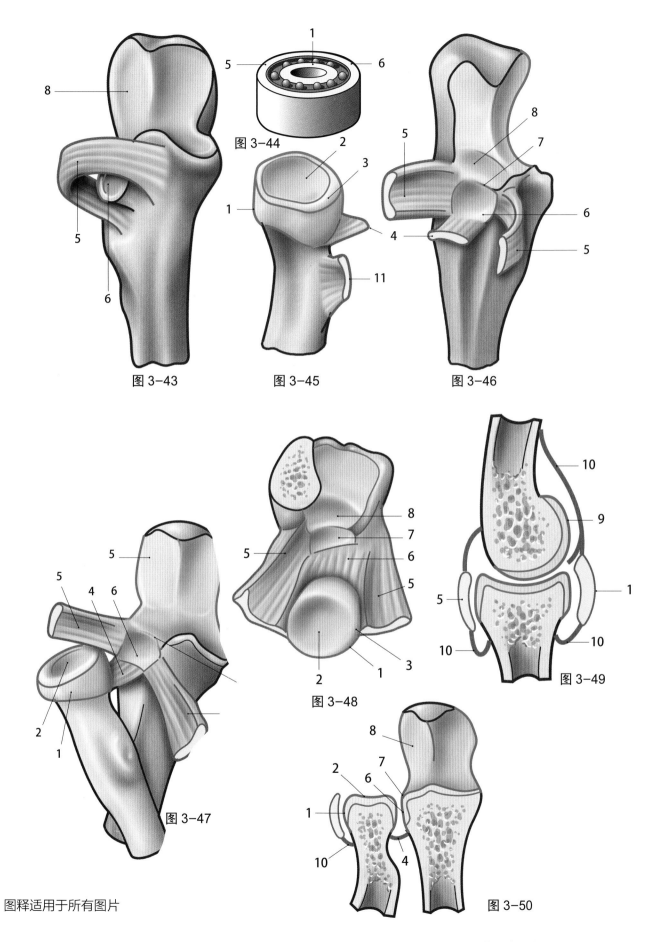

图 3-44

图 3-43

图 3-45

图 3-46

图 3-47

图 3-48

图 3-49

图 3-50

图释适用于所有图片

下尺桡关节的功能解剖

尺骨远端的结构和力学特征

同上尺桡关节一样，下尺桡关节也是一个球窝关节，有粗糙的圆柱面，且仅有一个活动自由度，围绕着 2 个连锁圆柱面的长轴进行旋转。其中一个圆柱面属于尺骨头。可以把尺骨的远端比作抽拉式望远镜（图 3-51）：圆柱体的骨干（1）套入到圆锥体的骨骺（2）中，圆锥的轴向外侧移动，与圆柱的轴不相重合。用一个水平面（3）切除这个复合结构（图 3-52）的部分圆锥（图 3-53，4），在远端留下一个杯形的表面，它对应于尺骨头的远端（7）接着（图 3-54）用一个圆筒（5）继续切割，裁掉了一个半月体（6），得到了形如尺骨头（7）的轮廓（图 3-55）。注意切割的圆筒（5）与骨干圆柱体（1）和骨骺圆锥（2）均不同中心，其中心更偏向外侧。因此这个关节面的形状类似于一个缠绕着圆柱的"新月体"，它的前后角包住茎突（8），移向骨骺的后内侧面。

实际上，这个面与其说是圆柱形的面，不如说是圆锥形的面（图 3-56）。圆锥的下顶点有一个轴（x）平行于尺骨干的轴（y），这个圆锥被凸向外侧的面（h）塑成一个桶形（图 3-57）。考虑所有这些因素，尺骨头远端的面实际上并不是圆柱形的，而更像一个圆锥形的桶，从正面观察，它的最高处（h）位于前方稍外侧。

尺骨头的下面（图 3-58）相对较平，呈半月形，它的最宽的点对应于外围的最高点（h）。下方的结构沿着对称面（箭）排列：伸肌支持带的内侧纤维主要附着于茎突（绿色区域）；三角关节盘的顶点也附着于茎突（红星）；尺骨远侧面弧度的中心（黑叉）；它的外围的最高点（h）。

桡骨远端内侧面（图 3-59）有尺切迹，对应于尺骨头外围面。这个切迹的弧度同尺骨头的相反，即它在 2 个方向上都是凹陷的，位于一个顶点朝下，轴（x）垂直的圆锥面上。圆锥中部高度等同于尺骨头外表面（h）。

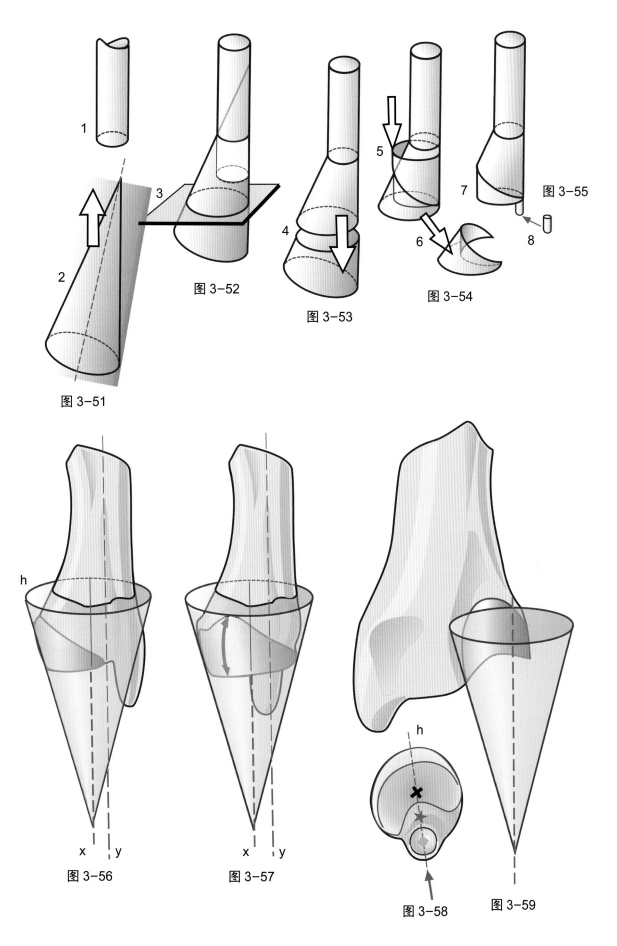

图 3-51

图 3-52

图 3-53

图 3-54

图 3-55

图 3-56

图 3-57

图 3-58

图 3-59

下尺桡关节的功能解剖（续）

下尺桡关节结构

桡骨远端有 2 个关节面（图 3-60 和图 3-61）。

- 第 1 个是下关节面（腕关节面）呈凹形，其外侧区（8）与舟骨成关节，其内侧区（16）与月骨成关节。此关节面比较大，它的外侧是桡骨茎突（1）。在腕关节中将会对它进行详细的描述。

- 第 2 个是尺切迹（3），位于骨间缘（2）的两条骨嵴所形成的"叉"里。它朝向内侧（图 3-61），从前缘到后缘，从近端到远端都是凹陷的。如前所说，它可以"贴"在一个倒置的圆锥表面，与尺骨头（4）相关节。

在它的远侧缘有关节盘（5）附着，关节盘处于水平面（图 3-62，冠状面），在正常情况下，它的桡侧附着点的中部经常有一个缝隙（6）。它的顶点位于内侧并附着在以下结构上。

- 尺骨茎突（9）和尺骨头远端关节面的小窝。

- 尺骨茎突的外侧面。

- 腕关节内侧副韧带的深面。

这样，关节盘填充在尺骨头和三角软骨之间的空隙里，起到缓冲垫的作用。当腕关节内收的时候，关节盘被压缩。它的前缘（10）和后缘增厚成真正的韧带结构，因此在断面（图 3-61）上，它呈一个双凹形。关节盘的上表面被覆软骨，与尺骨头的下关节面（7）相关节（图 3-60）。它的下关节面也被覆软骨，与桡骨腕关节面相连，和腕骨相关节。因此，关节盘具有以下特性。

- 连接桡骨和尺骨。

- 提供双关节面，近端对尺骨头，远端对腕骨。

因为腕关节盘在下尺桡关节和腕关节之间形成了一个分隔，所以尺骨头不与腕骨直接接触（图 3-63）。从解剖上讲，这 2 个关节也是独立的，除非双凹盘的中部出现明显穿孔。需要注意的是，有时这样的穿孔可能是由创伤引起的。关节盘基底部的附着处有时是不完整的，会有一个裂隙（6），一些作者认为，这是一个与年龄相关的退行性变化。关节盘像一个"悬挂的半月板"那样，与桡骨的尺切迹一起形成了一个与尺骨头相对的、具有一定弯曲能力的关节面（图 3-65）。关节盘也承受着不同的应力：牵拉力（水平绿箭），压缩力（垂直红箭）和剪切力（水平绿箭）。这些应力可以发挥协同作用。这就解释了为什么关节盘在腕关节外伤中经常被损伤。

关节盘是主要、但不是唯一的连接下尺桡关节的结构（图 3-66）。它被关节的前侧韧带（14）和后侧韧带（未在这里显示）所加强，还有其他一些结构的作用最近也已经被证明。

- 背侧桡腕韧带的掌侧延伸部（13），它包绕着腕关节的内侧缘。

- 尺侧腕伸肌腱（15），外面包绕着坚韧的纤维套，走行于尺骨头后面、尺骨茎突内侧的沟内。

上述所有结构形成了我们称之为腕关节内侧韧带复合体的交叉结构。

桡尺关节间隙的方向因人而异。绝大多数人（图 3-62，冠状面）的关节间隙向下内侧倾斜（红箭）；少数人（图 3-63）是垂直的；极个别人（图 3-64）是向下外侧倾斜的。

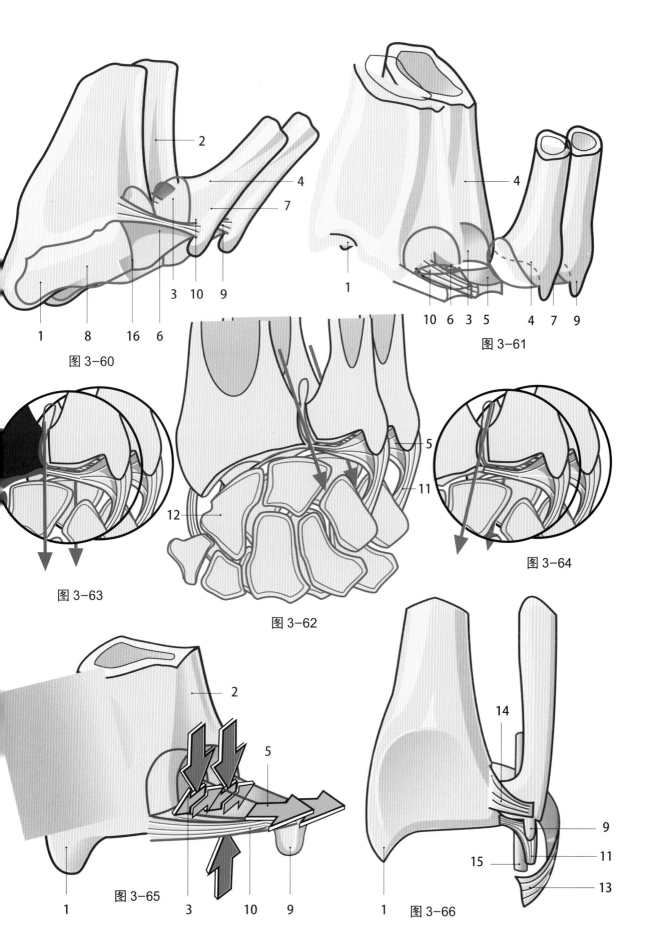

图 3-60

图 3-61

图 3-63

图 3-62

图 3-64

图 3-65

图 3-66

上尺桡关节的动力学特征和尺骨变异

上尺桡关节的主要运动（图 3–67）是桡骨头（1）围绕着位于纤维骨环（2）内的长轴所进行的旋转运动，其中纤维骨环由环状韧带和尺骨桡切迹组成。方形韧带（3）的张力能限制这个运动（图 3–68），因此它起到旋前（A）和旋后（B）的"刹车"的作用。

另一方面，桡骨头不是完全呈圆柱形，而是略微呈椭圆形（图 3–69）；桡骨头的主轴向前外侧斜行，长度为 28mm，其短轴长 24mm。这就解释了桡骨头的环袖不能是骨性的或刚性的原因。组成环袖 3/4 的环状韧带，具有韧性并能弯曲，可以很好地稳定桡骨头，使其适应旋前(A) 和旋后(B) 运动。

有以下 4 种附属运动。

● 桡骨头杯形面（1）相对于肱骨小头的旋转（图 3–71）。

● 桡骨头斜缘（4）（图 2–31 至图 2–35）在肱骨小头滑车间沟上的接触性滑动。

● 因为桡骨头呈椭圆形状，在旋前时桡骨头的轴会发生侧移（图 3–70）。在旋前过程中（B），桡骨头主轴发生横向侧移，侧移距离（e）等于桡骨头 2 个轴长度差值的一半，即侧移 2mm 至位置 X'。这种侧移是至关重要的：它允许桡骨及时移出尺骨的路径，以便于桡骨粗隆移近尺骨的旋后肌窝（旋后肌的附着点）。白箭（图 3–67）显示桡骨粗隆在桡尺骨之间的这种"爬行"运动。

● 进一步地，我们还注意到在旋前过程中（图 3–72），本来位于尺骨侧面的桡骨（a），其前端与尺骨重叠（b），并伴随发生以下结果。

➢ 一方面，因为肘外翻而向外侧轻度倾斜的前臂的轴，渐渐与上臂(b) 共轴，随后与手部共轴。

➢ 另一方面，桡骨的轴逐渐向下内侧倾斜，以至于桡骨头近端面在旋前过程（图 3–73，b）中向远侧及外侧倾斜，倾斜角度 y 等于桡骨侧倾的角度。这就解释了桡骨头关节面方向发生变化的原因。

桡骨干长轴方向的变化围绕着以肱骨小头为中心的旋转轴（图 3–74），而且它位于桡尺复合体对角线的前面(红线)。因为对角线比矩形的长边要长，旋前时，桡骨同尺骨相比，变短的距离为 r，这对下尺桡关节产生重要的影响（图 3–75）。

● 旋后时（a），桡骨超过尺骨头远侧面 1.5～2mm。可以在旋后腕关节正位片上清楚地看到这种所谓的尺骨偏离，它归因于关节盘的厚度。正常的尺骨偏离值在 –2 到 0 甚至到 +2 之间，在桡骨被撞击时，尺骨偏离朝负值方向增大，从而导致严重的腕关节功能障碍。

● 旋前时（b）桡骨相对缩短（r），同尺骨形成了一个角度（i），使尺骨头超过桡骨 2mm，它不会对正常的腕关节活动产生任何不良影响。但是，如果这个腕关节非正常，本来已经呈正值偏离的尺骨，随着其逐渐超过尺骨头，将会使情形变得更加糟糕，从而加重关节的疼痛。

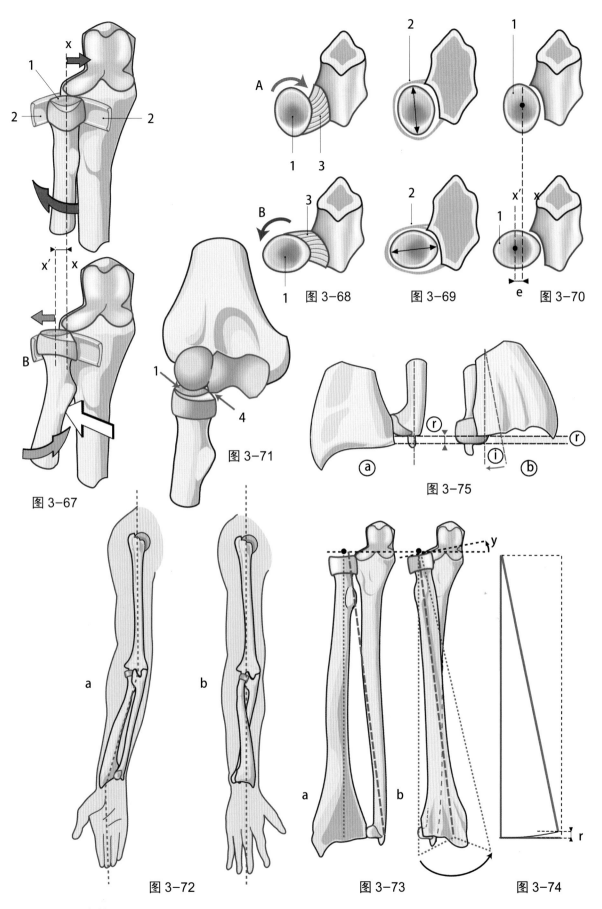

图 3-67

图 3-68

图 3-69

图 3-70

图 3-71

图 3-75

图 3-72

图 3-73

图 3-74

图释适用于所有的图

下尺桡关节的动力学特征

首先让我们来假设尺骨固定，仅有桡骨运动。在这种情况下（图 3-76），下尺桡关节的旋前—旋后轴将沿着尺骨和小指的内侧缘延伸至手部（轴以红叉表示）。这种情况对应于前臂放在桌子上，始终与桌子保持接触并进行旋转的情形。旋后时（S），拇指背侧接触到桌子，旋前时（P），它的掌侧接触到桌子。

下尺桡关节的主要运动（图 3-77）是桡骨远端围绕着尺骨的旋转。这张下视图显示了切除腕骨和关节盘后的尺骨和桡骨关节面。桡骨骨骺端围绕着尺骨头进行旋转，由于尺骨茎突（黄色）是静止的，此时可假定尺骨头呈圆形且被固定。

- 旋后（S）范围有 90°。
- 旋前（P）范围稍小，有 85°。

若将桡骨比作一个转动曲柄，就能很好地演示这种旋转运动。从旋后位开始（图 3-78），曲柄上部（把柄部对应于桡骨头）绕着它的长轴（红色虚线）旋转，旋前时（图 3-76），曲柄下部进行的是圆周旋转，即结合沿环形路径有移位（粉红箭）的旋转复合运动。

曲柄下部沿一个圆柱表面转动，这个圆柱对应于尺骨头，曲柄的自身旋转通过从红箭（图 3-78）向蓝箭（图 3-79）方向的改变来表示（图 3-78）。桡骨茎突旋后时朝外，旋前时朝内。这种圆周旋转运动类似于月球的运动，月球围绕地球旋转，却始终保持相同的一面朝向地球；直到最近我们的卫星才发现月球隐藏的那一面。当桡骨绕着尺骨从旋后位到旋前位时，因为以下这些原因，关节面在几何学上的一致性发生了以下变化（图 3-80）。

- 一方面，关节面的形态在几何学上不是完美的，它有不同的曲率半径，位于它们中心处的曲率半径最短。
- 另一方面，桡骨尺切迹的曲率半径（蓝色环，其圆心为 r）比尺骨头的曲率半径（红色环，其圆心为 u）稍长。在中立位，即在 "0° 位" 时，关节面的对合性最好。

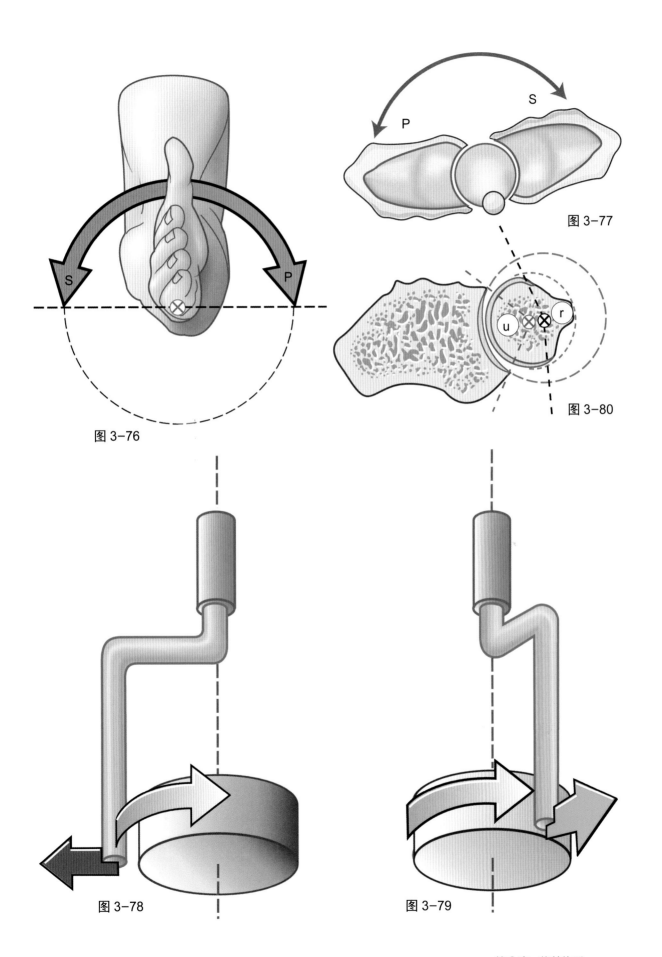

图 3-76

图 3-77

图 3-80

图 3-78

图 3-79

下尺桡关节的动力学特征（续）

仅在中立位（图 3-81）时，关节的对合性最好。因此，旋后（图 3-82）和旋前（图 3-83）时由于只有尺骨头的一小部分与桡骨尺切迹相接触，所以关节的对合性略微下降。加之，尺骨头和桡骨尺切迹的曲率半径不同，这也会影响关节的对合性。

在完全旋前位，尺骨头会出现向后半脱位（图 3-88），由于桡尺关节后侧韧带（绿色）无法有效地阻挡它，尺骨头会向后"逃脱"（黑箭）。实际上尺骨头被尺侧腕伸肌腱（e.c.u.）所固定，坚韧的纤维套把这根肌腱固定在沟内，尺侧腕伸肌腱把尺骨头"带到"桡骨尺切迹上；旋后方肌（p.q.）有类似的功能。在对合性最好的位置，尺骨头外面的最高点对应于尺切迹的最高点，这时曲率半径相一致，关节面之间的接触程度最大。

在旋前旋后过程中（图 3-85 至图 3-87），关节盘像一个雨刮器一样逐渐扫过尺骨头下关节面。在关节盘的下表面（图 3-84），沿着其最大直径方向分布着 3 个点：尺骨茎突的中心（绿色区域）、关节盘最高点的附着点（红星标记，它位于尺骨茎突和关节面间的凹槽内）、尺骨头外缘的曲率中心（黑叉标记）。由于关节盘的尺骨附着点是偏离中心的，所以韧带产生的张力会随着韧带位置的改变而发生显著变化，在完全旋后位（图 3-87）和完全旋前位（图 3-86）时，韧带的张力是最小的，这归因于韧带相对缩短了（e）。这种缩短可解释为：当一个大环的半径（如关节盘的一根纤维）"扫"过小环的表面时，韧带就像小环的一根割线，其长度随着其位置而变化。这解释了由关节盘纤维所产生的张力所发生的变化。

因此，在关节对合最好的位置，韧带的张力也最大。即这个位置对应于尺骨头外围的最高点，因为关节盘的附着点与尺骨头外围之间的韧带长度与它的最大直径是一致的。关节盘被 2 个纤维带（前带和后带）所加强，这 2 个纤维带在中立位时被适度拉伸（图 3-85）。在旋后位（图 3-87）时前带最紧张，后带最松弛。在旋前位时（图 3-86）正好与之相反；这就是产生关节盘偏移的原因。这些示意图也显示，因为关节盘上张力的分布不同，位于其附着基底部的小裂缝会被扭曲。同样地，由创伤性或是非正常变异引起的中央裂缝，在旋转运动中，将会扩大。这样，对桡尺关节来讲，中立位是一个最稳定的位置。这就是足 MacConnaill 的"密集排列"位，这时关节面对合最好，韧带最紧张，但它是一个中立位，而不是一个锁定位。关节盘和骨间膜的差动作用如下。

● 在完全旋前位或完全旋后位，关节盘部分松弛，而骨间膜是紧张的。需要注意的是，下尺桡关节的前后方韧带在维持关节对合或限制关节运动力面不起作用。

● 中立位是最稳定的位置，此时关节盘紧张，而骨间膜松弛，除非骨间膜被附着在它上面的肌肉重新拉紧。

● 总之，两个解剖结构对关节面的对合十分重要：即骨间膜（它的重要作用往往被低估）和关节盘。

前臂前室的肌肉及桡尺骨的撞击会阻挡旋前运动。因此，桡骨干轻度前凹的重要性就在于它能缓冲撞击。

桡骨尺切迹的后缘和尺骨茎突所容纳的尺侧腕伸肌腱之间的撞击可以阻挡旋后运动。旋后运动不受任何韧带和直接的骨性撞击限制，但它会被旋前肌的张力所阻挡。

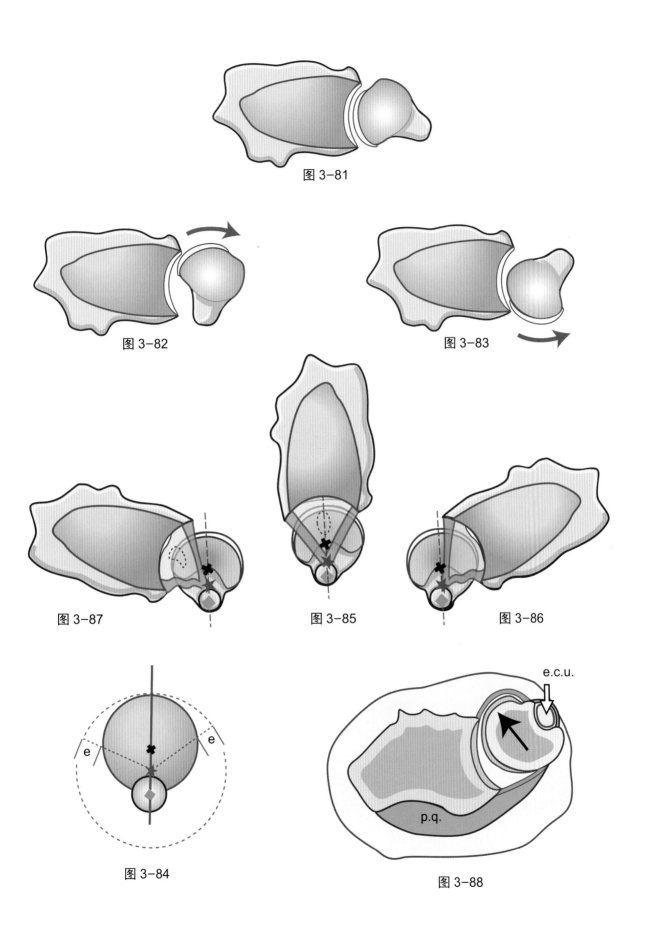

图 3-81

图 3-82

图 3-83

图 3-87

图 3-85

图 3-86

图 3-84

e.c.u.

p.q.

图 3-88

旋前旋后轴

目前为止，我们已经单独讨论了单纯下尺桡关节的功能，然而我们很容易理解上下尺桡关节是一个功能上偶联的复合体，因为它们在力学上是密切相关的，只有通过相互协作，才能发挥有效功能。这种功能上的偶联需要关节长轴的偶联和关节对合的偶联。上下尺桡关节是共轴的，只有当它们同轴（XX′轴）运动（图 3-89），且运动轴与旋前旋后铰链相一致时，它们的功能才能正常发挥，该旋转铰链通过尺骨和桡骨头的中心。例如，一扇门的上下铰链轴（a）只有在对齐（图 3-90）情况下，即在它们共轴情况下，才能被轻易地开启。如果工艺太差，轴 1 和轴 2 不共轴（b），门就无法被打开，除非它被切成 2 个可以分别开启的、独立的两扇门。相同的愿望也适用于解释前臂严重骨折后复位不佳而导致上下尺桡关节的运动轴出现紊乱的情形，此时共轴遭到破坏，旋前旋后也会受到影响。

当桡骨相对于尺骨围绕着上下尺桡关节的共轴进行运动时（图 3-89），它的运动轨迹表现为一个圆锥（C）面，这个圆锥向后凹陷，底朝下，顶点在肱骨小头的中心。

假设尺骨保持不动，旋前旋后运动是由桡骨干围绕着下尺桡关节的长轴旋转（上下尺桡关节共轴）产生的。在这种情况下，旋前旋后的轴和旋前旋后的铰链相一致。

如果旋前旋后运动围绕着通过拇指的轴进行，桡骨围绕着尺骨茎突（图 3-91）旋转，这个旋转轴与旋前旋后铰链是不一致的。结果，尺骨的下端沿着一个半环，先是向下外侧然后向上外侧运动，且自始至终与其自身相平行。这个运动的垂直分量可以通过肱尺关节先伸展后屈曲的共轭运动来解释。它的侧向分量可以通过肘关节的共轭侧向运动来解释，但是很难去想象这样一个范围的运动（运动范围几乎是达到腕关节的 2 倍宽度）可以发生在像肱尺关节这么紧密的铰链关节中。最近，H.C. Djbay 提出了一个更为符合其力学特征的理论来解释这些问题。由于肱骨沿其长轴的共轭侧向旋转（l.r.）导致了其远端肱骨头发生侧向移位（图 3-92），而与此同时，桡骨则围绕着一个位于桡骨头正中右侧的旋转中心（图 3-94）进行自转（图 3-93）。这个理论，暗示了肩胛胸廓"关节"存在侧向旋转运动，这时可以通过旋前旋后时测量肱骨旋转肌的动作电位来证实。

值得注意的是，这种桡骨运动方向的改变会导致手部的轴朝向内侧倾斜（图 3-95，红箭）。然而，由于正常的肘关节存在肘外翻（图 3-96），肘关节的轴向下内侧轻度倾斜，因此旋前旋后的铰链位于纵向面上。这样，桡骨的旋前运动将使手部的轴，精确地回复到纵向面上（黑箭）。

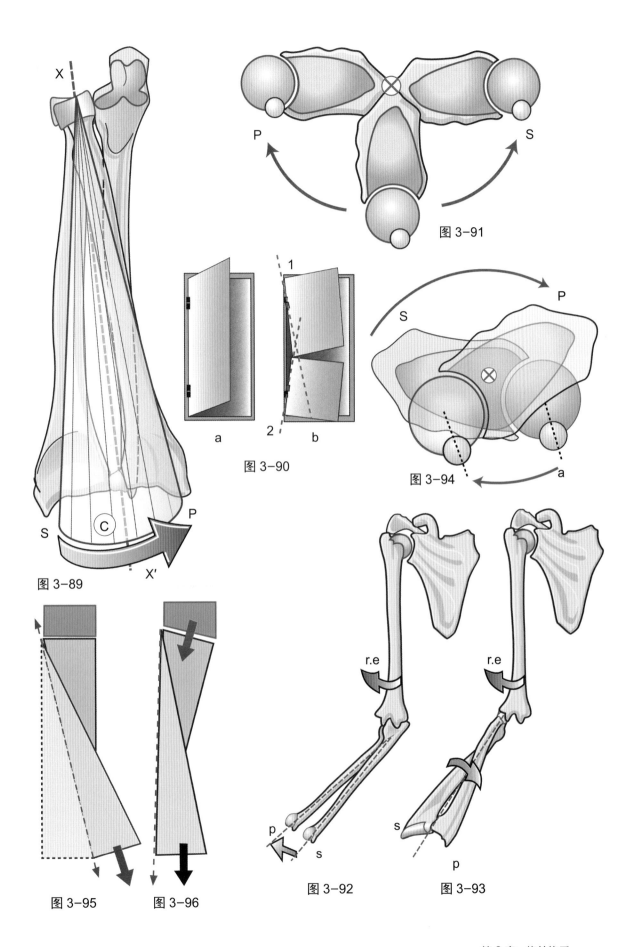

图 3-89

图 3-90

图 3-91

图 3-94

图 3-95　图 3-96

图 3-92　图 3-93

旋前旋后轴（续）

如果这个假设被精确的放射学影像和肌电图证实，那么肱骨的侧向旋转应该在 5° 到 20° 的范围，而且应该只有在肘关节屈曲 90° 位进行旋前旋后的情况下发生。当肘关节完全伸直，尺骨鹰嘴紧贴在鹰嘴窝内，此时肘关节被牢牢固定，将不会发生旋前，而完全旋后却仍然有可能。这种旋前的损失被肱骨的内旋所补偿。因此在肘关节伸展时，有一个"过渡点"，在这个位置将不会伴随着产生肱骨的旋转。当肘关节屈曲时，旋前被限制在 45° 内。此时肱骨无法绕其长轴旋转，而尺骨头的侧向移位只能由肱尺关节的侧向运动来解释。

在前面讨论的两个极端例子之间，旋前旋后的轴通过腕关节的尺骨或桡骨末端。在日常的旋前旋后运动时，运动中心位于三指动态抓握中心（图 3-97），运动轴在这个居中位置，通过桡骨下端（图 3-98）近尺切迹的第 3 路径。桡骨自转接近 180°，尺骨有移位而没有沿着与桡骨同心的圆弧旋转尺骨位移距离由伸展（ext）和侧向移位（lat）两部分组成。当尺骨头中心从位置 O 移动到位置 O′时，同时产生沿 OO′轴的自旋。

旋前旋后现在变成了一个绕 ZZ′轴的复合运动（图 3-99），我们无法描述这个轴在人体上的空间位置，而且它和旋前旋后铰链有很大不同。这个旋前旋后铰链被尺骨头从 X 轴拉到 Y 轴，移动轨迹形成了一个前凹陷的圆锥面的一部分（图中未显示）。

总之，旋前旋后不是一个单一的运动，而是由一系列运动组成，通常是围绕一个通过桡骨的轴，尺桡骨围绕此轴进行旋转，就像跳芭蕾一样。旋前旋后轴是变化的，一般和旋前旋后铰链不同，我们无法给予其一个在人体上的空间定义。

这个轴在人体上的空间位置无法被描述且又不固定，并不意味着它不存在。在这点上，和地球的旋转轴很相似。

上述事实表明：旋前旋后是一种旋转运动，虽然无法定义旋转轴在人体上的位置，但它实际上是存在的，且很少同旋前旋后铰链重合，它与前臂骨骼的相对位置取决于旋前旋后的类型和运动阶段。

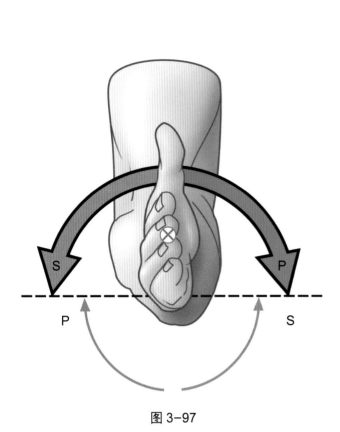

图 3-97

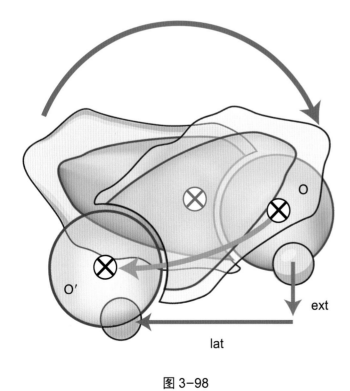

图 3-98

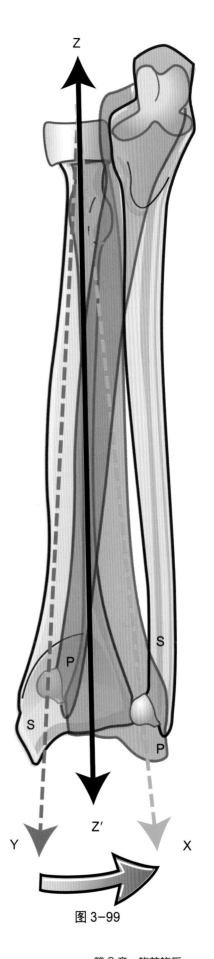

图 3-99

上、下尺桡关节的共相合性

上、下尺桡关节的功能偶联也取决于它们的共相合性。这样，旋前旋后角度相等的位置是上、下尺桡关节的最大稳定位置（图 3-100）。换句话说，当尺骨头（图 3-101）在它的最高点（h）与桡骨尺切迹相接触，桡骨头（i）同尺骨桡切迹（图 3-102）也同样发生了接触。桡骨尺切迹（un）和桡骨头（rh）的对称面（图 3-100），通过它们外表面的最高点，形成了一个开口向前内侧的立体角（红箭）。桡骨的这个扭转角和尺骨相同，相对应地，尺骨的扭转角可以在尺骨头和尺骨桡切迹之间测量（未显示）。

这个角度因人而异，沿尺骨长轴观察其远端可以得到这个角度。

在中立位（图 3-103），如果 2 个扭转角是相同的，即当尺骨头以其主轴与桡骨尺切迹相接触，桡骨头也以其主轴与尺骨桡切迹相接触时，相合性是最好的。

但如果尺桡骨的扭转角不相同，旋前旋后可能被加速或被延迟。当旋前被加速时（图 3-104），桡骨头以它的短轴与尺切迹相接触。同样地，如果旋后被推迟（图 3-105），桡骨头会在不合适的位置同尺切迹相接触。

因此，当尺桡骨的扭转角相同时，上、下尺桡关节的相合性比较好，然而实际上达到这样很好的相合性并不多见。毫无疑问，一个大型的统计研究将能够帮助我们确定尺桡骨扭转角的整个变化范围。

在临床实践中，这些发现提示我们在复位桡骨干或尺骨干骨折时，即使扭转角未能完全恢复，旋转移位的骨块也应该精确复位，否则将会影响旋前旋后功能。

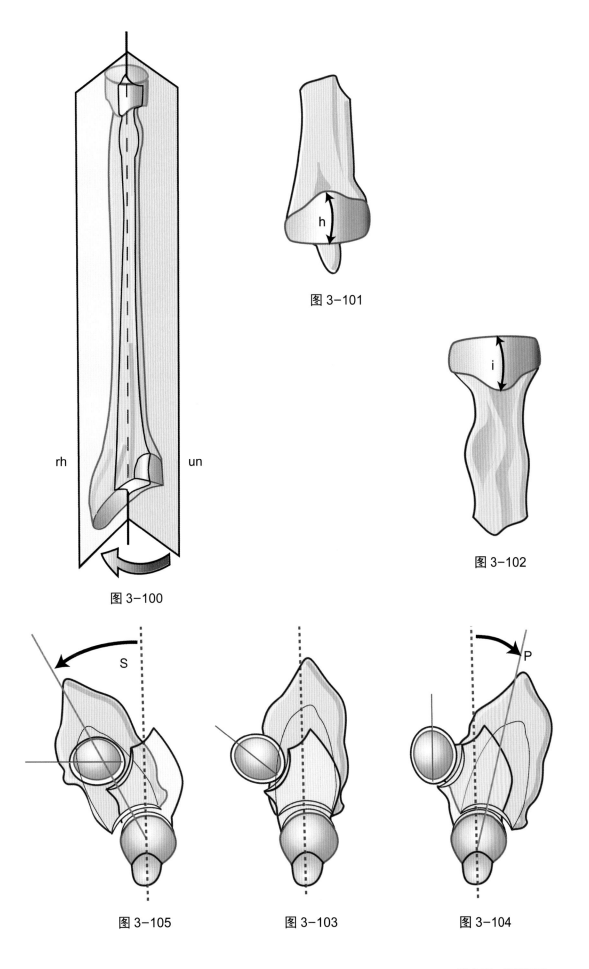

图 3-101

图 3-102

rh　　un

图 3-100

图 3-105　　　　图 3-103　　　　图 3-104

旋前旋后肌肉

为了理解这些肌肉的作用模式，必须首先从力学上分析桡骨的形状（图 3-106）。桡骨包括以下 3 个部分，连在一起类似一个曲柄（c）的形状。

● 颈部（上段斜向下内侧）形成了一个钝角。

● 中段（桡骨干的上半部分，斜向下外侧）：这个钝角的顶点（箭 1）向外侧开放，与肱二头肌的附着点—桡骨粗隆相对应。这两段组成了桡骨的"旋后肌弯曲"。

● 中段连接下段，下段斜向下内侧，中下段所形成的钝角的顶点（箭 2）与旋前圆肌的附着点相对应。这两个段构成了桡骨的"旋前肌弯曲"。

注意"桡骨曲柄"相对它的轴（c）倾斜一定的角度。事实上，轴 XX'（红色虚线）是旋前旋后的轴，它穿过曲柄臂的两端，但不穿过曲柄臂本身。这样，这两个"弯曲"的顶点各位于轴的两边。

假设前臂的两个骨没有发生双骨折或分离，轴 XX'被上下尺桡关节共享，这个公共轴对旋前旋后是必不可少的。要摇动这个曲柄，需要具备以下两个机制（图 3-107）。

● 解开缠绕在其中一个臂上的绳子（箭 1）。

● 牵拉其中一个"弯曲"的顶点（箭 2）。

这种机制形成了旋转肌作用模式的基础。旋前旋后肌共有 4 块，分成以下 2 组。

● 短平肌（箭 1），起到"解开绳子"的作用。

● 长肌（箭 2），附着在"弯曲"的顶点上。

旋后运动肌（图 3-108，前面观；图 3-111 和图 3-112，从上面观察右下段）

● 旋后肌（1）包绕桡骨颈（图 3-111），附着在尺骨旋后肌窝内，起到"解开绳子"的作用。

● 肱二头肌（2）附着在"旋后肌弯曲"的顶点（图 3-112），即桡骨粗隆，起到牵拉曲柄上角的作用，当肘关节屈曲 90° 时，效率最高。它几乎是旋后运动中最有力的肌肉（图 3-108）。因此当我们拧螺丝刀的时候，需要屈曲肘关节，前臂旋后。

旋前运动肌（图 3-109 和图 3-110）

● 旋前方肌（4）包绕在尺骨下端，起到"解开绳子"的作用，因此尺骨绕桡骨"解开"（图 3-109）。

● 旋前圆肌（3）附着在"旋前肌弯曲"的顶点，起到牵引的作用，它的作用比较弱，特别是当肘关节伸展的时候。

旋前肌比旋后肌力量弱，因此当拧开一个卡阻的螺丝时候，我们必须要利用肘关节外展所产生的旋前运动。

肱桡肌，尽管它的法文名字叫长旋前肌，但实际上它不是旋前肌，而是肘关节的一块屈肌。它能使前臂从完全旋前位旋后到零度位，与此相反，当从完全肱桡肌，它能使前臂从完全旋前位旋后到零度位，与此相反，当从完全旋后位旋转到零度位的时候，它又变成了一块旋前肌。

只有 1 根正中神经支配旋前。而旋后有 2 根神经支配：桡神经支配旋后肌，肌皮神经支配肱二头肌。因此，旋前功能比旋后功能更容易失去。

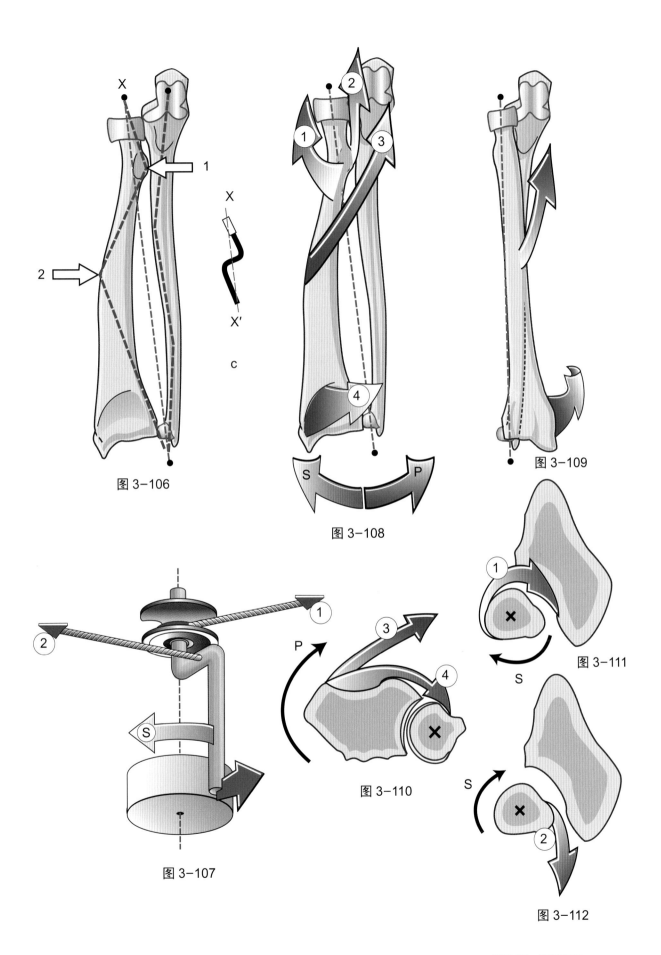

图 3-106

图 3-108

图 3-109

图 3-107

图 3-110

图 3-111

图 3-112

为什么前臂有2块骨

在所有的陆地脊椎动物中，前臂和小腿都有两块骨。这是一个事实，但很少有解剖学家能够回答这个问题：为什么有2块骨？

任何试图给出一个富有逻辑性解释的努力都必须借助于反证法。想象一个虚构的前臂生物力学模型，如果只有一块骨，即单一的桡骨，如何能够完成所有这些动作。

为了抓住物体，手臂必须能够采取各种不同的位置，这暗示了始于肩关节的关节复合体必须有7个自由度：一个不能多，一个也不能少！3个自由度使上肢可置于空间的任何位置，肘关节需要一个自由度使手离开或趋向肩关节和口，腕关节需要3个自由度来调整手的方向。比较合乎逻辑的疗法是在单个桡骨的远端安放一个类似于肩关节的球状球窝关节。让我们设想这样一个结构的生物力学结果。

关节的构成可能有两种情况，一种是关节的球面部分位于远端（图3-113），即形成属于腕关节的一部分，第二种是其位于单个桡骨远端的近端侧（图3-114）。第一种情况会对腕关节的结构产生更少的并发症吗？然而，还是让我们看看第二种情况。球窝关节位于单一桡骨远端有很明显的缺点。在一个非常狭窄的关节间隙内，进行2个关节面的旋转活动，包括肌腱在内的所有横跨关节的结构都会产生剪应力（图3-115）。腕关节的透视图（a）显示任何远端关节面的旋转都会导致使这些桥接结构的距离缩短（r）。此断面图（b）显示朝2个方向（c）和（d）的旋转都会使肌腱沿一条较长的路径走行，这样会造成与肌肉假性收缩相关的肌腱相对缩短，这种状况很难被代偿，特别是当手部从伸直位（图3-116）进行侧偏活动的时候（图3-117）。血管也面临类似的力学问题，从透视图（图3-118）的观察中很容易理解这点。动脉也发生相对缩短并伴有扭曲，但因为它们在静息状态时具有螺旋前进的特性，所以相对肌腱而言，则容易被代偿。如果用2块骨来解决这个问题时（图3-119），那么在桡骨旋后过程中，桡动脉被拉伸至超过它的全长。

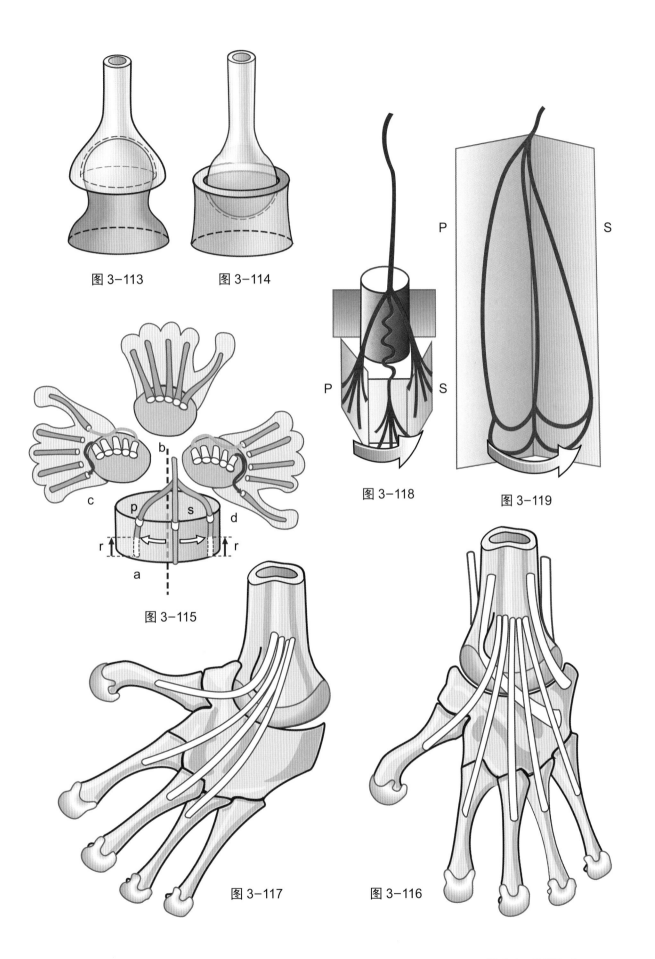

图 3-113   图 3-114

图 3-115

图 3-118   图 3-119

图 3-117   图 3-116

为什么前臂有2块骨（续）

　　肌腱相对短缩后所产生的问题是，它将阻碍手部屈肌腱在前臂的解剖定位。因此这些手部的外在肌现在只能作为内在肌，被放置在手的内部。由此产生的结果即使不是灾难性的，也是非常严重的。因为肌肉的力量与它的体积是成正比的。我们可以想象，等量的屈肌放在手的掌部（图3-121），手几乎变成一个无法抓握物体的废物，而对于正常的手来说（图3-120），手掌可以容纳一个相对较大的物体。

　　此时手的形状和体积将会发生截然不同的变化（图3-122）；手会变成一个"板球手（a～b）即巨大又笨重，几乎丧失所有的功能和美感（c～d）。

　　由于这种结构将使上肢远端重量增加，该变化将会对整个身体产生影响（图3-123）。正常时上肢的中心靠近肘关节（蓝箭），此时将会移向远端靠近腕关节（红箭）。重量的增加以及同时产生的上肢力量增加，将促使肩带力量也要增强，由此还将导致下肢肌力的增强而变得更为强壮。这将会导致产生一种新类型人，就像合成图上所显示的那样，左边是正常的，右边是变异的，而这仅仅是因为腕关节变成一个球窝关节所导致的结果。这同我们现在的人类是不同的（图3-126）！

　　显然这种单桡骨的解决办法是不可行的，所以将单桡骨劈成尺骨和桡骨，两根骨的解决办法才是唯一可行的。现在的问题集中于这2块骨的排列（图3-124）。串联排列不实用（a），因为不完整的连锁关节相互结合将导致上臂力量太弱，以至于它无法提起一架钢琴，甚至一个背包！剩下的唯一解决办法是并行排列，这也有两种可能：前后排列（b）和侧向排列（c）。如果桡骨位于尺骨的前面（b），肘关节的屈曲可能被限制。更加实用的办法是将桡骨和尺骨放在同一个面内桡骨位于尺骨的外侧，因为这利用了肘外翻，即前臂提携角。

　　不容置疑，2根骨的解决办法使肘部和腕部的结构更加复杂，因为它带来了2个额外的关节，即上下尺桡关节，但它解决了一些问题，特别是血管，不再因为距离缩短而扭曲，神经也是一样。更重要的是，它解决了肌肉的问题：强有力的肌肉可以放在前臂作为手的外在肌，而手的内在肌力量弱体积小，现在可以变成精细肌。大部分附着在桡骨上的肌肉随它一起旋转，而且在腕关节旋转时这些肌肉的长度发生改变，而不会对手指产生"寄生"效应。少部分附着在尺骨上的屈曲肌也沿其全长方向进行旋转，对手指没有任何"寄生"效应。

　　四肢中段出现两骨排列的形式可以追溯到4亿年（图3-125）前的中泥盆纪，当时我们的远祖（一种不出名的鱼—掌鳍鱼）胸鳍发生了变化，它们离开大海，变成像现在的蜥蜴或鳄鱼那样有4条腿的动物。它们的鳍刺很快被重排（a-b-c）：近端单个鳍刺变成了肱骨（h），紧挨着的2个鳍刺变成了桡骨（r）和尺骨（u），远端鳍刺产生腕骨和5个手指。从那时起，陆地脊椎动物的前臂和小腿就一直有2根骨。随着更高级脊椎动物的进化，旋前旋后变得更加重要，并且在灵长类动物和最后的智人（图3-126）中实现最高效率。

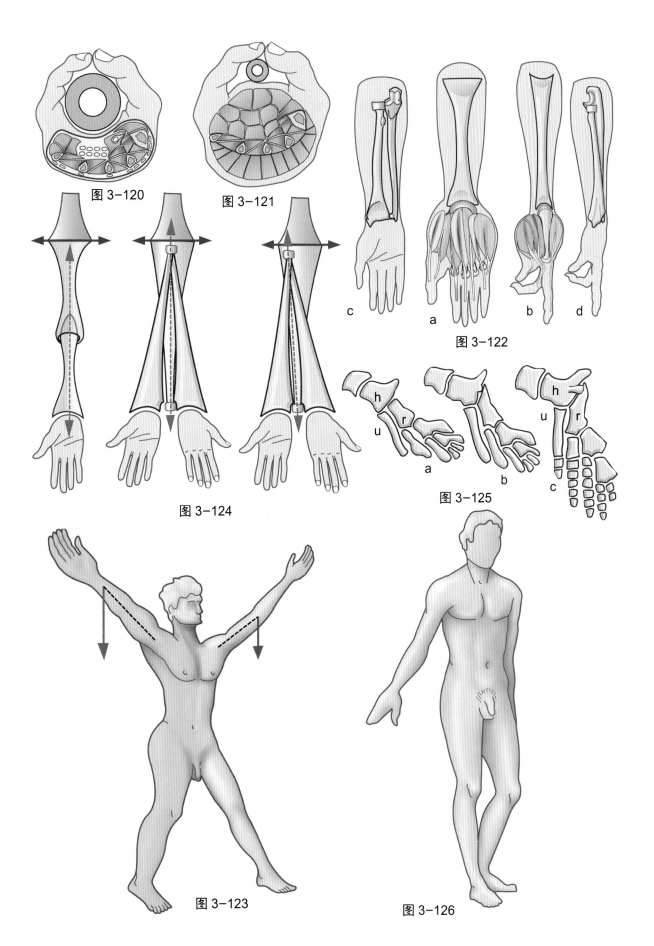

图 3-120

图 3-121

图 3-122

图 3-124

图 3-125

图 3-123

图 3-126

旋前旋后力学障碍

前臂双骨折（图 3-127 和图 3-128，根据 Merle d'Aubigné 所描述）

骨折段的移位随着骨折线水平的变化而不同，移位的方向由肌肉牵拉的合力所决定。

● 如果骨折线位于桡骨的上 1/3（图 3-127），这 2 个分离的骨折段分别被拮抗肌所作用，即旋后肌作用于上骨折段，旋前肌作用于下骨折段。这样，因为骨折段相对旋转所产生的骨折段间的间隙最大，此时上骨折段位于极度旋后位，下骨折段位于最大旋前位。

● 如果骨折线位于桡骨干中段（图 3-128），骨折段间的空隙明显减小，因为下骨折段的旋前只有旋前方肌起作用，而上骨折段的旋后被旋前圆肌所减弱。骨折段的间隙只有它最大间隙距离时的一半。

因此，骨折复位不仅要矫正成角移位，也要恢复这些骨的正常曲度，特别是桡骨，具体如下。

● 在矢状面的曲度，凹向前方。如果是曲度变平或是反转，旋前的范围将会减小。

● 在冠状位的曲度，主要是"旋前肌弯曲"。如果复位不满意，旋前圆肌的效率降低，旋前的范围将会被限制。

尺桡关节脱位

因为两骨之间有力学联系，它们很少单独发生脱位，尺桡关节的脱位通常是和骨折同时发生。

下尺桡关节脱位

经常合并桡骨干远段骨折（蓝箭）即所谓的盖氏骨折（图 3-129）。因为关节脱位导致的持续不稳，处理起来比较困难。

上尺桡关节脱位

这和前面讲的有一件类似，它包括桡骨头前脱位（红箭），以及尺骨干的骨折（孟氏骨折）（图 3-130），由直接的创伤导致，如棍棒或警棍的打击。桡骨头的复位非常重要，它经常由于肱二头肌的牵拉而不稳定，同时，环状韧带的修复也十分重要。

桡骨相对短缩的后果

尺桡关节的功能能够被桡骨的相对缩短所破坏，以下原因都可导致桡骨缩短。

● 儿童时期未被发现的骨折，导致骨骼的异常生长（图 3-132）。

● 桡骨的先天畸形，如马德隆病（图 3-131）。

● 桡骨远端骨折，最常见的是 Colles 骨折，绝大部分发生在老年人。在下尺桡关节的冠状面和矢状面发生下尺桡关节的真性脱位，具体如下。

➤ 在冠状面，桡骨远端向外侧倾斜（图 3-133），导致关节面向下增宽。对关节盘的牵拉（图 3-134）经常会将尺骨茎突连根拔起（尺骨茎突在基底部断裂）。这是 Gérard-Marchant 骨折。骨间膜和腕关节内侧韧带的广泛撕裂会使关节面的分离更加严重。

➤ 在矢状面桡骨远端骨骺段向后倾斜，干扰了旋前旋后。

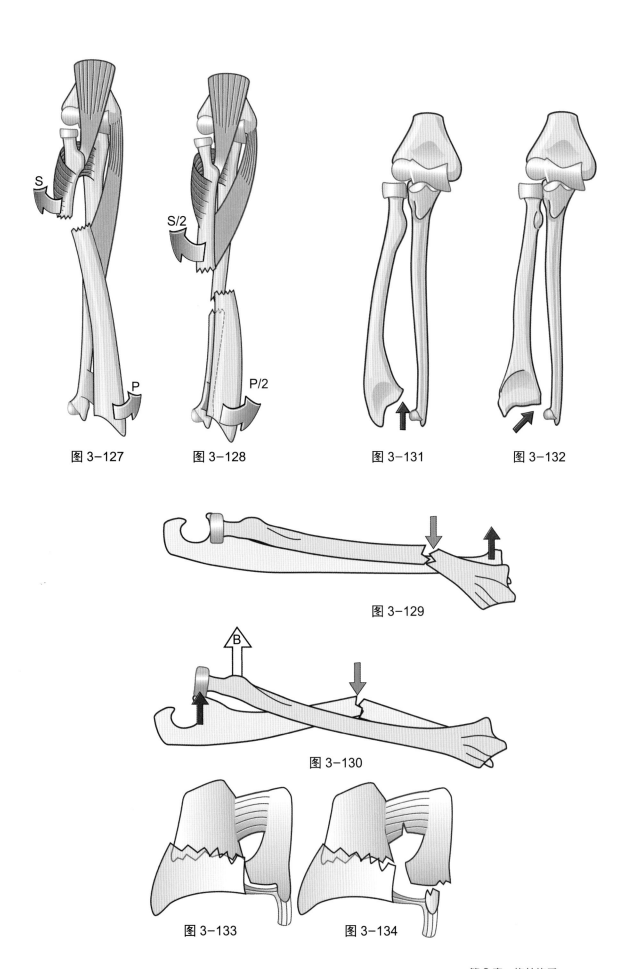

图 3-127

图 3-128

图 3-131

图 3-132

图 3-129

图 3-130

图 3-133

图 3-134

旋前旋后力学障碍（续）

在正常情况下（图 3–135），桡骨和尺骨关节面的轴线是重合的。当 2 块骨被分开（a）时，我们可以看到关节面互相匹配。当两块骨连在一起（b）时，它们的关节面彼此贴合。

当桡骨远端干骺段发生骨折并向后倾斜时（图 3–136，a），尺骨和桡骨关节面的轴形成了一个朝向后下侧的立体角，同时关节面的相合性也丢失了，就像图（b）所显示的那样（只包括关节面和它们的轴）。下尺桡关节的持续脱位会对旋前旋后产生严重的影响，可以通过简单的切除尺骨头（Moore-Darrach's 手术）来治疗，也可以通过末端融合（固定）及结合骨折以上尺骨干部分切除（M. KapandjiL. Sauvé 手术，图 3–137）来使旋前旋后恢复正常。

下尺桡关节的功能障碍也可能是由于上尺桡关节的紊乱所导致，即 Essex-Lopresti 综合征（图 3–138）。桡骨发生相对缩短（a）可因桡骨头粉碎骨折被切除后导致，也可由肱桡关节关节面的过度磨损和撕裂（b），或是桡骨颈的嵌插骨折（c）而引起。它将导致下尺桡关节向上移位（d），并同时伴随尺骨头异常地向下突出，这可以通过尺骨变异指数来测量。只有骨间膜（图 3–139）的前部纤维（粉色）能够阻止桡骨的上移。如果这些纤维被撕裂或是失效，就会继发下尺桡关节的脱位，即 Essex-Lopresti 综合征，这将会很难处理。

我们对于下尺桡关节功能紊乱的认识仍然处于不断深入的过程中，但我们能够得出这样的结论：最常发生的桡骨远端骨折需要我们从一开始就给予良好的治疗。

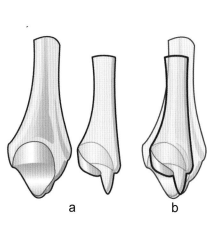

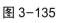

a   b

图 3-135

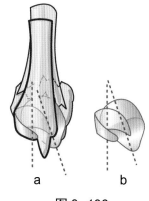

a   b

图 3-136

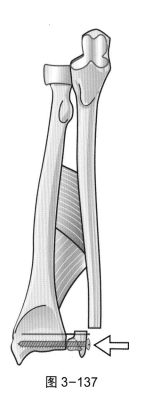

图 3-137

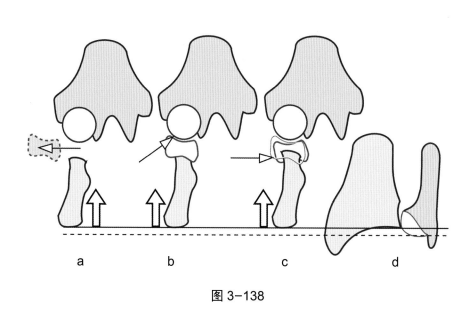

a   b   c   d

图 3-138

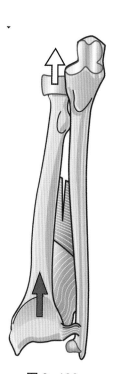

图 3-139

功能位置和代偿活动

当我们旋转钥匙打开一把锁的时候（图 3-140），需要使用"前臂旋后"的动作。事实上，当上肢贴近躯干同时肘部弯曲的时候，旋后动作只能通过前臂围绕其在桡尺关节上长轴进行旋转才能实现。因为肩关节没有参与到这个活动中来，所以这被称作是真正的旋后。这就解释了为什么旋后运动瘫痪后很难被代偿。尽管如此，完全的瘫痪很少出现，因为二头肌还有来自桡神经旋外肌支的其他神经可以支配（肌-皮神经）。所以，旋后运动瘫痪后，前臂仍然会有一些代偿功能。

"使用肩部的旋后"（图 3-141）：从另一方面来说，外旋肌所支配的外旋活动，可以因肩关节的外展活动而增强或者被取代。比如我们在做倒空炖锅动作的过程中，当肩关节在外展 90° 时，手部在正常情况下会旋前 90°。

前臂功能

功能位一般位于如下的两个位置之间。

- 中间位置（图 3-142），例如握持一个锤子的时候。
- 在 30°～45° 的半旋前位置，例如握住一个汤匙（图 3-143）或者书写的时候（图 3-144）。

功能位置时对抗肌群相互间处于自然平衡状态，因此肌肉消耗的能量是非常小的。旋前-旋后运动对于把食物放到嘴里非常重要。实际上，当我们捡桌子上或地上等在一个水平面上的食物时，抓握动作通过手部的旋前和肘部的伸展来进行。为了把食物放到嘴里，肘部必须弯曲，同时手部要旋后。二头肌是最适合完成喂食动作的肌肉，因为可以使肘部屈曲，同时又使前臂旋后。

另外，旋后动作降低了对肘部联合屈曲度的要求。如果在前臂旋前时，要求上述同样的物体放入嘴里，肘关节的屈曲度就需要更大。

侍者试验

同肩关节一样，肘关节的功能可以通过一个侍者试验来评估。当侍者把一个个托盘托在肩膀上的时候（图 3-145），他的肘部是弯曲的，他的腕关节处于完全伸展状态和旋前位。当他把盘子上的杯子放到你桌子上的时候（图 3-146），他使肘关节完成了有 3 个幅度的伸展，使腕关节屈曲至垂直位。最为重要的是实现了完全外旋。因此侍者试验时用于评估完全外旋功能，即使通过电话的远程方式也可进行这个试验。如果你可以拿起餐盘上盛满的杯子，而没有使它倒翻的话，你就完成了完全旋后动作，这是一项在日常生活中非常重要的动作，如在超市的收银台上捡起零钱，甚至在教堂门口乞讨！

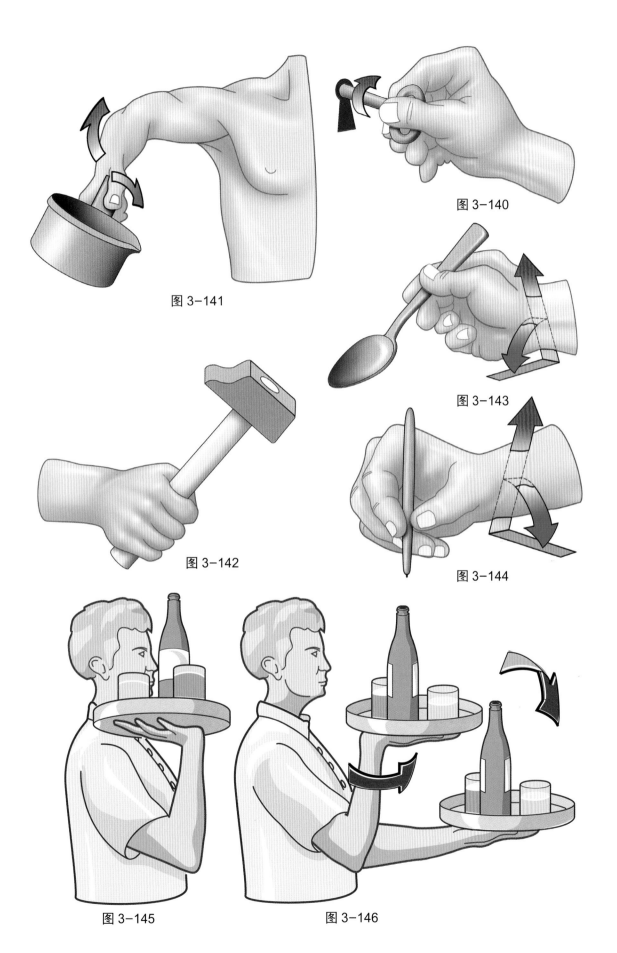

图 3-140

图 3-141

图 3-142

图 3-143

图 3-144

图 3-145

图 3-146

第4章 腕关节

Chapter 4 The Wrist

吴　进　**译**　梁勃威　**校**

腕关节位于上肢的远端，它使手处于抓握的最佳位置。

腕关节具有 2 个运动自由度。当这两个运动自由度与围绕前臂长轴进行的旋前和旋后运动相结合后，就使腕关节增加了一个第 3 自由度，这样手就可以定位在任何角度，进行抓握物体的动作。

腕关节的核心包括 8 块小的骨头，最近 30 年里解剖学家和手外科医生对它们进行了广泛的研究。尽管我们已经获得很多知识，从解剖机制上对关节复合体的复杂功能有了一定的了解，但是我们仍有必要对腕关节作更深入的研究，以便获得更为全面的认识。

腕关节复合体实际上是由 2 个关节组成，包括具有相同功能单位的下尺桡关节。

- 桡腕关节（腕关节）位于桡骨腕关节面和腕骨近侧部分之间。
- 腕中关节位于腕骨的近端和远端之间。

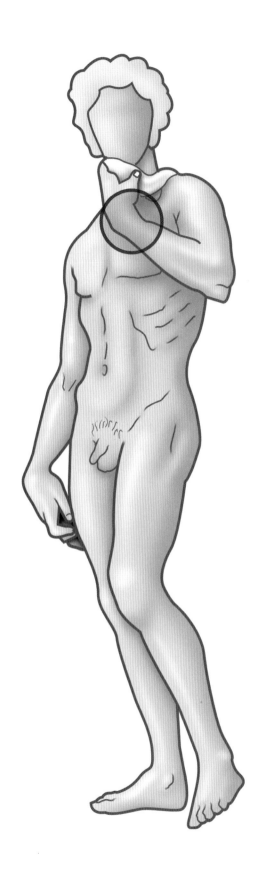

腕关节的运动

腕关节的运动（图 4-1），如果是完全旋后，是围绕手处于解剖位置时的 2 根轴来实现的，并且轴与前臂共线。

- 横轴 AA′ 位于冠状面（C）上，控制着腕关节在矢状面（S）上的屈曲和伸展运动。

➢ 屈曲活动（箭1）：手的掌面向前臂的前面移动。

➢ 伸展活动（箭2）：手的背面向前臂的后面移动。要注意避免使用背屈这样的术语，因为这和伸肌的动作相矛盾，掌屈这个术语也有重复概念之嫌。

- 前后轴 BB′ 位于矢状面（S）上，控制冠状面上腕关节的内收和外展动作，该运动也被误称为尺偏和桡偏。

➢ 内收或尺偏（箭3）：手部向体轴方向移动，并且手的内侧（尺侧）边和前臂的内侧边形成了一个钝角。

➢ 外展或者桡偏（箭4）：手部远离体轴方向移动，并且手的外侧（桡侧）边和前臂的外侧边形成了一个钝角。

事实上，腕关节的自然运动一般围绕着斜向的轴进行，即产生如下运动。

- 联合的屈曲和内收。
- 联合的伸展和外展。

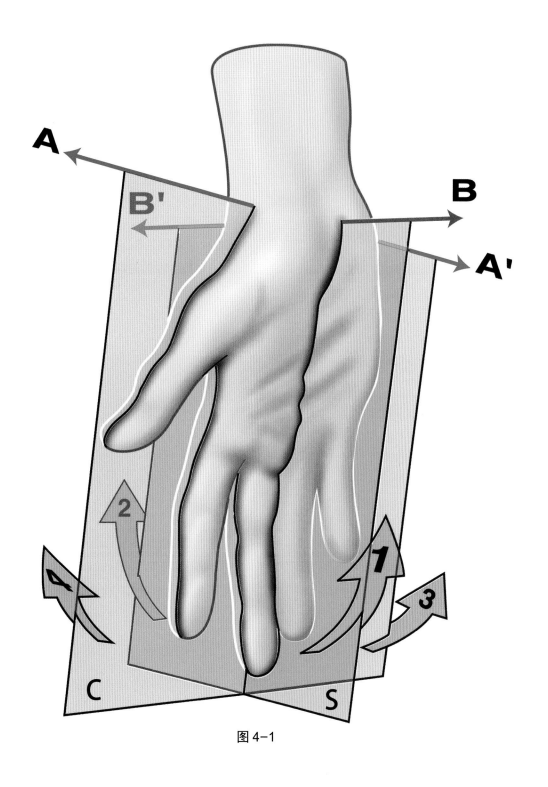

图 4-1

腕关节的运动范围

内收—外展运动

这些运动的范围是通过参考位置（图 4-2）来测量的，即如图所示的中指、第 3 掌骨和前臂轴线在一条直线上的参考位置。

外展运动（桡偏）的范围不超过 15°（图 4-3）。

内收运动（尺偏）的范围为 45°（图 4-4），通过测量参考位置和连接腕关节中点与中指指尖连线（蓝色的虚线）的夹角即可得到内收范围。

内收的运动范围是可变的，当以手的轴线为基准进行测量时，该运动范围有 30°，当以中指线为基准进行测量时则范围达到 55°。这是因为手的内收和手指的内收是联合在一起的。

从实用角度出发，内收的范围应为 45°。

需要强调以下几点。

● 内收（或者尺偏）范围是外展（或者桡偏）的 2～3 倍。

● 旋后位时的内收范围比旋前位时更大（引自 Sterling Bunnell），旋前位时的内收范围会减小 25°～30°。

总体而言，当腕关节处于完全屈曲和伸展位置的时候，内收和外展的范围是缩小的，因为此时腕关节韧带被拉紧了。当手部处于参考位置或者轻度屈曲的时候内收和外展的范围会变大，因为此时腕关节韧带是放松的。

屈曲和伸展运动

屈曲和伸展的运动范围也是通过参考位置来测量的（图 4-5），即当腕关节伸直位时，手的背面和前臂的后表面是在同一条直线上的参考位置。

屈曲运动的范围为 85°（图 4-6），比直角略小一点。

伸展运动（图 4-7）错误地被称为背屈，其运动范围也有 85°，比直角略小一些。

在有内收和外展运动时，屈曲和伸展的运动范围取决于腕关节韧带的放松程度。当手部既不内收也不外展的时候，屈曲和伸展的范围最大。

被动屈曲和伸展运动

在旋前位时，被动屈曲（图 4-8）的范围可以超过 90°，甚至到 100°。

在旋前和旋后位时，被动伸展（图 4-9）的范围可以超过 90°，即可到 95°。

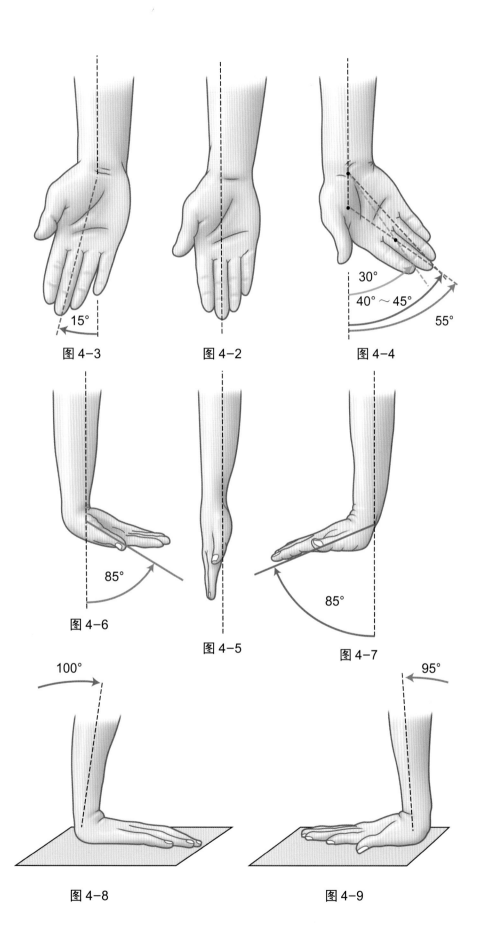

图 4-3

图 4-2

图 4-4

图 4-6

图 4-5

图 4-7

图 4-8

图 4-9

环转运动

腕部的环转运动被定义为屈曲—伸展运动和内收—外展运动的结合。因此它以被看作是一个在腕关节的 2 个轴上同时进行的单一运动。

在进行最大环转运动时，手部在空中的运动轨迹形成一个圆锥形的表面，被称为环转圆锥体（图 4-10），它的顶点 O 是腕关节的中心，底边在图示中由点 F、R、E、C 等表示，其运动轨迹是在最大环转运动时循中指指尖而形成的。

这个圆锥是不规则的，并且其底边是圆形，因为构成环转运动的各个基本运动本身就不是与前臂 OO' 轴对称的。环转运动在矢状面 FOE 的运动范围最大，而在冠状面 ROC 的运动范围最小，环转运动所形成的圆锥是扁平的，它的基底为 W 圆形，其长轴 FE 位于前后方向。

由于尺偏幅度较大，使得基底椭圆是向内侧歪曲的（图 4-12），因此，环转圆锥的中轴 OA 并不和 OO' 完全重合而是位于它的尺侧边缘，并与尺侧形成 15° 的角度。另外，手部内收 15° 的位置是控制尺偏运动肌肉的平衡位置，因此，这个位置是腕关节功能位置的重要组成之一。

除了上述环转运动所形成的圆锥基底外（图 4-11），我们还可以观察到如下情况。

- 圆锥的冠状面（图 4-12），包括内收位（C）、外展位（R）和环转运动的圆锥轴 OA。
- 圆锥的矢状面（图 4-13），包括屈曲位 F 和伸展位 E。

因为腕关节在旋前时的运动范围比它旋后时要小，所以旋前时环转运动所形成的圆锥（轨迹）开口较小。尽管如此，由于旋前和旋后的联合运动，环转运动所形成的圆锥"扁平化"形态可以在一定程度被抵消，所以手部可以在任何位置形成 160°～170° 的圆锥。

此外，如其他双轴关节所具有的典型运动一样，即双轴关节一般有 2 个运动自由度（参见后面的小多角骨掌骨关节），在这些运动轴上同时发生的，或者相继发生的运动会引起关节的自发旋转，即 MacConaill 联合旋转，该类旋转是围绕可动部分的长轴所进行的，比如手部。结果，手的掌面相对于前臂的前表面呈倾斜状。这一现象仅在腕关节呈伸展—内收和屈曲—外展运动位时才清晰显示出来。在拇指参与的情况下，这个现象的功能意义是不同的。

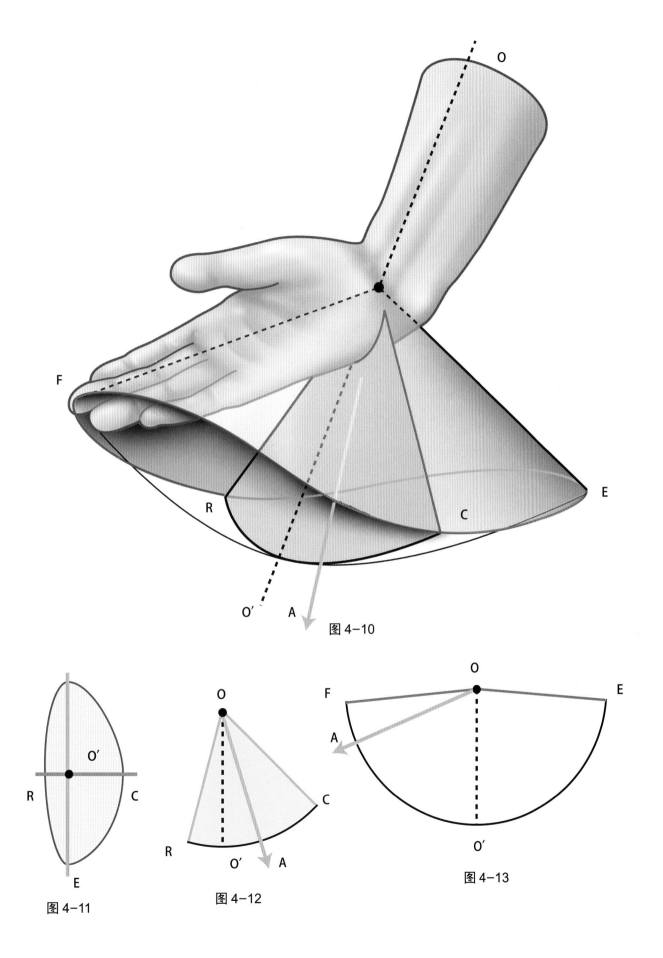

图 4-10

图 4-11

图 4-12

图 4-13

腕关节复合体

腕关节复合体由以下2个关节组成（图4-14）。

● 桡腕关节（1），在桡骨远端和腕骨近侧列之间。

● 腕中关节（2），在腕骨近侧列和远侧列之间。

桡腕关节

这是一个髁状关节（图4-15），腕骨（最初被近似看作为一个单纯的整体）关节面呈现两个凸面。

● 前后方向或者矢状面上的凸面（箭1），该凸面的横轴AA′与屈曲伸展运动有关。

● 横向凸面（箭2）比前者凸得更明显，该凸面的前后轴BB′与内收外展运动有关。

对于骨骼角度而言。

● 屈曲伸展的轴AA′从头状骨和月骨的间隙穿过。

● 内收外展的轴BB′从头状骨的顶部穿过。

关节囊韧带由两组组成。

● 侧副韧带（图4-16至图4-18）包括以下内容。

➤ 桡侧副韧带，从桡骨茎突延伸到手舟骨。

➤ 尺侧副韧带，从尺骨茎突延伸到三角骨和豌豆骨。

这些韧带的远端止点差不多附着于屈曲伸展轴（AA′）的"出口点"（红点标记）。

● 桡腕韧带（图4-19至图4-21，侧面观），在后面会详细讨论。

➤ 前桡腕韧带或者前韧带复合体（3）附着于桡骨远端凹陷表面的前缘和头状骨的颈部。

➤ 后桡腕韧带或者后韧带复合体（4）形成了关节的后带。

这两束韧带都锚固于关节囊上，它位于内收外展轴BB′上的"出口点"处（红点标记）。

30年前我们曾经把腕骨看作是一个整体的结构，尽管现在看来这是不正确的（后面会有详细的讨论），如果按照当时的观点，那么桡腕关节韧带的功能可被划分成以下部分。

● 在内收和外展运动中（图4-16至图4-18，前面观），内侧和外侧韧带是发挥积极作用的。内收运动时，外侧副韧带拉紧，而内侧副韧带松弛。外展运动时（图4-18）则发生相反的情况，同时紧邻旋转中心的前韧带也会发挥作用。

● 在屈曲和伸展运动时（图4-19至图4-21，外侧面观），前、后韧带发挥了积极作用。在休息位（图4-19）时，后韧带在屈曲时被拉紧（图4-20），前韧带在伸展时（图4-21）被拉紧，而侧副韧带却很少参与该运动。

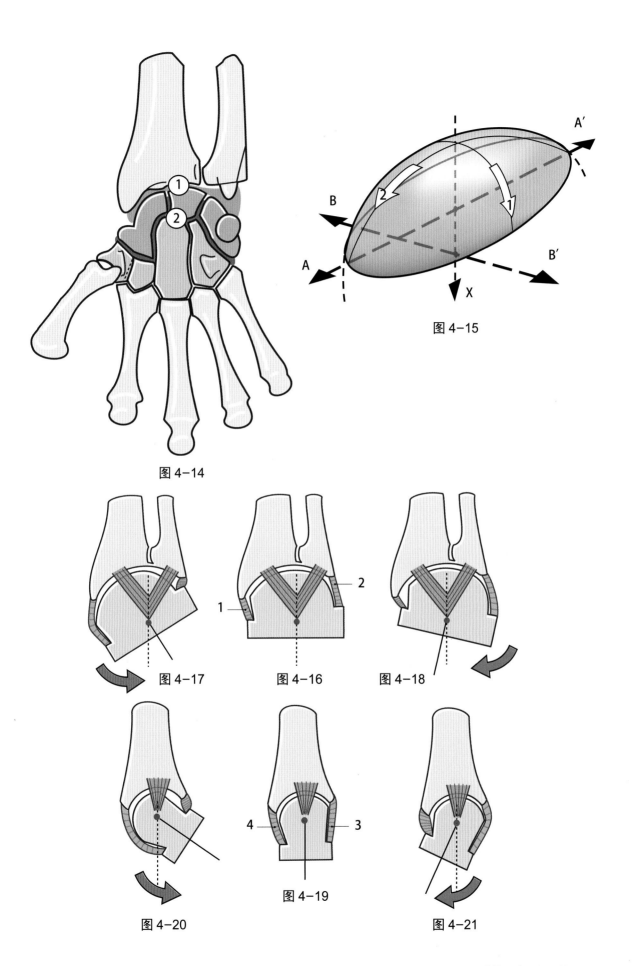

图 4-14

图 4-15

图 4-17   图 4-16   图 4-18

图 4-20   图 4-19   图 4-21

腕关节复合体（续）

桡腕关节面（图 4-22 和图 4-23 中相同的数字标记代表同一个解剖部位）由腕骨的近侧列和前臂远端的凹陷面共同构成。腕骨面（图 4-23，前面观，腕骨被分离开）由并列 3 块腕骨的近侧面组成，自外侧到内侧分别为手舟骨（1）、月骨（2）和三角骨（3），它们之间是通过骨间韧带来连接的（舟月韧带标记为 s.l，月—三角韧带际记为 l.t）。需要注意的是，豌豆骨（4）和腕骨远侧列中的骨，如大多角骨（5）、小多角骨（6）、头状骨（7）和钩骨（8），不属于桡腕关节。这些骨也是通过骨间韧带来连接的（大小多角韧带标记为 t.t，多角—头状韧带标记为 t.c，钩－头状韧带标记为 h.c）。

手舟骨、月骨和三角骨的近表面以及它们之间的骨间韧带上都覆盖了一层软骨，它们构成了连续的关节表面，即桡腕关节的腕侧关节面。

图 4-22 的下半部分为关节的远侧观，即手舟骨、月骨和三角骨所形成的关节面。图 4-22 的上半部分显示了由以下结构所组成的、前臂远端呈凹陷型的关节面。

● 桡骨的远端关节面：其外侧面呈凹陷型且被软骨覆盖。由钝嵴（9）将其分成 2 个面，分别对应手舟骨（10）和钩骨（11）的表面。

● 关节盘的远端表面（12）：其内侧面呈凹陷型且被软骨覆盖。它的顶在尺骨茎突（13）和尺骨头（14）之间，略向前或者向后过度伸张。它的底有时和骨面不完全接触，所以会有一条极小的缝隙（15）允许桡腕关节和下尺桡关节相通。

关节囊（16）将这 2 组关节表面连接起来，但后方是不完整的。桡骨—舟月骨间韧带（17）上带有血管，它从桡骨远端关节面延伸到舟月韧带。该韧带有足够的长度和柔韧性，使其能跟随腕关节在桡骨关节面上的运动而变化。

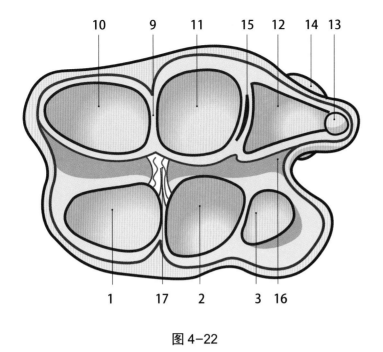

图 4-22

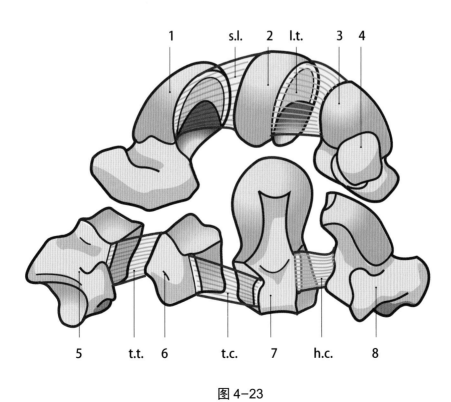

图 4-23

腕关节复合体（续）

腕中关节

此关节（图 4-24 后视图）位于腕骨的两列之间，由以下结构组成。

● 近端表面（后下视位），由自外向内的 3 块骨组成。

➢ 手舟骨。远端为略凸的关节面，一个面接触大多角骨（1），内侧面和小多角骨接触（2），还有一个较深的内侧凹陷面（3）接触头状骨。

➢ 月骨（4）的远端表面，其远端的凹陷面主要和头状骨的头部相关节。

➢ 三角骨（5）的远端表面，其远端和侧面呈凹陷，且与钩状骨的近侧表面相关节。

与三角骨的掌面相接触的豌豆骨不属于腕中关节，在图表中没有显示。

● 远端表面（后上视图）自外向内由如下的骨组成。

➢ 大多角骨的近侧面（6）和小多角骨（7）。

➢ 头状骨（8）的头部与舟状骨及月骨相接触。

➢ 钩骨（9）的近侧表面，大部分与三角骨接触，小部分（10）与月骨接触。

如果把每一列的腕骨看作一个单独的结构，那么腕中关节由以下 2 部分组成。

● 外侧部分，表面较平（由大多角骨和小多角骨与手舟骨的底边构成），属平面关节。

● 内侧部分，由头状骨和钩骨的表面构成，其凸的表面与近端 3 块腕骨的凹面相对合，属髁状关节。

头状骨的头部形成了一个中枢的铰链，月骨在它上方略向外倾斜（图 4-25），并围绕它的长轴进行旋转（图 4-26），如果超过了正常的倾斜（图 4-27），则过度后倾（a）表现为掌屈不稳，过度前倾（b）表现为背屈不稳。

腕骨远侧列的结构相对比较坚固和稳定，其近侧列构成了桡骨和远侧列之间的一个"嵌入部分"，它们能够进行各种类型的运动，包括可以通过放松韧带，使得一块骨发生相对于另一块骨的运动。

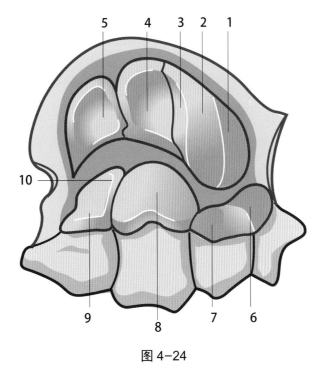

图 4-24

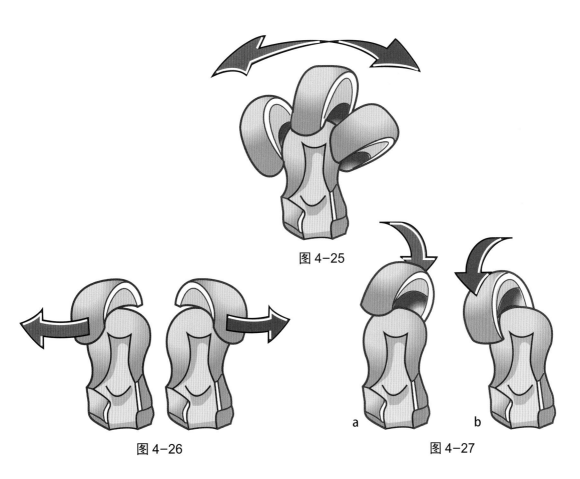

图 4-25

图 4-26

图 4-27

桡腕关节和腕中关节的韧带

有关这些韧带的描述，文献中一直没有统一，但是我们认为 N. Kuhlmann（1978）提供的描述最好，这些韧带的功能在于稳定腕关节，尤其是提供为适应腕关节运动所需的各种限制功能。

前方韧带

图 4-28（前面观）显示了如下内容。

- 桡腕关节的两条侧副韧带。
- 2 束前桡腕韧带。
- 腕中关节的韧带。

桡腕关节的两条侧副韧带

- 尺侧副韧带，近侧端连接于尺骨茎突并且与关节盘起点处的纤维结构相交织（1）。然后，它分为后茎突—三角骨束（2）和前茎突—豌豆骨束（3）。目前，学者们认为此韧带在腕关节的生理功能中发挥的作用比较小。

- 桡侧副韧带，也是由附着于桡骨茎突的 2 束构成。

➤ 后束（4），从茎突顶点到舟骨近侧关节面外侧下方的一个点。

➤ 前束（5），非常厚而坚韧，从茎突的前缘延伸至舟骨突起。

前桡腕韧带

前桡腕韧带由以下 2 束构成。

- 外侧是前桡骨—月骨束（6），它从桡骨关节面的前缘沿内下方斜行至月骨前角，因此它被命名为月骨的前刹车。它的内侧被前尺骨—月骨韧带（7）所加强。

- 内侧是前桡骨—三角骨束（8）（由 N. Kuhlmann 发现），它附着在靠近桡骨远端关节面前缘的半内侧和桡骨尺切迹的前边缘，在这里它的纤维与尺桡关节的前韧带交织（9）。这个三角形的韧带坚韧并且抵抗力强，沿内下走行，插入至三角骨前表面的外侧与豌豆骨关节面之间。它构成了"三角吊带"的前面部分，这将在后面讨论。

腕中关节的韧带

- 桡骨—头状骨韧带（10）从桡骨远端关节面的前边缘外侧，朝远端和内侧方向斜行至头状骨的前表面。它位于桡骨—月骨束和桡骨—三角骨束所构成的韧带平面上，是桡腕关节和腕中关节的前韧带。

- 月骨—头状骨韧带（12）从月骨的前角垂直走行至头状骨颈部的前表面，直接延续至桡骨—月骨韧带的远侧。

● 三角骨—头状骨韧带（13）从三角骨的前表面向下外侧方向，走行至头状骨颈部，和前面提到的 2 条韧带在此处形成一个真正的韧带中继站（14）。有许多韧带止于头状骨的前表面，如 Poirier's V 形空间的顶点，手舟骨—头状骨韧带也止于其上（11）。

● 手舟骨—大多角骨韧带（15）短且宽，具有较强的抵抗性，位于大多角骨倾斜的嵴上，连接手舟骨的结节和大多角骨的前表面，内侧被手舟骨小多角骨韧带所增强（16）。

● 三角骨—钩骨韧带（17）对腕中关节的内侧韧带发挥影响。

● 最后是豌豆骨—钩骨韧带（18）和掌骨间韧带（19），后者也腕掌间关节。

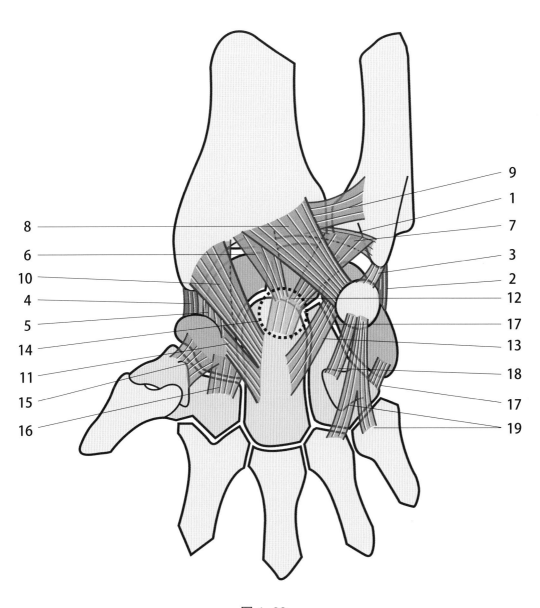

图 4-28

桡腕关节和腕中关节的韧带（续）

后方韧带

图4-29（后面观）显示了如下内容。

- 桡腕关节桡侧副韧带的后束（4）。
- 桡腕关节尺侧副韧带后束（2），其纤维与关节盘相交织（1）。
- 桡腕关节后韧带，由向远端和向内侧走行的两束韧带组成。

➤ 后桡骨—月骨束（20），被称为月骨后刹车。

➤ 后桡骨—三角骨束（21），它的止点模型和前束很像，包括在桡骨尺切迹的后边缘与尺桡关节后韧带的纤维楔形交织。后桡骨—三角骨束完善了"三角吊带"。

- 腕关节的2条横向后束如下。

➤ 近侧束（23）：从三角骨（25）的后面横向走行至手舟骨（24），其在月骨后角被接替，发出纤维至桡侧副韧带以及后桡骨—三角骨韧带。

➤ 远侧束（26）：从三角骨后面向外且略向远端走行，沿头状骨的后表面至大多角骨和小多角骨。

- 三角骨—钩骨韧带（30）：其后纤维插入到三角骨的后表面，并作为前韧带的中继站。
- 最后是舟骨—小多角骨韧带（29）。

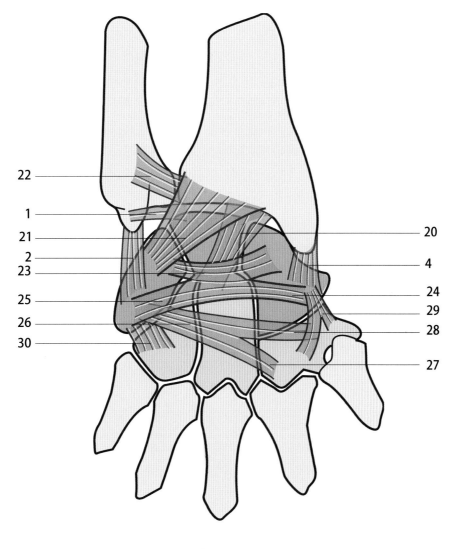

图 4-29

韧带的稳定功能

在冠状面上的稳定性

腕关节韧带的主要功能就是保持关节在矢状面和冠状面上的稳定性。

在冠状面上（图 4–30，前面观）韧带所发挥的作用是十分重要的，因为腕关节的前表面是向下向内凹陷的，可以看成是一个从近端向远端、从内侧向外侧倾斜的平面，它和水平面构成 25°～30° 角。在纵向肌肉的拉力作用下，容易向近端和内侧滑动，如红箭所示。

另一方面，如果腕关节内收约 30°（图 4–31），则肌肉施加的压力（白箭）垂直于前面所提到的运动平面上，从而将腕骨拉回关节中央达到稳定腕关节的作用。因此，轻度内收位是腕关节的自然位即功能位置，也是关节稳定性最好的位置。与其相反（图 4–32），当腕关节外展时，尽管外展角度很小，长肌施加的压力可以加重关节的不稳定，使腕骨有向近端和内侧移动（红箭）的趋势。

桡腕关节的桡侧和尺侧副韧带，如肌肉一样呈纵向走行，不具备阻止关节脱位的功效。Kuhlmann 发现，能提供负荷力量的是桡腕关节前后韧带的 2 个桡骨—三角骨束（图 4–33），它们向近端和内侧斜向走行，因此可以保持腕骨的位置（白箭标记），防止腕骨向内侧移位（红箭标记）。

图 4–34（后内侧观）显示了移除尺骨远端后的桡骨远端。在移除了腕关节的其他骨后，可见桡骨的尺切迹（1）和侧面与豌豆骨（3）相接的三角骨（2），三角骨和桡骨通过前位（4）和后位（5）的 2 根桡—三角骨韧带相连，这 2 根桡—三角骨韧带共同组成了"三角吊带"（根据 N. Kuhlmann 描述），它们的主要作用是从近侧和内侧方向对三角骨施加一个持久的拉力。我们会在后面的章节中看到，这个三角吊带在腕关节的外展活动中所发挥的重要力学作用。

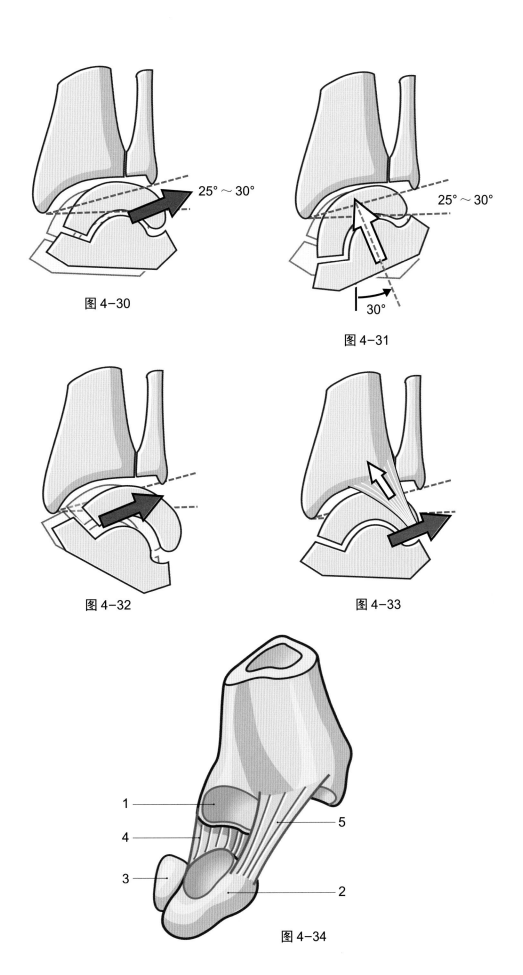

图 4-30

图 4-31

图 4-32

图 4-33

图 4-34

韧带的稳定功能（续）

在矢状面上的稳定性

矢状面和冠状面有着相似的情况。

因为桡腕关节近端凹陷的关节面朝向远端和前端（图 4-35 外侧观，月骨—头状骨关节的旋转中心用黑色的十字表示），腕骨的近侧面容易向近侧和前方滑动，滑动的平面平 行于近侧关节面，与水平面成 20°～25°，如红箭所示。

当腕关节屈曲 30°～40°（图 4-36）时，肌肉的拉力（红箭）趋向于把腕骨拉向一个垂直于前面所述的桡腕关节面的平面上，使其回复原位而获得稳定。

这样韧带所起的作用（图 4-37）相对减小了。前韧带是松弛的，但月骨的后刹车和横向腕关节韧带的近束是拉紧的，从而使月骨和关节的前方表面相互靠近（红箭）。

当关节处于伸直位时（图 4-38），前后韧带产生的拉力是相等的，腕骨由此被固定并与关节的前表面相接触。

但是当腕关节伸展时（图 4-39），腕骨向近端和前端（红箭）移动的趋势增强。在这种状态下，韧带的作用是关键（图 4-40），后韧带因松弛而不如前韧带的作用更大，前韧带产生的拉力与背伸幅度成正比。它们使月骨和头状骨的头部向近端和后侧移动（红箭），从而使腕骨近侧列回复原位而获得稳定。

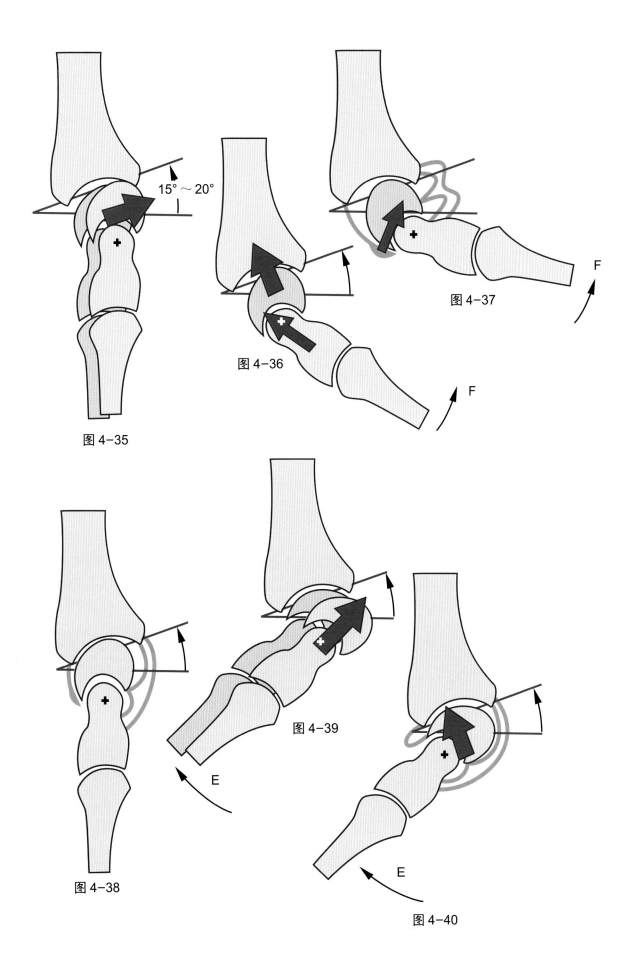

15°∼20°

图 4-35

图 4-36

图 4-37

F

F

图 4-38

图 4-39

E

图 4-40

E

腕骨的动态结构

月骨支撑

众所周知，腕骨不是一个固定的结构，把腕骨看成一个整体的观点已经不符合实际情况了。事实上，我们必须要建立腕骨几何形态可变的概念，在骨间相互接触和韧带约束条件下，腕骨间产生的相对运动会使腕骨的形态发生变化。Kuhlmann 广泛地研究了发生在月骨和头状骨的中央柱以及手舟骨，大多角骨、小多角骨的外侧柱这些位置上的基本运动。

中央柱的动态特性主要决定于月骨形状的不对称性，即月骨的前部比后部宽而厚。因此头状骨的头部被形态可变的月骨覆盖，形态可分别变化成类似一个倒圆锥形帽（图 4-41），或哥萨克人帽子（图 4-42）或者头巾（图 4-43），很少会变化成如一个对称型的二盖帽（图 4-44）。在这些例子里，头状骨的头部是不对称的，朝前有较大的倾斜。在大约 50% 的受检者中，月骨在头状骨和桡腕关节的凹陷表面间像倒圆锥形帽子，所以这两个结构之间的有效距离将随腕关节的屈曲伸展活动而变化。

当腕关节伸直时（图 4-45），该有效距离相当于月骨平均厚度大小。

当腕关节伸展时（图 4-46），该有效距离变小，因为它相当于月骨最小厚度大小。

当腕关节屈曲时（图 4-47），该有效距离增加，因为它相当于月骨厚度大小。

尽管如此，腕关节面的倾斜度也会对有效距离有影响，它会起到部分中和的作用。因此当腕关节处于伸直位时，在桡骨长轴上测得的头状骨中心到前臂腕关节面的距离是最大的。

当腕关节处于伸展位时（图 4-46），头状骨头部向近侧段的"上移"被腕关节近侧关节面后边缘向远端的"下移"部分抵消。当腕关节处于屈曲位时（图 4-47），该"下移"部分被腕关节近侧关节面前缘的"上移"部分抵消，因此头状骨的头部在以上两种情况下，均处于几乎相同的水平高度（h），即当腕关节伸直时，它会向近端轻微移动（图 4-45）。

另一方面，当腕关节屈曲时（图 4-47），头状骨中心向前移动的距离（a）是腕关节伸展时该中心向后移动距离（p）的 2 倍以上。其结果导致了由腕关节屈肌和伸展肌所产生的张力和力矩是负相关的。

腕关节屈曲时桡腕关节的屈曲角度（50°）比腕中关节更大（35°），而相反的伸展运动，腕中关节的角度（50°）比桡腕关节角度（35°）更大。这种情况发生在这些运动的极限状态下，而在屈曲和伸展轻微角度时，两者的角度是几乎相等的。

由于月骨的非对称性，腕骨相对于关节复合体中月骨位置的变化就很重要。当腕关节在伸直位时（图 4-48），月骨被前后韧带"刹车"很好地控制。当月骨向前（图 4-49）或向后（图 4-50）倾斜，而头状骨相对于桡骨没有任何的屈曲和伸展时，可以观察到头状骨的中心向近侧（e），同时向后（c）或者向前（b）运动。因此，由前（图 4-49）或后（图 4-50）刹车的断裂或过紧时导致的月骨局部不稳定将会从头状骨传播到整个腕关节。

月骨的稳定性决定于它与手舟骨和尺多角骨接触是否完整。如果它与手舟骨的接触被破坏，在腕关节伸展时，它会向前移动（图 4-51），美国学者称之为 DISI（背屈不稳）。如果它与大多角骨的接触被破坏，在腕关节屈曲时，它会向后移动（图 4-52），导致 VISI（掌屈不稳）。这两个术语在解释腕关节病理的时候非常重要。

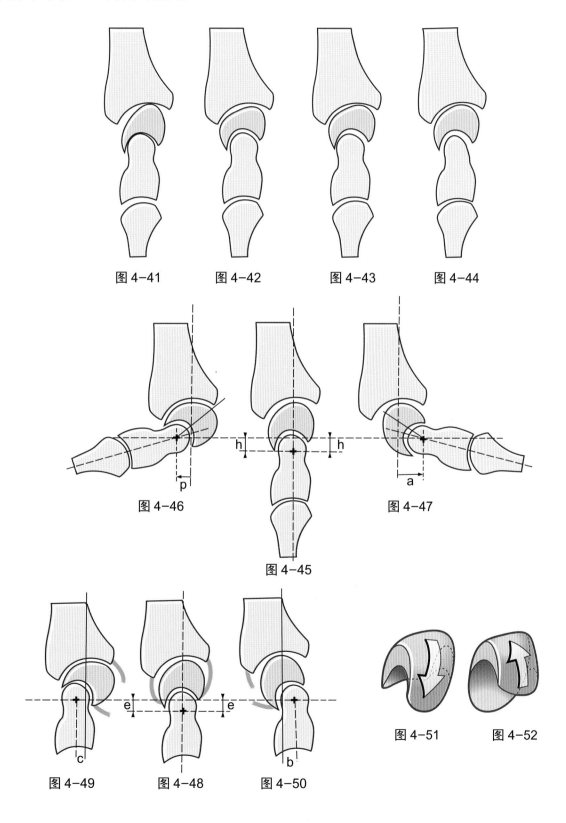

图 4-41   图 4-42   图 4-43   图 4-44

图 4-46   图 4-45   图 4-47

图 4-49   图 4-48   图 4-50

图 4-51   图 4-52

腕骨的动态结构（续）

手舟骨支撑

外侧柱的动态特性决定于手舟骨的形状和空间朝向。在图4-53（外侧视角）中，手舟骨呈肾形或豆形，其近端与桡骨远端凹陷的关节面相对应，其远端的结节和小多角骨和大多角骨相对应（未显示）。它位于小多角骨和头状骨的前面，是拇指朝手掌平面前方运动时的前始发点。手舟骨倾斜地插在桡骨和大多角骨之间，其倾斜度决定于其形态。手舟骨的形态很多样，可以呈"躺倒"的肾形（图4-53），或者弯曲的"坐位"（图4-54），或者是直的"竖立"（图4-55）的。而"躺倒"的手舟骨是最常见的类型，这将在图中表现出来。

因为手舟骨比较长，它有一个长的直径和一个短的直径（图4-56），所以它和桡骨关节面以及大多角骨近表面的接触是随着手舟骨的位置而变化。这也提示两骨之间的有效距离是会发生变化的。

在中立位置（图4-57）时，此时腕关节伸直，该有效距离是最大的。手舟骨和桡骨的远端表面在a和a′处接触，手舟骨和大多角骨的近表面中心在b和g处接触。前韧带，如桡骨—手舟骨韧带（浅绿色）和手舟骨—大多角骨韧带（深绿色），既没有拉紧也没有放松。

在腕关节伸展过程中（图4-58），因为手舟骨上升和大多角骨向后移动，有效距离会减小。桡骨关节表面和手舟骨的接触发生在c-c′，在大多角骨和手舟骨之间为d-g。桡骨上的接触点c′在前方，同时手舟骨远端表面的接触点d′在后方。前韧带拉紧并约束这些动作。

在腕关节屈曲活动中（图4-59），桡骨和大多角骨之间的距离也是缩小的，但是比伸展活动缩小得更多。手舟骨完全平躺，大多角骨向近侧端滑动。需要格外关注以下几点。

- 在桡骨和手舟骨关节面上移动的接触点（e、e′、f和g）（图4-60）如下。
  - 在桡侧腕关节，伸展活动接触点（c′）在中立位接触点（U′）前面，并且两个接触点都在屈曲活动接触点（e′）的前面。
  - 在舟骨近侧关节表面，屈曲活动接触点（e）在前面，伸展活动接触点（c）在后面，而中立位接触点（a）位于中间。在手舟骨的远端关节表面，接触点有相似的相对位置，即屈曲活动中，f位于前面；伸展活动中，d位于后面；中立位置的b位于两者之间。在腕关节病理改变中，手舟骨的"躺倒"（图4-60）会对桡骨远端关节表面的后部分（a′和e′）产生压力，可能会导致继发性的骨关节炎和月骨周围的异常（见后）。

- 手舟骨的有效直径ab，cd和ef，分别与中立位、伸直位和屈曲位相对应，它们之间几乎是互相平行或等长的，即cd和ef几乎是平行的，ab和ef几乎是等长的，cd稍微短些。所以，手舟骨的向前倾斜减小了桡骨和大多角骨之间的有效距离。

- 大多角骨相对于桡骨的运动（图4-61）：在中立位、屈曲位和伸展位，大多角骨位于和桡骨远端表面同心的圆弧内，同时大多角骨也围绕其进行转动，转动角度等同于从F到E的圆弧角度。因此，大多角骨的近端面一致指向圆弧中心C。

至此我们讨论了大多角骨和手舟骨的共同运动。后面将讨论手舟骨的独立运动。

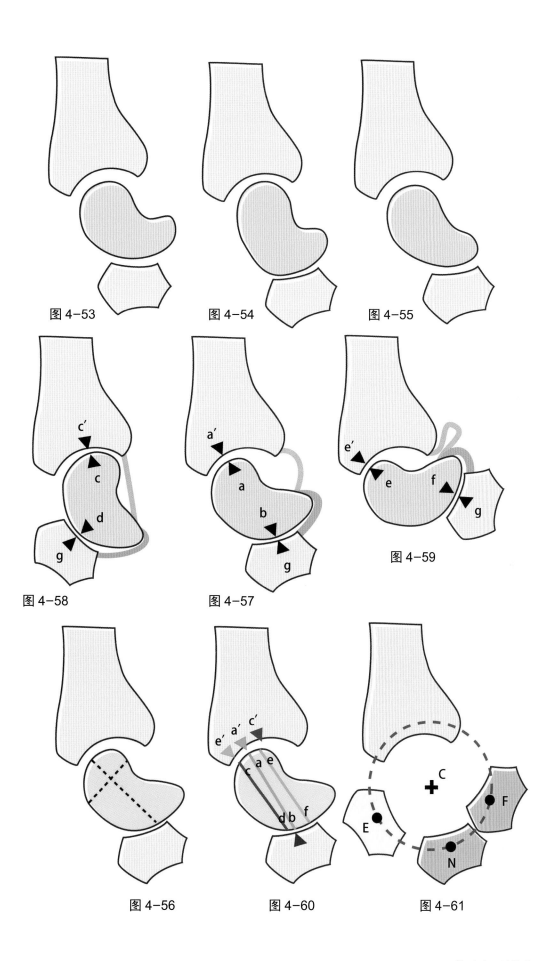

图 4-53

图 4-54

图 4-55

图 4-58

图 4-57

图 4-59

图 4-56

图 4-60

图 4-61

腕骨的动态结构（续）

手舟骨运动

手舟骨位于外侧柱的中间位置，在远端的大多角骨、小多角骨以及近端的桡骨近侧表面之间。所以它在腕关节屈曲过程中，倾向于前倾并平躺于桡骨的远端关节面上。

* 维持其稳定的首要因素（图4-62）是手舟骨与大多角骨之间重要的手舟骨—大多角骨韧带，它与小多角骨之间的手舟骨—小多角骨韧带，以及它与头状骨之间的手舟骨—头状骨韧带。

* 维持其稳定的第2个因素（图4-63）是坚韧的桡骨—头状骨韧带，它从位于韧带中转站中心的桡骨茎突的前边缘延伸到头状骨的前面。因为它走行偏下内侧，形成了一个在手舟骨近端关节面和结节之间沿着手舟骨前表面低位走行的、类似领带一样的吊带结构。在伸展位时，这个韧带把舟骨的下极向后牵拉（箭）。更重要的是（图4-64，前视图），当手舟骨向前倾斜地向桡骨下方移动时（箭），桡骨—头状骨韧带阻止了这个倾斜运动。

* 维持其稳定的第3个因素（图4-65）是掌长肌腱，它从手舟骨前面的一个纤维隧道止点走行至第2掌骨底部的前表面。图4-66(外侧视图)完好地显示了肌腱收缩(绿箭)，牵拉手舟骨向后(红箭）的状态。

从以下侧面观的图示中显示手舟骨的倾斜运动。

* 当手舟骨弯曲（图4-67）时，它在前2块掌骨的推挤作用下变平（红箭），它的下极在大多角骨和小多角骨的近侧表面上滑行（弯曲的红箭标记）。这一运动被手舟骨—大多角骨和手舟骨—小多角骨之间的韧带所约束（用透明的结构表示）。与此同时，它的近侧极在桡骨的凹陷表面旋转件撞击它的后边缘。掌长肌腱收缩，进一步把它向后牵拉。

* 当外侧柱（图4-68）被前2块掌骨牵拉时（红箭标记），阻止其被拉长的掌长肌腱收缩有助于手舟骨维持自身的稳定。同时外侧柱底部向大多角骨和小多角骨的后方滑动，其近侧极向后回到桡骨关节面的凹陷处。

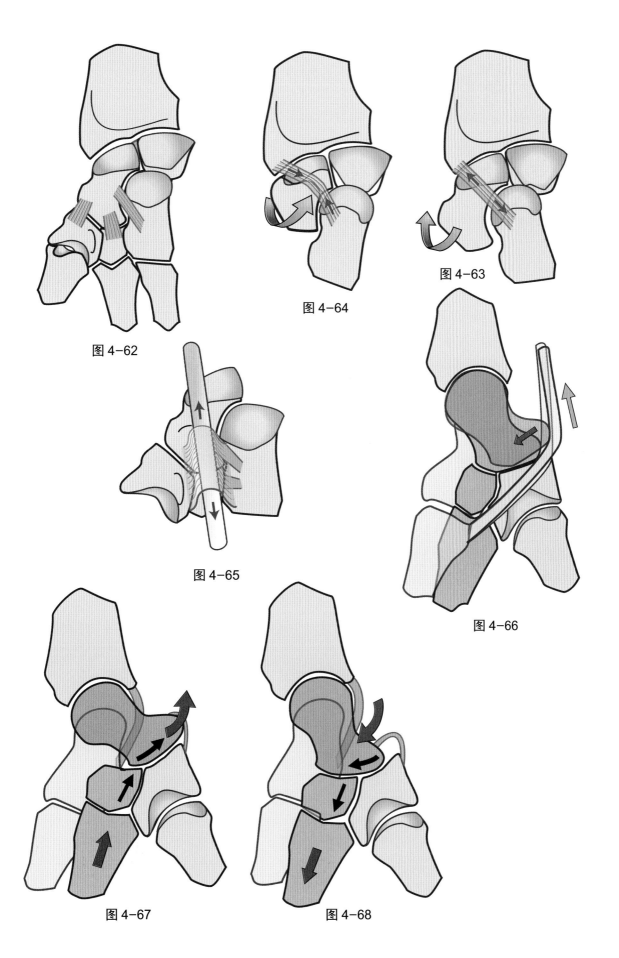

图 4-62

图 4-64

图 4-63

图 4-65

图 4-66

图 4-67

图 4-68

舟－月联合

Kuhlmann 把腕关节的屈曲伸展运动分成 4 个扇形区域（图 4-69）。

● 伸展幅度一直到 20° 的永久适应区域 I：在该区域内的基本运动微小而难以被识别，韧带呈松弛状，作用到关节面上的压力最小。最常见的活动都发生在这个区域，并且任何手术或者创伤后，必须使手腕运动恢复至在该区域内正常。

● 伸展幅度一直到 40° 的日常活动区域 II：在该区域内，韧带开始伸展并且关节内压力开始增加。在关节运动到 40° 的该区域最高点上时，腕关节和腕中关节的运动幅度几乎相同。

● 伸展幅度一直到 80° 的生理性约束渐强的区域 III：韧带上的张力进一步增加，并且关节内的压力达到最大，以最终到达锁定的 MacConaill 位置。

● 伸展幅度超过 80° 的病理约束区域 IV：这个区域的活动只有在韧带被撕裂或者韧带被过度拉长时才会发生。这个在临床上常被忽视的运动可以导致腕关节的不稳定以及二次骨折和脱位。稍后，我们将会讨论它。

这些关于关节约束和锁定的概念，对于理解腕关节在伸展过程中，月骨柱和手舟骨柱的非同步性锁定机制很关键。

实际上，由于桡骨—舟骨（1）和手舟骨—大多角骨韧带（2）到达了最大拉伸度，手舟骨被夹在大多角骨和桡骨关节面之间，因此手舟骨柱在伸展运动中被锁定（图 4-71）并且它的被锁定要月骨柱的被锁定（图 4-70），其原因是，前桡—月韧带（8）和月—头状骨韧带（4）被拉伸，头状骨颈部后方在腕关节近侧关节面后缘上发生了骨性撞击（黑箭）。因此在手舟骨伸展停止后，月骨柱的伸展仍在继续。

从屈曲位置开始（图 4-72，月骨和手舟骨的外侧观视图），首先手舟骨和月骨在伸展过程中一起移动（图 4-73），然后手舟骨运动停止（图 4-74），月骨在骨间的手舟骨—月骨韧带作用下向前倾斜了 30°，所以月骨（1）的总体运动幅度（S）比手舟骨（S）大 30°。

手舟骨—月骨韧带（图 4-75，手舟骨的内侧观视图）在图示中用粉红色表示，当其被过度拉伸后用透明色表示，该韧带将手舟骨和月骨的两个相邻表面连接起来，韧带的后方比前方厚实坚韧，其近侧面被一直延续到相邻骨块上的软骨所覆盖。此韧带相对易弯曲，可以沿着轴 X 扭转（图 4-76）。与手舟骨相比，月骨可以发生如下运动。

● 它可以向前倾斜，因月骨位于桡骨远端的后部（会增加背伸不稳），而到达近排腕骨背伸不稳的位置（DISI）。

● 它可以向后倾斜，因月骨位于桡骨的前面（增加手掌或掌屈不稳），而到达掌屈不稳的位置（VISI）。

在正常情况下（图 4-77），月骨和手舟骨并排，可以移动的角度大约为 30°（图 4-78）。我们可以通过手舟骨—月骨角的变化来认识这些相关运动，这个角度由手舟骨的轮廓线（蓝色点状线）

和月骨两个之间的连线（红色点状线）所构成。在腕关节极限屈曲和伸展位之间可测量这个角度。当手舟骨—月骨韧带被撕裂的时候（图4-79），月骨整体向前倾斜，到达近排腕骨背伸不稳的位置，同时手舟骨—月骨角缩小，在正常情况下是60°，此时可以减小至0°，就像在图示中2条平行线表示的那样。

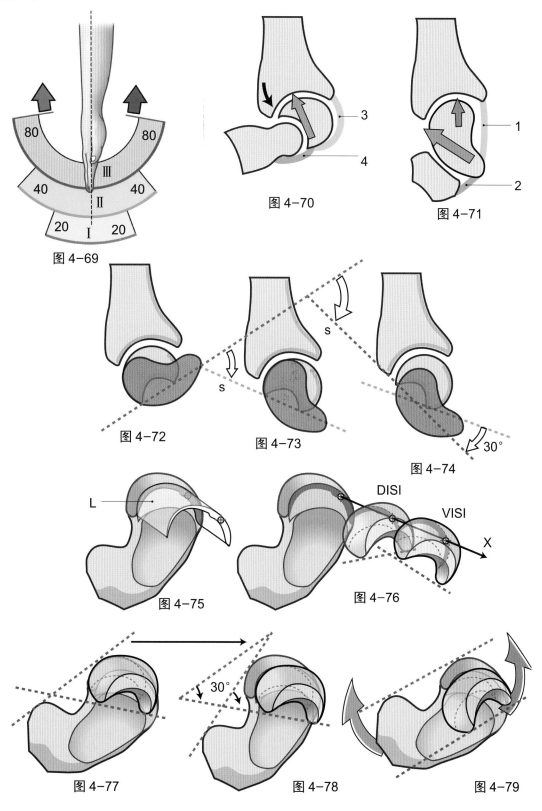

图4-69

图4-70

图4-71

图4-72

图4-73

图4-74

图4-75

图4-76

DISI

VISI

L

X

图4-77

图4-78

图4-79

几何形态可变的腕骨

腕骨由8块骨一起组成，其中的7块对于"腕关节柱"的几何形态构成有作用。在过去的30年里，腕关节不再被看作是一块完整的巨大复合体，人们已广泛认识到其复杂的基本运动会影响其结构。我们可以把它想象为一大包胡桃（图4-80），腕关节在运动中被施加的压力可使它扭曲，但是，如真实的胡桃一样，这种扭曲非随机发生，而是有机且富有逻辑地发生，因为每块骨的形态是被其运动方式所塑形，而运动受骨间韧带所主导。

内收—外展
正是在以下这些运动中，骨的形态改变是最显著的，有关这点已经被影像学研究所证实。

外展运动
在外展运动中（图4-81），整个腕关节围绕着一个位于头状骨头部的中心转动，同时腕骨的近侧列（箭1）向近侧和内侧移动，所以半个月骨位于尺骨头部的远端，并且三角骨向远侧方向脱离月骨。三角骨的脱离马上就被桡腕关节的内侧副韧带（M）以及上面的三角吊带（S）所阻止。三角骨停止活动后就成了钩骨的阻挡者。如果外展继续进行的话，只有腕骨的近侧列可以运动，如下所示。

● 大多角骨和小多角骨向近端移动（箭2），缩短了大多角骨和桡骨之间的有效距离。插入在大多角骨（2）和桡骨（3）之间的手舟骨通过"躺下"而缩短（垂直）长度，使桡腕关节屈曲（f）且腕中关节伸展（e）（图4-83）。

● 头状骨向远端移动（箭4），增加了月骨的有效空间，而这个空间被桡月前韧带所限制。桡腕关节屈曲时（f），头状骨向后倾斜（图4-84），此时呈现大直径。同时，头状骨又向后移动，使腕中关节伸展（e）。在手舟骨变短后，头状骨和钩骨可以在第一排腕骨下方向近端滑动（红箭）。被3条韧带所约束的三角骨，向头状骨方向"爬过"钩骨。当腕骨之间的相对运动停止后，即进入腕关节外展时的锁定或者闭合—包裹位置。

内收运动
在内收运动中（图4-82），整个腕关节开始旋转，但此时近侧列开始向远端和外侧移动，同时月骨在桡骨关节面上滑动，大多角骨和小多角骨（箭1）向远端滑动，由此增加了手舟骨的活动空间。手舟骨在手舟骨—小多角骨韧带作用下被拉向远端，向前稳定了自己（图4-86），使桡腕关节伸展（e），填充了桡骨远端的空间。随后在腕中关节屈曲时（f），大多角骨在手舟骨的下面向前滑动。因为桡腕关节的外侧韧带（E）阻止了手舟骨远端（箭2）下降，远侧列骨继续内收，近侧列骨则相对（红箭）做如下运动。

● 头状骨的头部在手舟骨的凹陷面下滑动，月骨越过头状骨的头部撞击钩骨，三角骨沿着钩骨倾斜表面向远端"下降"。

- 同时，大多角骨向前升起（箭3），它会撞击尺骨头（箭4），中间垫有关节盘，从而将压力从尺骨头传递到前臂。
- 头状骨向近端移动（箭5），减小月骨的活动空间，当桡骨—月骨前韧带松弛时，头状骨随着桡腕关节伸展（e）可以向前倾斜（图4-85），并呈现其最短直径。同时，头状骨也可随腕中关节屈曲（f）而向前移动。
- 腕骨的活动停止时，即进入腕关节在内收时的锁定或者闭合—包裹位置。

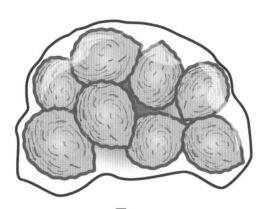

图 4-80

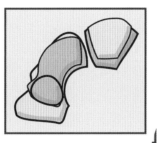

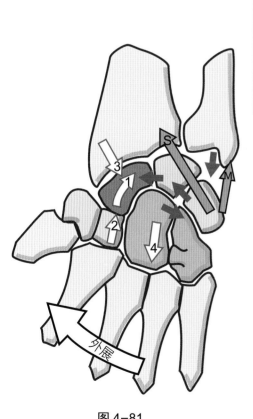

图 4-81

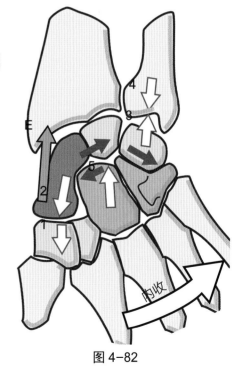

图 4-82

几何形态可变的腕骨（续）

腕骨近侧列的动态特性

如果在外展（暗色）和内收（浅色）时比较手舟骨—月骨的耦合运动（图 4-80），可以清楚地发现这两块骨之间呈现出相反的变化。在外展运动中，手舟骨的功能面减少，在放射影像上看去好像一个指环，而月骨的功能面却在增加。相反的情况出现在内收运动中。由腕部两个关节的屈曲伸展运动，导致如下变化。

- 在外展运动中（图 4-83 和图 4-84），桡腕关节的屈曲被腕中关节的伸展所取消。
- 相反地，在内收运动中（图 4-85 和图 4-86），桡腕关节的伸展被腕中关节的屈曲所抵消。

所以根据逻辑推断，可得到如下结论。

- 腕关节的屈曲与桡腕关节的外展及腕中关节的内收相联合。
- 腕关节的伸展与桡腕关节的内收及腕中关节的外展相联合。

因此证明了 Henke 提出的机制。

关于钩骨近侧极的形状和位置，影像学统计研究证实，大多数人（约 71%）的钩骨有个小关节面与月骨始终接触（图 4-87），它能更好地传递压力，只有少数人（约 29%）的钩骨近侧极是尖的（图 4-88），只有在内收情况下才与月骨接触。

为了帮助读者理解美国学者提出的 DISI（背侧插段不稳定）和 VISI（掌侧插段不稳定）概念，我想用"三个朋友"的故事来作个类比。

在这个故事中，腕骨近端有 3 块主要骨（图 4-83），即舟骨（S）、月骨（L）和三叉骨（T），我们可以将它们拟人化为三个不可分离的朋友，因为它们连接着手臂。这三个朋友是斯蒂芬（Stephen，S）、劳伦斯（Lawrence，L）和汤姆（Tom，T），理论上它们是与手臂连接在一起的，即 S 到 L、L 到 T。这使得它们能够一起移动并占据任何位置，比如向前弯曲敬礼（图 A）或向后弯曲看天空（图 C）。这是腕骨近端 3 块骨的情况，它们朝同一个方向移动。这些朋友可能会被撞倒，使得 3 块骨中的 2 块彼此分离，比如，斯蒂芬（S）离开劳伦斯（L）或劳伦斯（L）离开汤姆（T）。然后，它们的运动就不能再相互依赖了。

- 当 S 和 L 因肩胛骨韧带断裂而分离时（见上一页），2 块骨头之间的依赖性就丧失了。因此，3 个朋友中，劳伦斯（L）和汤姆（T）可以向前弯腰，而斯蒂芬（S）只能向后移动（图 D）。从解剖学角度说明，侧位片可以显示斯蒂芬（S）现在呈"水平"状态，也就是说，它是"躺着的"，而劳伦斯（L）已经向前倾斜了，或者说在桡腕关节的伸展运动和中心关节的弯曲运动中同时发生。这就是美国学者所描述的"背倾"，即夹层段的延伸，也就是月骨的延伸；因此，缩写为 DISI。由于美国学者使用了自己惯用的术语，使得这一术语很难被其他学者在第一时间理解，而我们采用的"三个朋友"的故事更容易让大家理解。
- 当劳伦斯（L）和汤姆（T）因三角骨－月骨韧带断裂而分离（第二种情况，图 B）时，发生了相反顺序的事件：月骨和三角骨分离，劳伦斯(L)没有与汤姆(T)手挽手(图 B)。结果，斯蒂芬(S)和劳伦斯(L)向后倾斜，而汤姆(T)向前倾斜。腕关节的这些变化与腕部舟骨和月骨的屈伸相对应、与桡腕关节的屈伸相对应，而现在可以在月骨顶部向前滑动，不再受月骨的束缚了。按照美国学者的观点，月骨经历了"掌侧或掌侧倾斜"；因此 VISI 的意思是夹层段的屈曲，也就是月骨的屈曲。

我们希望"三个朋友"的故事能解释清楚 DISI 和 VISI 这两个词的含义，并让你记忆深刻。

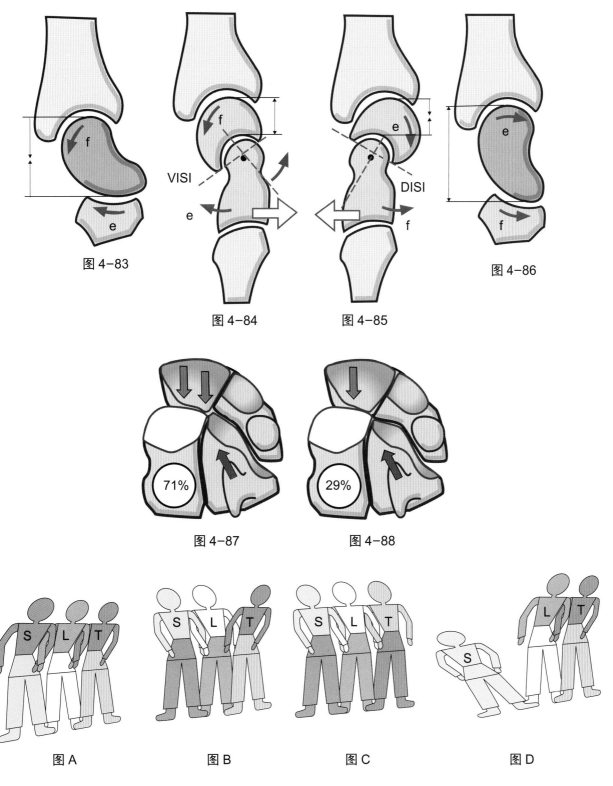

图 4-83

VISI

图 4-84

DISI

图 4-85

图 4-86

71%

29%

图 4-87

图 4-88

图 A

图 B

图 C

图 D

几何形态可变的腕骨（续）

插入部分

腕骨的近侧列比远侧列更稳定，实际上几乎可以将它看作一个整体。它位于前臂腕关节的凹面和远侧列之间，因此我们称其为插入部分。如图（图4-89，前面观）显示的这一排腕骨的近侧列，没有肌肉附着，通过骨间韧带连接，受到的压力来自其毗邻结构。当腕骨近侧列作为一个单一的结构，在远侧列和桡骨关节面之间被压缩时，组成它的3块骨在屈曲时向前倾斜（图4-90，外侧观），并拉伸掌骨间韧带（双黄箭）和后桡腕关节（双蓝箭）。这3块骨通过外侧的手舟骨—月骨韧带和内侧的三角骨—月骨韧带连接起来，它们的倾斜运动并不相同。

- 手舟骨躺倒的角度比1/2月骨向前倾斜的角度更大，并且它围绕头状骨的头部（图4-89）轻度旋前（蓝箭）。
- 三角骨沿螺旋形路径在钩骨近端表面滑动，并轻度旋转至旋后位（蓝箭）。

在这些运动中，三角骨被它的以下掌韧带所支配（图4-91）。
- 头状骨—三角骨韧带，该韧带形成Poirier's V形空间（1）的内侧臂。
- 三角骨—头状骨韧带（2）。
- 钩骨—三角骨韧带（3）。

三角骨的运动被"三角吊带"所支配，其前束（4）和后束（5）（移除了桡骨后）可以在图示中看到。这个吊带将钩骨联合屈曲和旋后运动后的螺旋运动传递给了三角骨（图4-92，移除了头状骨后的外侧观）。

在内收运动时，由于三角骨在手掌韧带作用下旋后，尤其是由于Poirier's V形空间的外侧臂（红箭）因素，这个运动会显示得更清晰（图4-93）。

与此同时，由于尺骨的背离，尺骨头部和三角骨之间的间隙变窄，形成三角骨和钩骨之间有用的内侧空间。总体来说，腕骨中间部分的总体高度变小了。

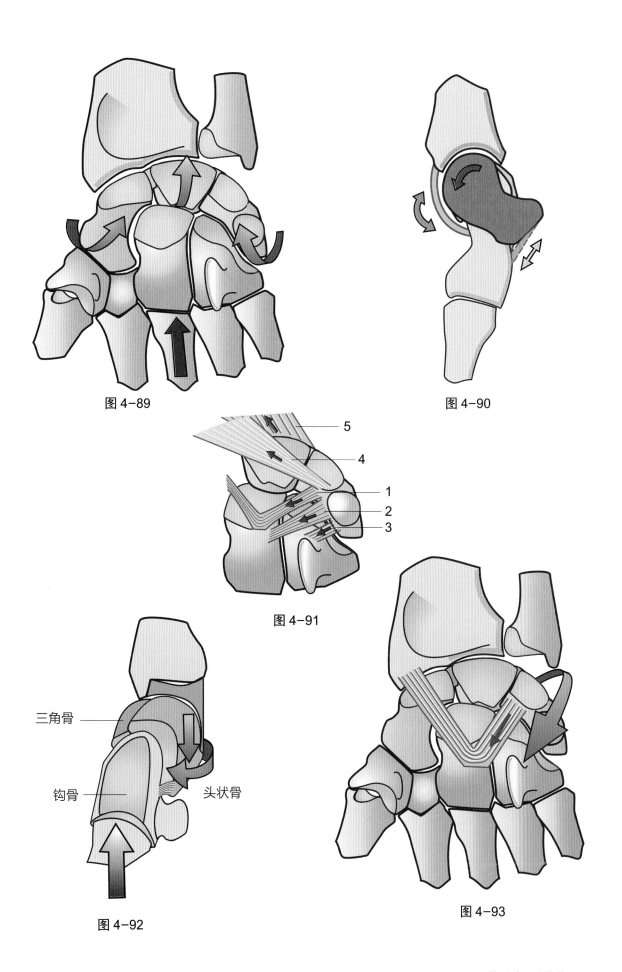

图 4-89

图 4-90

5
4
1
2
3

图 4-91

三角骨

钩骨

头状骨

图 4-92

图 4-93

几何形态可变的腕骨（续）

内收和外展的动态特性

在外展运动中（图 4-94），正位片显示腕骨在腕关节近侧关节面处向远端旋转，旋转中心大约位于月骨和头状骨之间（星号表示），同时头状骨外侧倾斜，月骨（深色标记的骨块）向内侧移动并逐渐平躺在下尺桡关节的远端。外侧的手舟骨在屈曲时向前倾斜，同时降低了垂直高度。它在桡骨关节面下沉并呈现出"环形结节"形态。实际上，这种旋转是围绕着一个有轻度平移的轴所进行的，因为就整体而言，腕骨会向外侧移动直到手舟骨撞击桡骨茎突，桡骨茎突比月骨茎突更向远端伸展，结果，外展比内收更早结束。在内侧，三角骨一直移动到距离尺骨头部 15mm 处。沿着第 3 掌骨的轴线，测得的这个外展运动范围为 15°。

在内收运动中（图 4-95），头状骨向内侧移动，整个月骨（深色标记的骨块）向桡骨远端关节的外侧移动。腕部伸直时手舟骨向后移动，达到其最大高度，手舟骨的那个"环"消失。钩骨逐渐变细的近端部分与月骨相接触，并且腕骨恰好位于桡骨远端的中央部位。沿着第 3 掌骨的轴线，测得的这个内收运动范围为 30°～45°。

腕中关节对如下这些运动有影响（图 4-96 和图 4-97 的前视图）。

● 一方面，内收和外展运动发生在这个关节。在完全外展 15° 的过程中，它贡献了 8°。在完全内收 45° 的过程中，它贡献了 15°。因此它对于内收和外展的总体贡献度为 23°。桡腕关节和腕中关节的运动范围几乎是相等的。

● 另一方面，腕骨的远、近侧列骨在围绕腕骨的长轴旋转时也会发生相对移动：

➢ 在外展运动中（图 4-96），近侧列的旋转联合了旋前和屈曲运动（箭 PF），其远侧列则相反，它们联合了旋后和伸展运动（箭 SE），由此与近侧列腕骨的活动相抵消。在近侧列移动时，手舟骨也发生轻微移动，由此可以避免或者至少延迟其与桡骨茎突的接触，从而增加了外展的幅度。

➢ 内收运动和（图 4-97）外展运动完全相反。近侧列联合了旋后和伸展运动（箭 SE），同时远侧列联合了旋前和屈曲（箭 PF）运动，由此抵消了近侧列的运动。

● 这些运动的范围都非常小，只有在极限位置时，通过放射影像学检查并仔细观察后才能辨认出来。

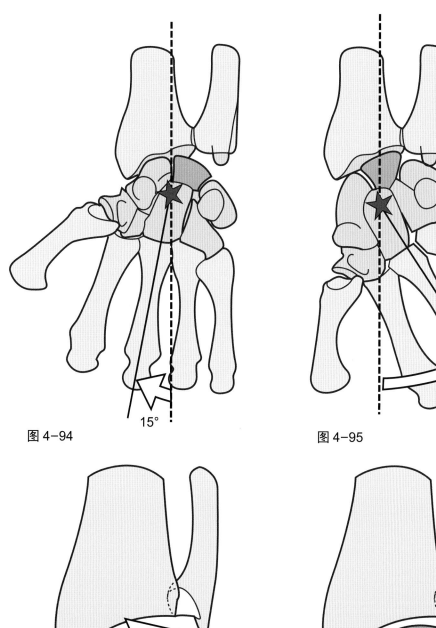

图 4-94

图 4-95

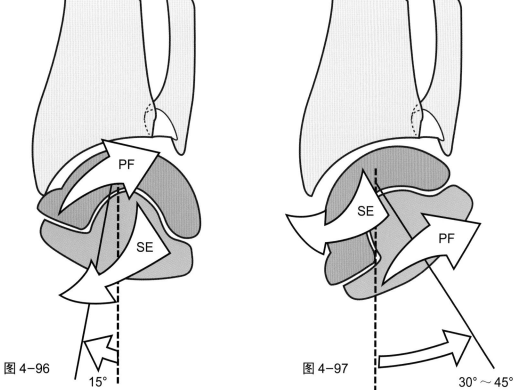

图 4-96

图 4-97

几何形态可变的腕骨（续）

屈曲和伸展的动态特性

从前面的讨论中我们可以确定桡腕关节和腕中关节的功能是互相依赖的。

在屈曲－伸展运动的参考位置（图 4-98，外侧观），桡骨（1）、月骨（2）、头状骨（3）和第 3 掌骨沿着桡骨的长轴排列得十分完美。桡骨远端关节表面的后边缘比前边缘延伸得更长。

下面的 2 幅图可以帮助理解这 2 个关节为腕关节运动所做的贡献。

● 在屈曲运动中（图 4-99），桡腕关节的活动范围（50°）比腕中关节（35°）要大。

● 在伸展运动中（图 4-100），由于桡骨的后边缘碰到了腕骨，则情况正相反，腕中关节的活动范围为 50°，桡腕关节为 35°。

2 个关节的总体运动范围是相同的（85°），但是单独运动时的最大范围呈相反关系。比较容易记住的方法是：桡腕关节的伸展会马上被向下延伸的桡骨后缘所阻挡。

Henke 机制

德国解剖学家 Henke 提出了一个关于解释腕关节运动的理论，这个理论被近年的研究证实。我们必须认识到在生物力学中，没有一根轴是完全包含在单一参考平面中的，并且没有一根轴是稳定不变的。总之，所有的轴都是运动的（图 4-101）。

Henke 定义了腕关节的如下两根倾斜轴。

● 近侧轴（1）（红箭）：属于桡腕关节，呈前后和内外方向倾斜。

● 远侧轴（2）（蓝箭）：属于腕中关节，呈后内侧和内外侧方向倾斜。

这就解释了为什么屈曲和伸展活动中会伴随着其他运动，例如在轴向旋转运动中的旋前和旋后，它们通过以下方式来相互抵消。

● 在屈曲运动中（图 4-102，透视下的前内侧）近侧列旋前，可以产生屈曲、外展和旋前的联合运动；远侧列旋后则产生了屈曲、内收和旋后的联合运动。屈曲部分是累加的，而内收—外展和旋前—旋后相互抵消。

● 在伸展运动中（图 4-103，同上），近侧列旋后，产生了伸展、内收和旋后的联合运动；远侧列旋前，则产生了伸展、外展和旋前的联合运动。伸展部分是累加的，而内收—外展和旋前—旋后相互抵消。

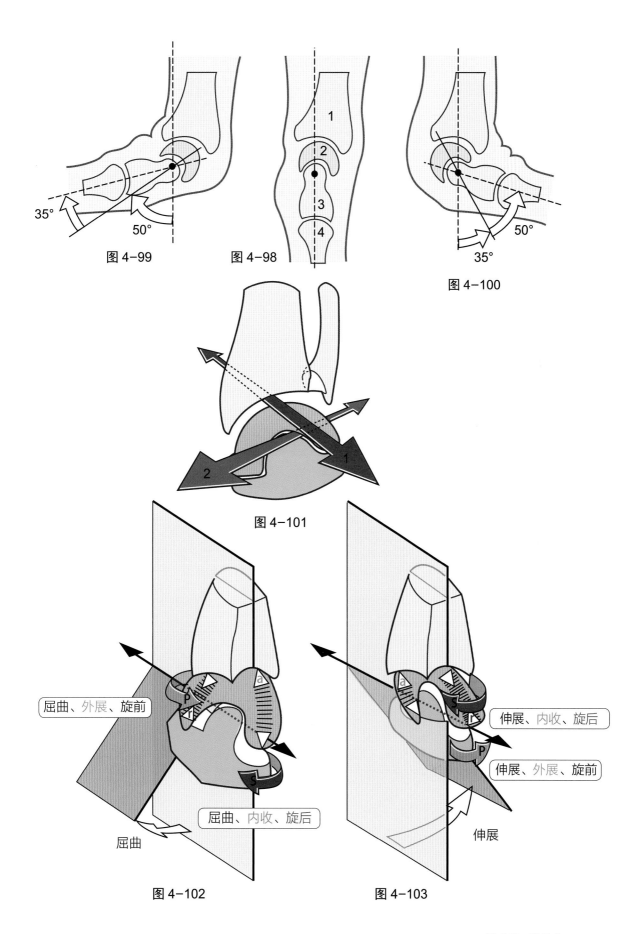

图 4-99 图 4-98

35° 50°

图 4-100

35° 50°

1
2
3
4

图 4-101

1
2

屈曲、外展、旋前

屈曲、内收、旋后

屈曲

图 4-102

伸展、内收、旋后

伸展、外展、旋前

伸展

图 4-103

旋前—旋后过程中的力偶传递

作为万向接头的腕关节

认为腕关节仅能做屈—伸和内收—外展运动，而忽视在前臂受旋前肌、旋后肌作用进行轴向旋转过程中，它向手传递力偶的作用是错误的。这些错误也是很常见的，即仅测量屈—伸和内收—外展运动的幅度，而不测量旋前旋后的幅度，以及忽视手在抵抗外力的旋转过程中所产生的力。

腕关节有 2 个轴，因此必须将它作为万向接头。Gerolamo Cardano（1501—1576）发明了这种类型的接头，它起初是被用来悬拌罗盘，并使其不受船的摇摆颠簸影响。现在，它被广泛应用于汽车工业中，在两非共轴结构之间传递旋转对，如由前轮驱动的汽车中的引擎和前轮。

腕关节有 2 个轴（图 4-104），这 2 个轴在图中以横杆表示（嵌入物），不必顾及 2 个轴之间的成角，主轴的旋转（红箭）时以转换成副轴的旋转（蓝箭）。这就是腕关节的作用（图 4-105）；腕关节没有图中所示的横杆结构，但它具有 2 个连续的关节，即桡腕关节和腕中关节，在旋转外力作用下可以轻易分离。

上述情况也适用于桡腕关节，这个有轻度交锁功能的髁状关节（图 4-106），桡腕关节使腕骨近端可在桡骨远侧关节面上进行滑动（蓝箭和红箭）

手在抵抗外力条件下转动曲柄（蓝箭）时，或当手拧紧或拧松螺钉时，旋前旋后肌的力量是怎样传递到手的呢？原因在于韧带的作用，即韧带将前臂的尺桡骨连接到腕骨，以及将各块腕骨连接在一起。

● 图 4-107（腕的前面观）显示向近端和外侧倾斜走行的韧带是如何将腕旋后，并抵抗腕的被动旋前的。

● 图 4-108（腕的后面观）显示向相反方向倾斜走行的韧带是如何抵抗腕的被动旋后，并将腕旋前的。

腕的骨间韧带（图 4-109）能够防止旋前和旋后过程中各腕骨的脱位，尤其可以稳定近侧腕骨（图 4-110 至图 4-111，上面观）。这些韧带能阻止手舟骨相对于月骨的滑动，以及旋前（图 4-110）旋后（图 4-111）过程中，手舟骨相对于远侧列腕骨的滑动。

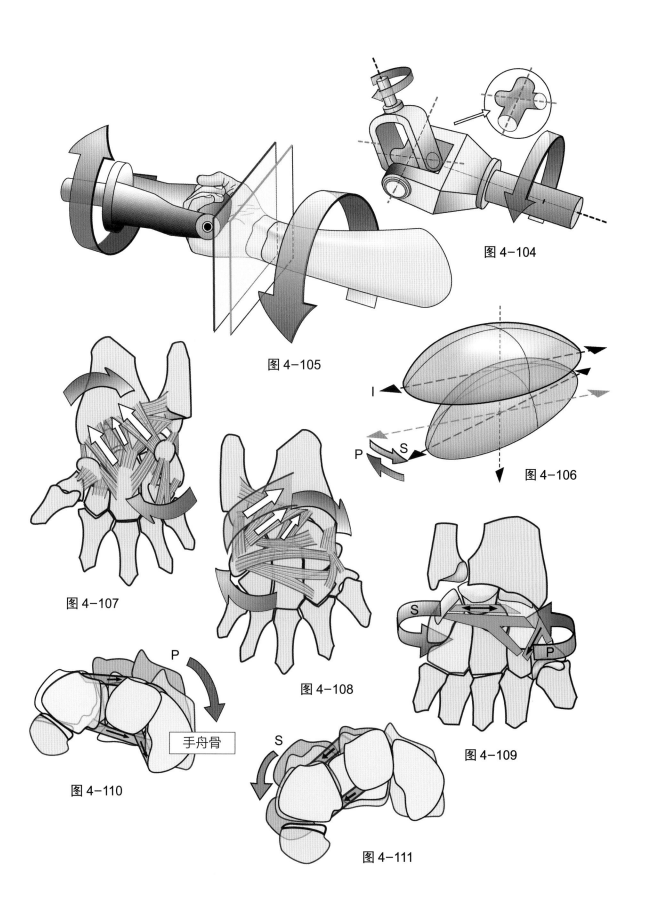

图 4-104

图 4-105

图 4-106

图 4-107

图 4-108

图 4-109

手舟骨

图 4-110

图 4-111

旋前—旋后过程中的力偶传递(续)

这些韧带本身并不能将腕骨始终连接在一起,并传递旋前—旋后过程中的力偶。最近的一项用CT的5mm层厚扫描腕部的研究(A. Kapandji)证实了这点,扫描时使前臂在伴随或不伴随屈肌收缩情况下进行旋前和旋后运动。通过对前臂尺桡骨远端到第1、2掌骨的连续扫描,显示了发生在这些骨中的相对运动,以及它们在空间位置的变化。

在第1次连续扫描中,保持手掌被动静止位,受试者做旋前和旋后动作。与前臂水平的"旋转位移"为47°30′(图4-112),与掌骨水平的"旋转位移"为4°30′(图4-113)。因此,当屈肌不发挥作用时,前臂与手之间的旋转位移为从47° 30′到4° 30′,即43°。

在第2次连续扫描中,在屈肌的帮助下手保持紧握固定棒状态,受试者同样做旋前和旋后动作。与前臂水平的"旋转位移"为25°(图4-114),与掌骨水平的"旋转位移"为17°(图4-115)。由此,前臂和手之间的旋转位移为从25°到17°,即8°。因此,在抵抗外力条件下收缩屈肌,将使"旋转位移"从43°降低到8°,即"旋转位移"比仅有韧带发挥作用时小20%。

在自由的旋前和旋后过程中,远侧桡尺关节趋向于分离(图4-116),并且,当旋前和旋后被其他同时发生的运动(图117)所"阻碍",且随这种阻碍力量的增加,分离趋向将增大。

近侧列腕骨在旋前旋后运动"受阻"时(图4-118)产生了30°的"旋转位移",同时将近侧列的前凹而改变了7°(图4-119)。扫描技术的进步提高,使我们对腕关节在旋前旋后过程中所发生的变化作进一步深入的研究。然而,有一件事是确定的,即肌肉的收缩,尤其是屈肌的收缩,可以将腕关节复合体维持在一起。腕由肌腱包绕(图4-120,前面观;图4-121,后面观),这些作用在腕关节复合体上的肌肉如离合器一样,它们所发挥的作用对于旋前旋后过程中将力偶从前臂传递到上肢是必需的。

尺侧腕伸肌的同时收缩(图4-122)在这里发挥着正面作用,因为它使环状韧带的悬带重新紧张,并增强了近侧列腕骨和远侧尺桡关节之间的内聚性。

另一个有趣的结论是,上述机制的研究仅能在活体上进行,因为肌肉收缩对保持腕关节的内聚性极其重要。

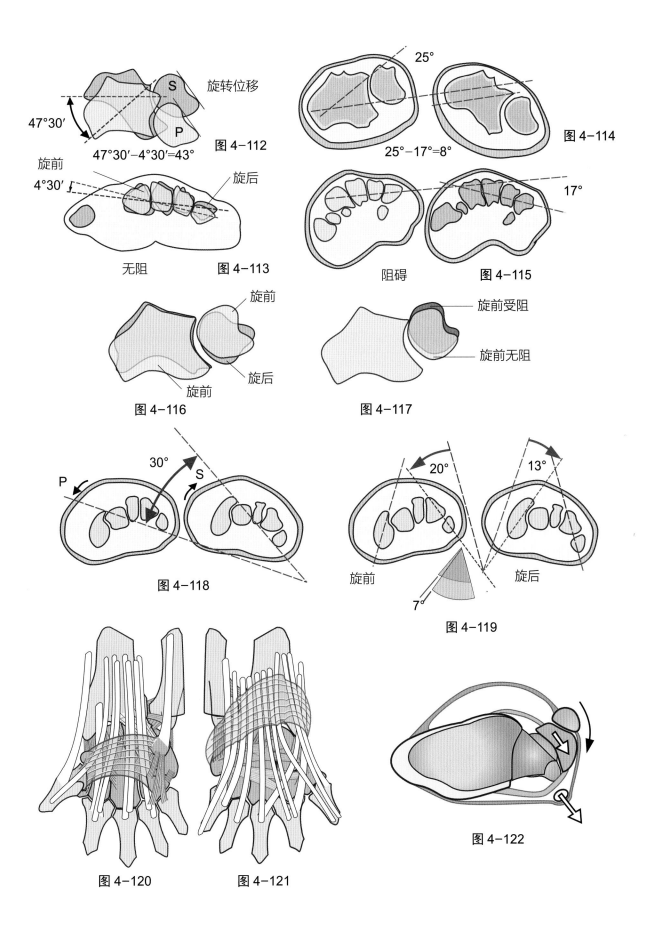

图 4-112

旋转位移

47°30′

47°30′-4°30′=43°

旋前

4°30′

旋后

无阻　　图 4-113

25°

图 4-114

25°-17°=8°

17°

阻碍　　图 4-115

旋前

旋后

旋前

图 4-116

旋前受阻

旋前无阻

图 4-117

P

30°

S

图 4-118

20°

13°

旋前

旋后

7°

图 4-119

图 4-120　　图 4-121

图 4-122

第 4 章　腕关节　187

Chapter 4　The Wrist

腕的创伤病变

这幅扫描图像示意图（图 4-123）取自与头状骨头部水平的平面，外侧面为手舟骨，依次向内的分别为钩骨的近侧延伸部分、三角骨和豌豆骨。该图也显示了近侧列腕骨的凹曲度是如何根据腕关节旋前或是旋后而变化的。旋后位时近侧列腕骨的曲度要比旋前位时的大，这是因为腕的边缘相靠近了 3mm（从 47mm 到 44mm），而手舟骨和头状骨之间的夹角向后增加了 2°，钩骨和三角骨之间的夹角增加了 7°。

这个凹曲面（图 4-124）由屈肌支持带和前骨间韧带维持。在腕管综合征的手术治疗中（图 4-125），为屈肌提供人体最强大滑车作用的屈肌支持带被切断，凹曲面的边缘向外分离了 3～5mm。此时，前骨间韧带（图 4-126）变成防止凹曲面完全变平的唯一韧带（黑箭）。因此，更好的手术方法是延长屈肌支持带而不是简单地将其切断。

腕是最容易遭受创伤的关节，如跌倒时手伸直或外展情况下。以下结构可以阻止腕关节的过度外展。

- 附着到三角骨的韧带抗力。
- 桡骨茎突。

桡骨远端骨骺（图 4-127）分离骨折，或者手舟骨撞击桡骨茎突后在中部发生骨折，都取决于手舟骨相对于腕关节近侧关节面的位置（图 4-128）。在其他情况下，桡骨茎突骨折通常伴有舟月韧带的断裂（未显示），只有通过系统检查，才不会漏诊。手在伸展位时损伤，将导致整个桡骨远端骨折（图 4-129，矢状面），并使其向后倾斜。相同的创伤机制也可经常导致第 3 后内侧骨块的分离（图 4-130 横断面），并累及远侧尺桡关节。

在其他情况下，伸展运动使头状骨前方韧带在附着处断裂（图 4-131），头状骨移位到月骨后面，而月骨保持原位，即腕关节的月骨后位脱位。这种脱位（图 4-132）撞击了月骨的后角，并造成月骨后方附着处的断裂（图 4-133），使月骨向前移位。月骨随即自旋 180°，而头状骨的头部取代月骨相对于腕关节近侧关节面远端位置。这就是腕关节月骨周围脱位，除非采取标准的侧位片及 3/4 位置片，否则在影像学上很难诊断。

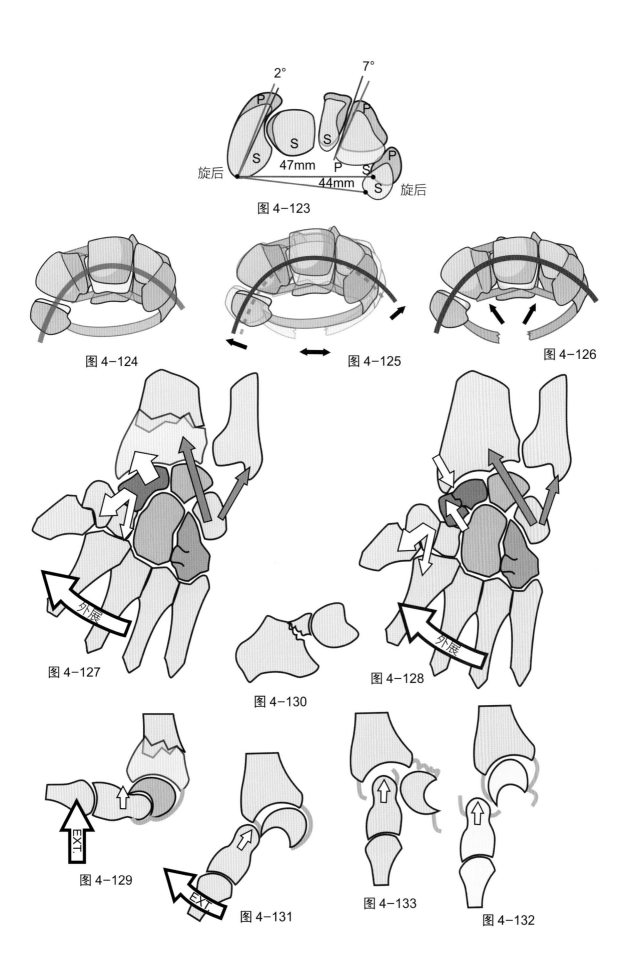

图 4-123

图 4-124

图 4-125

图 4-126

图 4-127

图 4-130

图 4-128

图 4-129

图 4-131

图 4-133

图 4-132

腕的运动肌

动腕肌的肌腱包绕着腕关节，属于手指的外在肌和腕部的肌肉，动腕肌中仅有 1 块肌肉（尺侧腕屈肌）附着于近侧列腕骨，即豌豆骨。

图 4-134（腕前面观图示）显示如下。

● 桡侧腕屈肌（1）走行在屈肌支持带深面的一条沟内，在腕管处分开，附着到第 2 掌骨基底的前面，并以更小的角度附着到第 3 掌骨基底和大多角骨上。

● 掌长肌（2），力量稍逊，垂直插入到屈肌支持带，它发出 4 条腱前纤维带到掌筋膜尖处。

● 尺侧腕屈肌（3）穿过尺骨茎突前方，主要附着于豌豆骨近侧，以及屈肌支持带、钩骨角和第 4、5 掌骨基底。

腕关节的后面观图示（图 4-135）显示如下。

● 尺侧腕伸肌（4）经过尺骨茎突前方坚固的纤维鞘，附着到第 5 掌骨基底后方。

● 桡侧腕短伸肌（5）和桡侧腕长伸肌（6）沿着"解剖学上的鼻烟壶"上面走行，分别附着到第 3 掌骨基底（6）和第 2 掌骨基底（5）。

从腕关节内侧缘角度观察，可显示以下结构（图 4-136）。

● 尺侧腕屈肌（3）因豌豆骨的杠杆臂作用而增加了它的肌力。

● 尺侧腕伸肌（4）。

这 2 条肌腱位于尺骨茎突的一侧。

从腕关节后侧缘角度观察，可显示以下结构（图 4-137）。

● 桡侧腕长伸肌（6）和桡侧腕短伸肌（5）。

● 拇短展肌（7）附着到第 1 掌骨外侧面。

● 拇短伸肌（8）附着到拇指近节指骨基底的背面。

● 拇长伸肌（9）附着到拇指远节指骨基底的背面。

桡侧肌肉（桡侧腕伸肌）和运动拇指的长肌腱包绕桡骨茎突。解剖学上的鼻烟壶区位于的拇长伸肌腱和前方的拇长展肌腱及拇短伸肌之间。

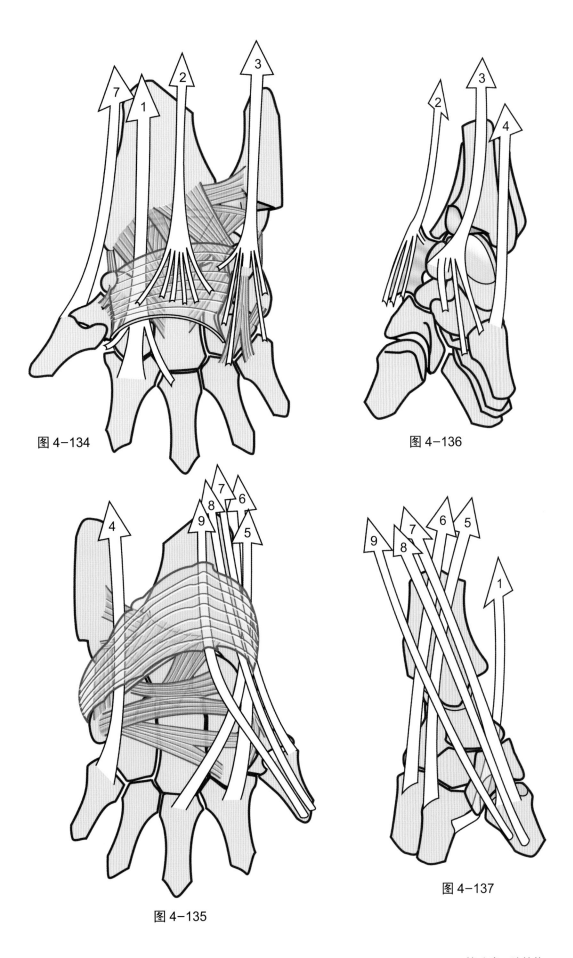

图 4-134

图 4-136

图 4-135

图 4-137

腕关节肌肉的作用

腕关节的运动肌根据腕关节的运动轴分为以下 4 个功能组群（图 4-138，横断面）。

- 屈伸的 AA′轴（红箭）。
- 展收的 BB′轴（蓝箭）。

这幅图显示了右腕关节远侧的一个冠状断面，因此 B 为前面，B′为后面，A′为外侧面，A 为内侧面，图中显示的肌腱与腕和手指的运动肌相对应（图 4-139）（手指肌肉的标记将在后文详细介绍）。

组群 I 位于前内侧象限，由尺侧腕屈肌（1）组成。尺侧腕屈肌因位于 AA′轴和第 5 掌骨腱性膨大的前面，所以它能屈曲腕部，又由于它还位于 BB′轴的内侧，所以它同时也能使手内收。某些人用左手来拉小提琴，正是源于这种屈曲和内收相结合的运动。

组群 II 位于后内侧象限，由尺侧腕伸肌（6）组成。尺侧腕伸肌因位于 AA′轴的后方，所以它能伸腕，又由于它还位于 BB′轴的内侧，所以同时它还能使手内收。

组群III位于前外侧象限，包括桡侧腕屈肌（2）和掌长肌（3），由于组群III位于 AA′轴的前方，所以它们能屈曲腕，又由于它们还位于 BB′轴的外侧，所以同时它们还能使手外展。轴的外侧，所以同时它们还能使手外展。

组曲IV位于后外侧象限，包括桡侧腕长伸肌（4）和桡侧腕短伸肌（5）由于它们位于 AA′轴的后方，所以它们能伸腕，又由于它们还位于 BB′轴的外侧，所以同时它们还能使手外展。

根据以上结论，任何腕部肌肉都没有单一的运动。因此，如果要使腕做单一运动，必须有两组肌肉同时发挥作用，以废除某一种运动。

- 屈曲（Flex）：组群 I（FCU）和组群 II（FCR+PL）。
- 伸展（Ext）：组群 II 和组群IV（桡侧腕伸肌）。
- 内收（Add）：组群 I（FCU）和组群 II（ECU）。
- 外展（Abd）：组群III（PL）和组群IV（桡侧伸肌）。

这就是在 4 个参考平面上所定义的腕部运动，但是实际上腕部的自然运动发生在一个倾斜平面上。

- 屈曲—内收。
- 伸直—外展。

另外，Duchenne 和 Boulogne（1867）通过电刺激揭示了以下事实。

- 只有桡侧腕长伸肌（4）能伸直并外展，而桡侧腕短伸肌仅作为单一的伸肌，由此凸显了它的生理重要性。

- 正如桡侧腕长屈肌一样，掌长肌为直接屈肌，它使手在旋前同时还能屈曲第 2 腕掌关节。桡侧腕屈肌受电刺激后并不发生外展，当腕关节桡偏时，它则收缩，以抵消腕关节的主要外展肌，即桡侧腕长伸肌的伸长作用。

● 手指的运动肌，即指浅屈肌（12）和指深屈肌（7）可以在特定情况下运动腕关节，而拇长屈肌（13）也可以小幅度运动腕关节。

● 手指的屈肌仅在它们已完全收缩前，以及屈曲手指动作受阻时才会用屈腕作用。

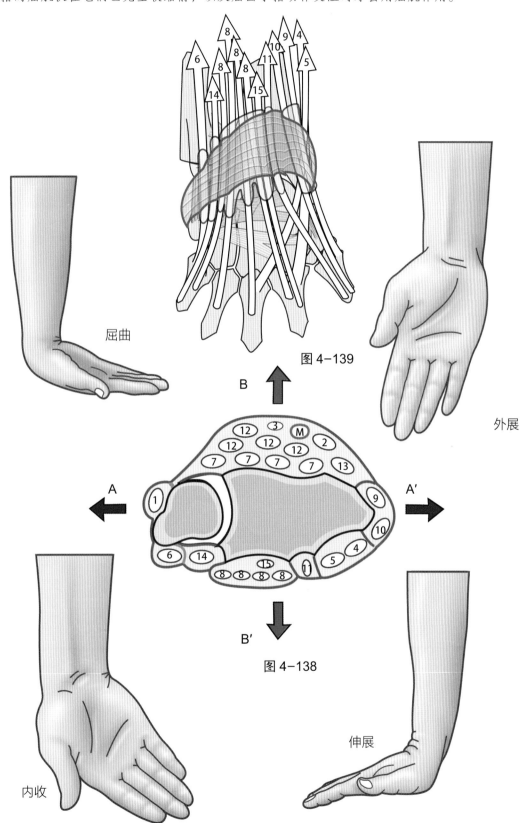

屈曲

图 4-139

外展

内收

伸展

图 4-138

腕关节肌肉的作用（续）

如果手握住一个类似瓶子的大物体，手指的屈肌可以发挥屈腕作用。

同样，手指的伸肌（8），在小指伸肌（14）和示指伸肌（15）的协助下，有助于握拳时伸腕动作的实现。

● 如果拇长展肌（9）和拇短伸肌（10）的运动不被尺侧腕伸肌的运动所抵消，那么它们可以使腕外展。如果尺侧腕伸肌同时收缩，拇长展肌则单独外展拇指。因此，尺侧腕伸肌的协同作用对于拇指外展尤为重要，在这种情况下，尺侧腕伸肌可以称为腕关节的"稳定肌"。

● 拇长伸肌（11）能使拇指伸直和后退，当尺侧腕屈肌不发挥作用时，它也可以使腕关节外展和伸展。

● 腕关节的另一块"稳定肌"是桡侧腕长伸肌（4），它对于保持手在中立位十分重要，次肌肉麻痹将会导致手的永久尺偏。

腕关节肌肉的协同和稳定作用（图 4–140）

腕关节伸肌与手指屈肌的作用是协同的。

● 在腕关节背伸过程中（a），不确切地可以称为背屈过程中，手指会自动屈曲，如果在这个过程总要伸直手指的话，需要做主动运动。

● 另外，当腕处于背伸位时，屈肌能发挥最大收缩效率，这是因为此时屈肌腱相对于腕关节中立位或屈曲位时长度要短些。用拉力测量指屈肌在腕屈位时的力量，显示该力量仅为其在腕伸位时的 1/4。

腕屈肌与手指伸肌的协同运动如下。

● 当腕屈曲时（b），近节指骨自发伸直。如果要手指屈向掌面，需要做主动运动，而且此时屈曲力量是很弱的。指屈肌的收缩限制了腕关节的屈曲，伸直手指可以使腕关节屈曲增加 10°。

上述肌肉运动的精细平衡很容易被打破。因 Colles 骨折复位不良所造成的畸形会改变腕关节前臂侧关节面的方向，并且指屈肌也会因腕伸肌的牵拉影响其功能的有效发挥。

腕关节功能位

腕关节的功能位（图 4–141）对应于手术运动肌，尤其是屈肌最大收缩时的位置。这个位置定义如下。

● 腕轻度背伸（背屈）40°～45°。
● 轻度尺偏（外展）15°。

腕关节位于此位置时，最适合手发挥其握抓功能。

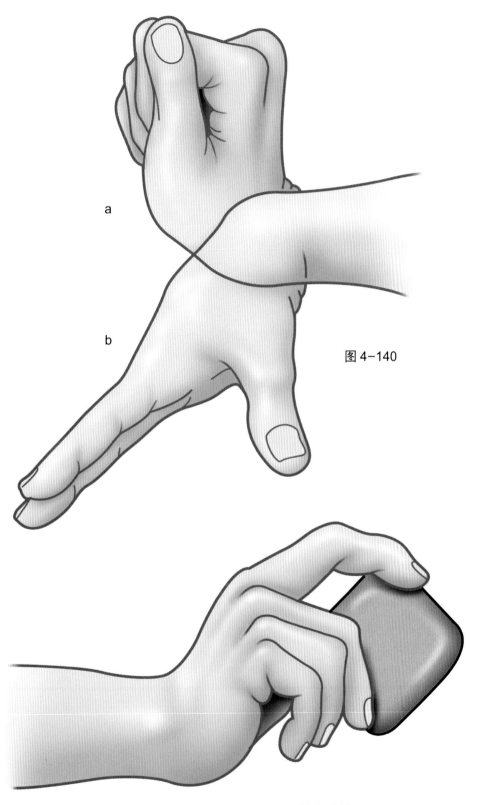

图 4-140

a

b

图 4-141

第5章 手 部

Chapter 5　The Hand

石玲玲 **译** 肖 棋 **校**

人类的手是一种非凡的工具，由于其具备重要的抓握功能而可以执行无数的动作。

从龙虾的螯到猿的手，所有形式的'手'都可以抓握，但只有人类的手独具完美的功能，这归因于人类拇指的独特运动，即拇指可以和其他4指接触。尽管我们经常提及拇指的对掌功能，但它不是人类所特有的功能，类人猿也具有该功能，但其运动幅度比人类局限很多。另一方面，一些四手猿，如其名字一样，长有4只手，也有4个拇指。

从功能学角度，手是上肢的末端效应器，给上肢机械性支持，并使上肢做任何给定的动作使处于最合适的位置。然而，手不仅是一个运动器官，而且是一个灵敏和精确的感受器，可以反馈它运动过程中的重要信息。最后，它让大脑皮层知道物体有多大，离手有多远，从而负责视觉的发展。如果没有手，我们的视觉世界会变得平坦和缺乏对照。

手也可以表达精神状态和想法。通过手势的帮助下，它可以创造出一种语言，这种语言具有国际性和普遍性的优势，就像面部表情一样。

相对拇指与其他4指关节，手更重要的功能是手脑配合。大脑指挥手运动，而手反过来可以调整大脑发出的指令。因此，手与大脑形成了一对不可分割、相互作用的功能联合体，并且这种紧密的相互作用使人类拥有可主宰其他物种，以及凭意愿改变自然，使之向好或坏方向发展的可畏能力。这是事关人类职责的严肃问题。

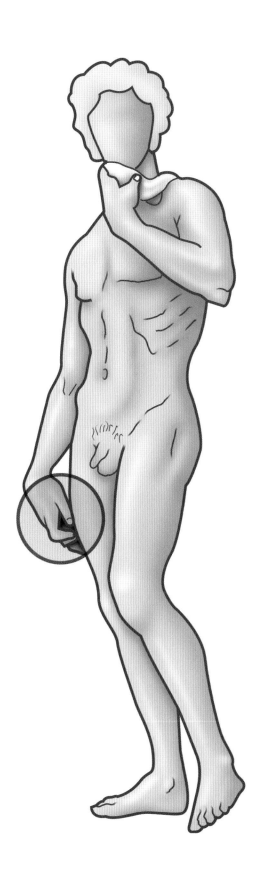

手的抓握能力

人类的手因其结构具有抓握能力，即它可以在拳头握紧时或当其包住一个物体时自行闭合。

当手完全张开时（图5-1，前面观），手掌得以暴露（1），它位于腕的远侧（9），与五指形成关节。手的前面为手掌面。手掌心中凹使得它可以接受不同大小的物体。手以两侧的隆起或凸起为界，即外侧以拇指基底的大鱼际肌（4）为界，内侧以小鱼际肌（7）为界，小鱼际肌形成了手的内侧缘（27），是小指远侧的附着点，小指通过第4指蹼间隙（13）与环指分隔。

手掌内掌纹纵横交错，且分布因人而异，是手相学这种伪科学形成的基础。手相学中对掌纹的命名，以及与之对应的解剖学命名如下。

- 远侧掌横纹（2）或"智慧线"在最远侧，位于手掌的内侧缘。
- 中间掌横纹（3）或"心脏线"在远侧掌横纹的近侧，从手掌外侧缘发出。
- 近侧掌横纹（5）或"生命线"在最近侧，位于大鱼际肌的内侧缘。因它呈斜行走向，故形成了掌沟的底。

在掌面还有一条不明显的皱褶线，沿着小鱼际肌内侧缘纵行走向，做握拳动作时显露更明显。这是小鱼际掌纹或"幸运线"，是4条掌纹中变异最大的。浅肌，即掌短肌收缩，在小鱼际肌内侧缘形成了一个浅凹（8）。

描述这些掌纹不是没有意义的，因为它们是掌面重要的标志。掌纹的形成是由附着于深层组织的纤维牵拉所致，这使得手处于任意位置时，能保持掌心凹陷。这些掌纹在外科上为深层组织的定位提供体表标志，我们要避免做与其垂直的切口，以防形成瘢痕，影响手的功能。

5指分为以下2组：4个长的手指和1个短的手指（拇指）。长手指的长度各不相同。最长的手指为中指，位于中间；其次为示指，在中指外侧；随后是环指，在中指内侧；最短的是小指，位于最内侧。这些长手指在掌面有3条横纹，表明每个手指都有3个指骨。

- 远侧指间横纹（17）通常为1条，位于远侧指间关节的远端，与指腹（18）毗邻。远节指骨的背侧表面由指甲覆盖，指甲周围被指甲基质（38）形成的甲褶（37）包绕。指甲基质位于指甲基底部和远侧指间横纹之间的皮下。
- 近侧指间横纹（14）通常为2条，与相应的近侧指间关节处于同一水平，靠近第2指骨（16）。
- 指掌间横纹（12），1条或2条，位于指掌结合处，靠近指骨间关节，与近节指骨（15）毗邻。

这些横纹的功能与掌横纹一样，起牵拉皮肤的作用。

拇指为独特的短手指，相对于其余4指，位于手的近侧，与手掌面外侧缘接触。拇指有2个指骨和1个掌骨即第1掌骨（图5-3，32），相比另外4指，它更加灵活且功能接近指骨。拇指有2个横纹，指骨间横纹（23）与远节指骨近侧，即指腹（22）毗邻，位于指骨间关节的稍微远侧。掌骨指骨间横纹通常为2条（20和21），位于指骨间关节近侧。

大鱼际根（6）的位置与舟状骨结节相一致。

在腕掌结合部的附近有许多横纹，例如腕屈横纹（9），它位于桡腕关节的远侧。在腕部可以看到桡侧腕屈肌（10）突出的肌腱，其构成桡动脉触诊部位（11）的内侧缘。

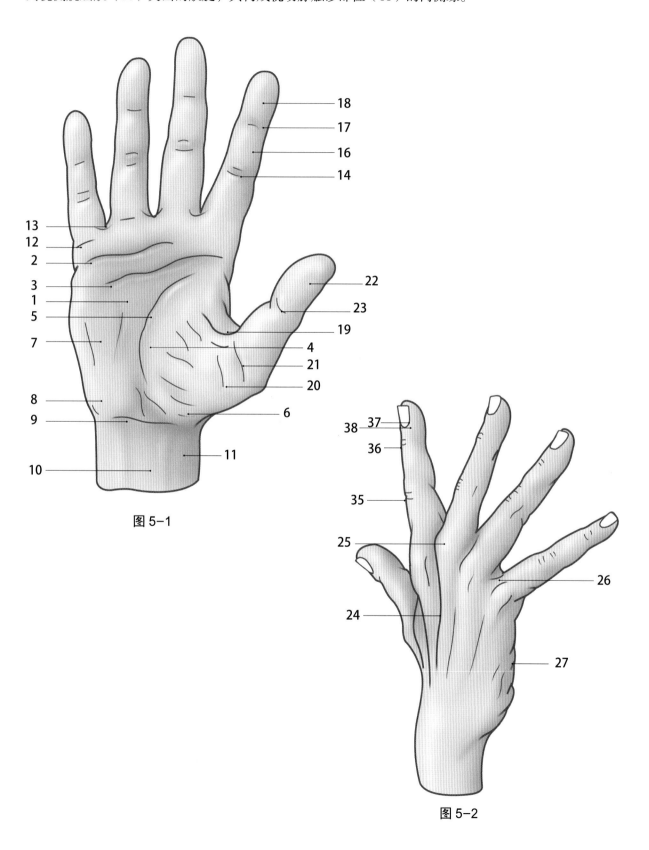

图 5-1

图 5-2

手的抓握能力（续）

在手准备握紧物体时（图 5-3，外侧观），伸肌牵动长手指伸展，手指伸展的程度从示指到小指逐渐减小，而拇指由于深部的第 1 指间隙（19）而伸展和外展。掌指关节（33）不像拇腕掌关节（31）那样，仅略微突出。在手背近侧可以看到鼻烟窝（28），其与拇长伸肌腱（30）相毗邻。在腕的外侧缘有桡骨茎突（29）形成的凸起，在后内侧缘有尺骨小头（34）形成的凸起，当手位于旋后位时，该凸起消失。

当手准备握紧物体时（图 5-2，内侧观），由掌骨移位导致手随着手掌扭曲而发生扭转，该现象在手的内外侧更加明显，尤其是第 5 掌骨。指间隙基底部（26）在掌面更加突出。掌骨头（25）和伸肌（24）也向外突出。近侧（35）与远端（36）指间横纹轮廓显现更加清楚。在远指间横纹和指甲近侧缘之间的皮下有指甲基质（38）存在。

手在使用时，5 指的重要性不断发生变化。手由 3 个功能区组成（图 5-4）。

● 抓握 I 区，即拇指，它在功能方面最重要因为它能与其他 4 指相对。拇指的缺失会损害手的功能，因此要避免任何造成拇指损伤的风险，例如佩戴戒指时如果戒指偶然卡住会导致拇指的广泛撕脱伤。

● 抓握 II 区，由中指和更为重要的示指组成，其中拇指和示指之间的间隙是发挥作用所必需的。例如，全球一半以上人口使用拇指、示指和中指 3 指之间的间隙准确抓握来进食。

● 抓握 III 区，在手尺侧缘的内侧，包括环指和小指，对于保证手掌的完全抓握和任何牢固抓握都是必要的。例如在抓握工具柄时，这一区域是必不可少的。

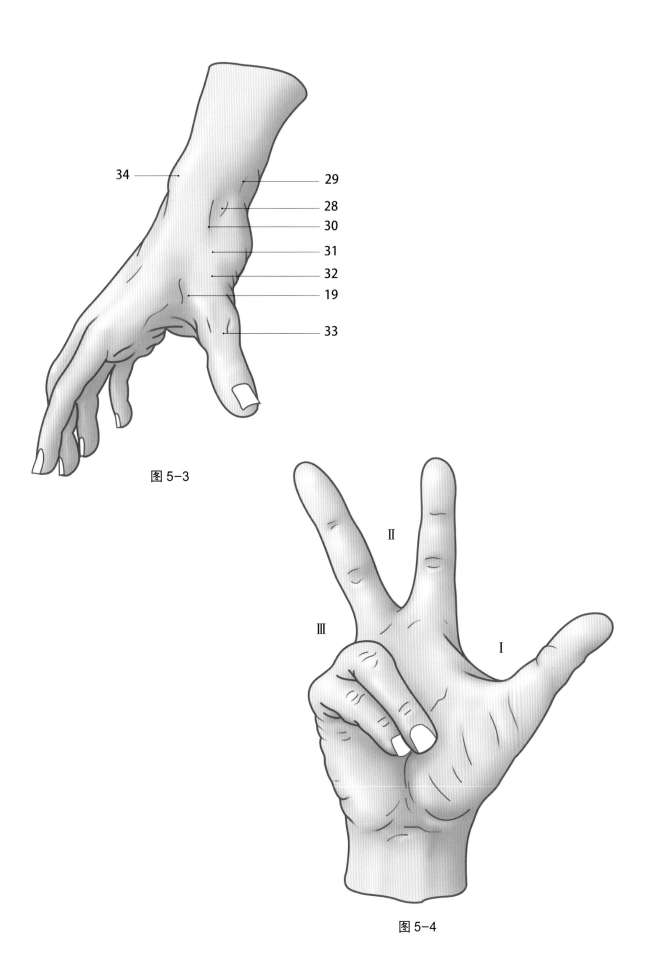

34 ——————
—————— 29
—————— 28
—————— 30
—————— 31
—————— 32
—————— 19
—————— 33

图 5-3

II

III

I

图 5-4

手的结构

手可以通过改变其结构来实现抓握物体。

在一个平面上，例如一块玻璃片上（图 5-5），手可以伸展并展平，其中大鱼际肌（1）、小鱼际肌（2）、掌骨头（3）和手指腹面（4）与玻璃相接触（图 5-6）。只有手掌的下外侧面不与玻璃接触。

当手需要抓握较大的物体时，手掌变得凹陷，并形成 3 个不同方向的弓。

- 横弓（图 5-7），腕侧弓 XOY（蓝色）与腕的凹面相对应，并始终远离由掌骨头形成的掌弓。腕沟的长轴（蓝色）与月骨、头状骨和第 3 掌骨相交。

- 纵弓，腕掌指弓从腕部呈扇形展开，它由各手指的掌骨和指骨组成。这些弓掌面呈凹形，每个弓的中心位于掌指关节水平，因此位于中心点的任何肌肉失稳都会影响弓的凹度。纵弓中最重要的两个弓是：

  ➤ 中指纵弓 OD_3（图 5-7），与腕沟轴在同一直线上。

  ➤ 示指纵弓 OD_2（图 5-8），通常与拇指纵弓相互作用。

- 斜行弓（图 5-7 至图 5-9），即抵抗弓或斜行弓，它们由以下结构组成。

  ➤ 最重要的是连接拇指和示指的弓（D_1-D_2）

  ➤ 最极端斜行的是连接拇指和小指的弓（D_1-D_5）。

总之，当掌心凹陷时（图 5-8），手的前部形成一条凹沟，其边界显示以下 3 个体表标志。

- 拇指（D_1），单独形成沟的外侧缘。

- 示指（D_2）和小指（D_5），构成内侧缘。

- 越过沟两侧缘的 4 条斜行弓。

这条呈完全倾斜走行的掌沟（大的蓝箭，图 5-8 和图 5-9）与抵抗弓相交。

它从小鱼际肌的基底（图 5-7，X），豌豆骨在此处可触及，延伸到第 2 掌骨头处（图 5-7，Z），与掌横纹"生命线"位置相当。该掌沟走向与手抓握圆柱形物体，如抓握工具时的方向一致。

相反的，当手指尽量分开时（图 5-10），手掌是平的，拇指和小指指腹之间的最大距离为指距。钢琴家必须具有至少八度音的指距。

最后不会被轻易忽视的是，一只健康正常的手所具有的协调结构（图 5-11）及设计完美的组成结构，如图显示那样，相应关节呈螺旋状，且螺旋集中到一点（星形标记）。这些对于画家、制图人员和外科医生是十分有用的。由于病态下的手具有明显的表征，外科医生可以此来鉴别手的正常和病态。总之，正常手在结构和功能方面具有美学上的完美和统一。

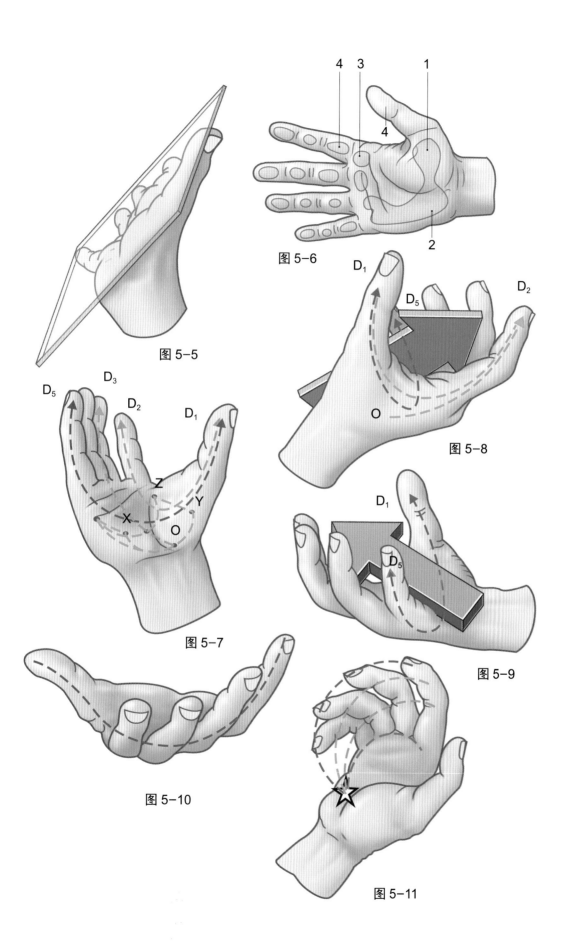

图 5-5

图 5-6

图 5-7

图 5-8

图 5-9

图 5-10

图 5-11

手的结构（续）

当手随意展开时（图 5-12），5 指的中轴线向大鱼际肌基底部集中，均朝向体表触诊的手舟骨结节。手指在冠状面上做诸如内收和外展的运动时，是以手的长轴而不是以身体的对称面作为参照，即以过第 3 掌骨和中指的长轴为参照。因此，对手指运动的描述应当用分离的称谓取代外展（图 5-12），用靠近的称谓取代内收（图 5-13）。在这些运动过程中，中指是几乎不动的，但就体轴而言，中指也会随意的外展和内收。

当手指随意聚拢时（图 5-15），各指的长轴不是平行的，而是汇聚到手掌远侧的一点。这是手指不是圆柱状的，而是朝指腹方向逐渐变细。

当手指处于自然姿势时（图 5-14），例如处于它们可以相互靠近和分离的位置，各指间距离很近，但它们的纵轴并不汇聚在某一点上。如图所示，后 3 个手指是平行的，前 3 个手指彼此不平行，中指代表手的轴，即"过渡区"。

当手握紧拳时，尽管远侧指间关节仍可以伸展（图 5-13），四指的两个远节指骨长轴和拇指的长轴（不考虑末节指骨）可集中汇聚在一点，相当于"桡动脉搏动点"。此时，示指的长轴与手的长轴平行，而其他 4 指的长轴逐步倾斜，离示指越远，倾斜角约大。有关手的这种结构布局的原因和作用，我们将在以后章节中进行讨论。

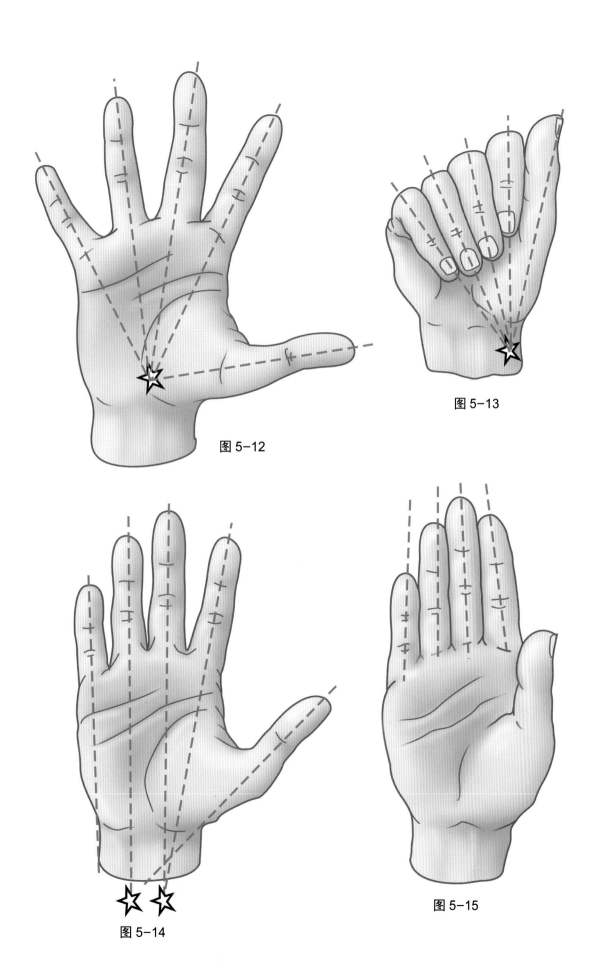

图 5-12

图 5-13

图 5-14

图 5-15

腕

腕部前（掌）面形成一条凹形的腕沟，由屈肌支持带从两侧插入形成一条骨性通道。

在伸腕时检查手的骨骼（图 5-16）或沿腕管长轴进行放射影像学检查时，腕管的走向均可清晰的观察到。腕管的两侧缘包括以下内容。

- 外侧缘，由手舟骨结节（1）和大多角骨嵴（2）组成。
- 内侧缘，由豌豆骨（3）和钩骨（4）组成（这些用数字标记的相同结构也出现在其他示意图中）。

在横断面上，腕管的走行由以下 2 个水平切面显示如下。

- 第 1 切面（图 5-17）经过近侧列腕骨（图 5-19 水平 A），从外向内依次是手舟骨（1）、被月骨两角包围的头状骨（5）、三角骨（7）和豌豆骨（3）。
- 第 2 切面（图 5-18）经过远侧列腕骨（图 5-19，水平 B），从外向内依次是大多角骨（2）、小多角骨（6），头状骨（5）和钩骨（4）。在远侧切面（图 5-18），屈肌支持带的位置用阴影线（绿色）显示。

在掌心凹陷的过程中，由于各腕骨间关节的微小运动，腕管通常也加深，这些运动由鱼际肌（箭 X）和小鱼际肌（箭 Y）发起，它们附着在屈肌支持带上并牵拉韧带（图 5-18），使骨性隧道的两侧缘更加接近（虚线显示）。

在纵切面上，腕（图 5-19）可以看作由以下 3 个柱组成（图 5-20）。

- 外侧柱（a）最为重要，包括拇指柱（Destot），由手舟骨、大多角骨和第 1 掌骨组成。示指柱，从小多角骨处发出，包括小多角骨和第 2 掌骨。
- 中间柱（b）包括月骨、头状骨和第 3 掌骨，并形成手的长轴（如前所述）
- 内侧柱（c），环小指的末端，包括三角骨和钩骨，它们与第 4 和第 5 掌骨构成关节。豌豆骨并"拉回"覆盖在三角骨表面，并不参与力的传导。它是尺侧腕伸肌腱的插入点，并起杠杆作用。

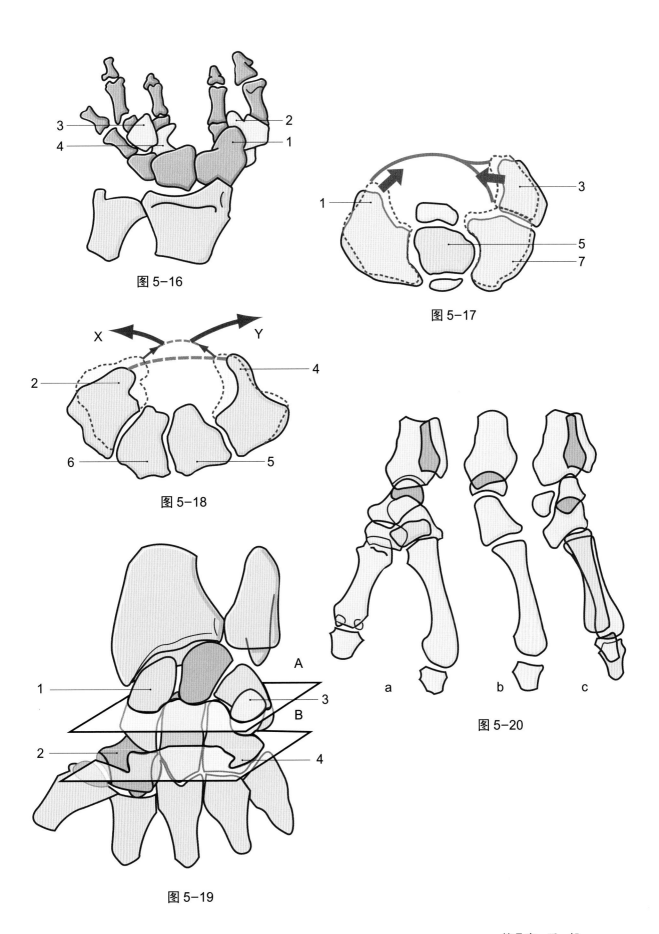

图 5-16

图 5-17

图 5-18

图 5-19

图 5-20

手掌的凹陷

手掌的凹陷实质上由后 4 个掌骨（2～5）掌骨的运动引起（第 1 掌骨的运动可以忽略）。发生在腕掌关节的运动由短距离的屈伸运动组成，属于平面关节运动类型，但它们的运动范围从第 2～5 掌骨逐渐增加。

- 当手放平时（图 5-22，正面观），第 2～5 掌骨头位于同一平面上（AB）。

- 当手掌凹陷时，第 3～5 掌骨头向前运动到 A'，即处于屈曲位（图 5-21，侧视图），移动幅度越大，小指越接近掌面。此时，掌骨头位于曲线 A'B 上，相当于掌横弓水平。

需要注意以下两点。

- 第 2 掌骨头（B）没有明显移动，处于大多角骨和第 2 掌骨关节的屈伸活动也可以忽略不计。

- 但是，第 5 掌骨头（A）的移动度最大（图 5-22），不仅可以向前运动，还略微有侧向运动（A'）。

因此，我们需要分析位于钩骨和第 5 掌骨之间的第 5 腕掌关节。它属于具圆柱状表面的鞍状关节，在 2 个平面上的关节轴都是倾斜的，这就解释了为什么掌骨头可以发生侧向运动。

- 图 5-23（腕骨远侧列的远侧面）显示，经过钩骨内侧面的轴 XX' 在侧位和正位上都是明显倾斜的（红色虚线）。

- 因此，任何与这个轴有关的运动都需要使第 5 掌骨头向前外侧移动。

- 轴 XX' 并不与掌骨长轴 OA 垂直，而与其成锐角（图 5-24），根据以下几何学原理，这条轴的方向也解释了为什么第 5 掌骨头发生侧向运动。

- 图 5-25 解释了圆锥旋转的现象，当直线 OZ 的 OA 段沿着与其垂直的轴 YY' 旋转时，将会在平面 P 上描绘出环形轨迹，并能与 OA″ 重合。

- 如果同样的 OA 段沿着倾斜轴 XX' 旋转，它将不会沿原平面运动，而是形成一个顶点为 O，与平面 P 正切的圆锥状轨迹。经过上述旋转后，A 点现位于圆锥基底的 A'位置。A'点不再位于平面 P 上，而是位于其前面（如图所示）。如果将这个几何推理与关节图像结合（图 5-24），就会逐渐明显为什么第 5 掌骨头 A 离开矢状面 P，并发生略微侧向运动。

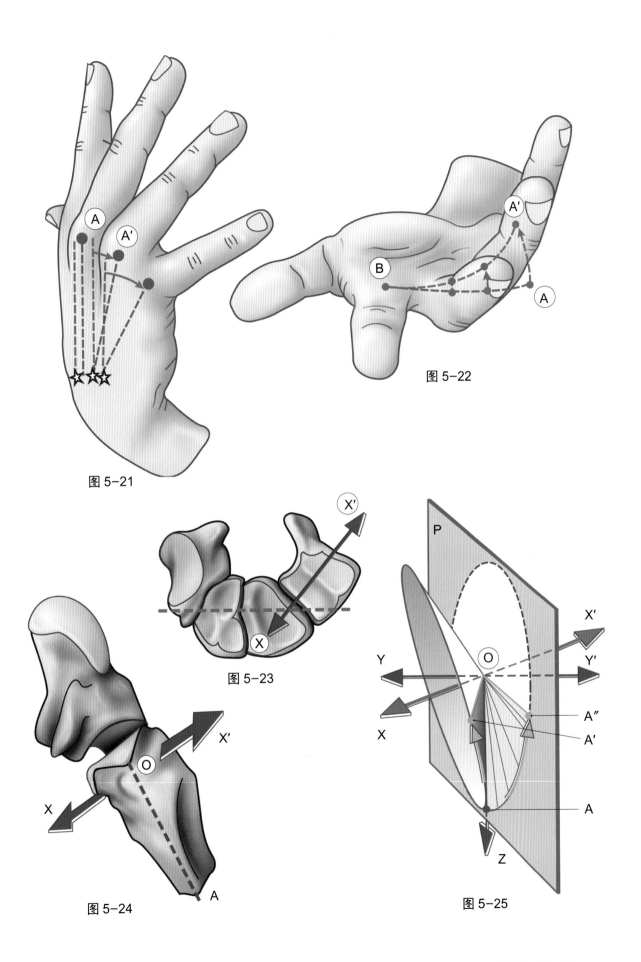

图 5-21

图 5-22

图 5-23

图 5-24

图 5-25

掌指关节

掌指关节属于 2 个自由度的髁状关节（图 5-26，掌指关节后方显露）如下。

- 在矢状面上沿着横轴 YY′（红色）的屈伸运动。
- 在冠状面上沿着纵轴 XX′（蓝色）的侧向运动。

掌指关节具有以下两个关节面。

- 掌骨头 A 为双凸状关节面，其前侧较后侧更宽。
- 近节指骨 B 的基底内含一个双凹状关节面，其关节面比掌骨头小得多。这个凹状关节面向前延伸为纤维软骨样的掌板（2），作为该关节面的支撑。它与指骨基底的前表面以小间隙（3）相接触，发挥类似铰链的功能。

事实上，如图 5-27（伸直位纵切面）显示，掌板（2）深层软骨面与掌骨头相连。屈曲时（图 5-28）掌板发生移动，经过掌骨头，顺着铰链样间隙（3），沿着掌骨掌侧面滑动。如果纤维软骨样掌板被与指骨基底紧密相接的骨性掌板所代替，屈曲运动将因骨性接触而提前终止。因此，掌板把两个看似矛盾的要求统一起来；增加了关节面的面积，且避免两股间发生任何的移动受限。

还有其他重要因素影响关节活动，例如关节囊和滑膜一定程度的松弛，这由关节囊的前隐窝（4）后隐窝（5）实现。其中，指骨基底部隐窝的深度对于掌板的滑行运动尤为重要。在指骨基底的后表面有伸肌腱的深束（6）插入。

关节两侧有 2 种类型韧带。

- 连接掌骨和掌板的韧带，它还控制掌板的运动。
- 侧副韧带，如图 5-26 断面（1）显示，它具有防止关节面分离并限制其运动的作用。

由于掌骨附着点（A）并不在掌骨曲率的中心（图 5-29），而是略微偏后，所以这些韧带在关节伸展时松弛，屈曲时拉紧。图中用双箭表示韧带张力变化的程度。

这些结构使得关节做侧向运动比较困难，当然也不是不可能，例如在掌指关节屈曲位时。相反，在伸展过程中，关节可以有向两侧 20°～30° 的侧向运动。当一个侧副韧带拉紧时，另一个韧带则松弛（图 5-32）。

手指屈曲范围接近 90°，其中示指实际屈曲 90°，而且越向外侧，手指屈曲范围越大（图 5-43）。此外，指间掌侧韧带限制单个手指的屈曲（如中指）（图 5-44）。

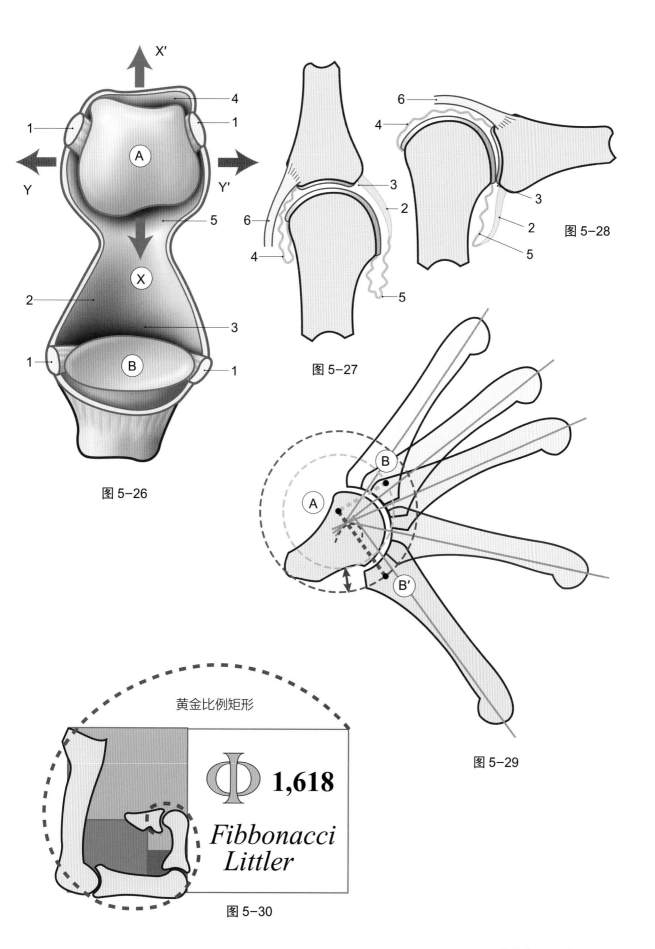

图 5-26

图 5-27

图 5-28

图 5-29

黄金比例矩形

Φ **1,618**

*Fibbonacci
Littler*

图 5-30

掌指关节（续）

手的伸直范围存在个体差异，达 30°～40°（图 5-45）。某些关节过度松弛，关节被动伸直可达 90°。当把掌骨和 3 个指骨作为一个复合体，研究该 4 个阶段的屈曲运动时，其屈曲运动轨迹（图 5-30）呈对数螺旋形，如美国外科医师 Litter 所示。这种螺旋又称为等角螺旋，由连锁的黄金比例矩形组成。因为它们的长宽比是 1.618，即黄金比例。这个数字 φ（读音 phi，由 Plato 发现）具有神秘的特征，因此赋予"神的比例"的名字。它源于斐波那契数列（斐波那契，意大利数学家，1180—1250），数列中的任何数字都是其前两个数字之和。如 1，2，3，5，13 等。第 25 个数字以前，2 个连续数字之间的比都是常数，即 1.618（你可以用计算机尝试算下）。这说明这四个骨性结构以这种复杂的数字关系方式联系在一起。在实际应用中，这种比例关系使得手指弯曲时各关节可以依次卷曲。

在掌指关节伸直过程中（图 5-31，冠状面），侧副韧带会松弛，允许掌指关节做侧向运动（图 5-32）。一条韧带拉紧，作为平衡，对侧另一条韧带松弛，这些运动由骨间肌发起，相反，在屈曲过程中，侧副韧带的松弛度在伸直过程中可以缩小，但在屈曲过程中不但不会缩小，反而处于最大拉紧状态。

这种状态的另一种重要结果是，掌指关节在伸直过程中必然是不能固定不动的，以防其发生不可逆的僵直。侧副韧带的松弛度在伸直过程中可以缩小，但在屈曲过程中不会缩小，且处于最大拉紧状态。

掌骨头的形状、韧带长度及走向是影响类风湿关节炎手指屈曲倾斜度和尺偏畸形的关节（据 Tubiana 报道）。

第 2 掌骨头（图 5-33，右侧下面观），明显不对称，后内侧明显增大，外侧平坦，内侧韧带比外侧厚且长，其附着点更靠后。

第 3 掌骨头（图 5-34）同样也不对称，但是程度不明显，其韧带与第 2 掌骨头相似。

第 4 掌骨头（图 5-35）较对称些，其两侧向后方均等膨出。其韧带厚度相近，外侧倾斜角度略大。

第 5 掌骨头（图 5-36）的不对称与第 2 及第 3 掌骨不同，其韧带与第 4 掌骨头相似。

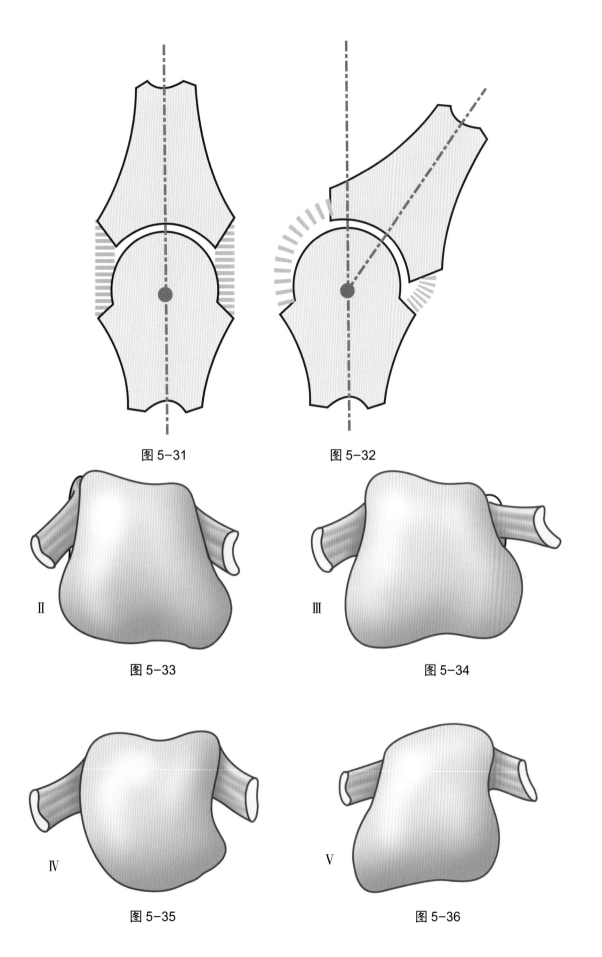

图 5-31

图 5-32

Ⅱ

图 5-33

Ⅲ

图 5-34

Ⅳ

图 5-35

Ⅴ

图 5-36

掌指关节韧带复合体

掌指关节侧副韧带属于韧带复合体的一部分，它控制伸肌和屈肌的中心腱。

图 5-37（关节后外侧观和外侧观）同样显示了位于掌骨 M 和第 1 指骨 P_1 之间前后包绕掌指关节周围的肌腱。

- 指伸肌（1）位于关节囊背侧面，它发出深部膨大束（a）附着在第 1 指骨的基底。其后又分为中央腱束（b）和两侧束（c），接受骨间肌的附着（未显示）。在深部膨大束离开肌腱前，小的矢状带（d）从肌肉的外侧缘分出，在接受深层掌骨间韧带（4）前越过关节的外侧面。因此，在关节屈曲过程中，伸肌腱由于越过掌骨头背侧凸面保持轴向运动，这是一种非稳定姿势。

- 指深屈肌（2）和指浅屈肌（3）进入掌骨滑车（5）。掌骨滑车起于掌板水平（6），延伸（5′）至第 1 指骨掌面（P_1），此处，浅腱和深肌腱（2）结合前分成两束（3′）。

关节囊（7）由侧副韧带加强，附着在掌骨头的外侧结节，位于曲率中心线的后方，由以下 3 部分组成。

- 掌指束（9）向远端倾斜走行，并向前朝向第 1 指骨基底。
- 连接掌骨和掌板的束（10）向前走行，插入至掌板缘（6），由此抵住掌骨头并保持稳定。
- 连接指骨和掌板的细束（11）帮助伸直过程中掌板的恢复。

掌骨深横韧带（4）附着在掌指关节掌板的邻近缘，因此其纤维广泛分布在与这些关节水平的位置。它协助形成容纳骨间肌的纤维通道（未显示），并位于蚓状肌腱后方（图 5-42 和图 5-88）。

掌骨滑车（5）附着在掌板的外侧缘，通过连接掌骨至掌板（6）的韧带以及掌板自身外侧方向的悬吊固定。

这一滑车韧带在掌指关节屈曲过程中发挥重要作用。

- 当韧带完整时（图 5-38），韧带纤维线远侧卷起（红箭），使背离掌骨头的力（白箭）重新分布。因此，屈肌腱保持贴近关节，指骨头也保持稳定。

- 当疾病状态（图 5-39），例如，类风湿关节炎，当韧带肿胀并最终断裂时，这种力量不是朝向掌骨头而是朝向第 1 掌骨基底，由此导致掌骨头脱位，使其更为突出。

- 这种情况（图 5-40）在某种程度上可以通过部分切除近侧掌骨滑车得以矫正，但会导致屈肌效率的下降。

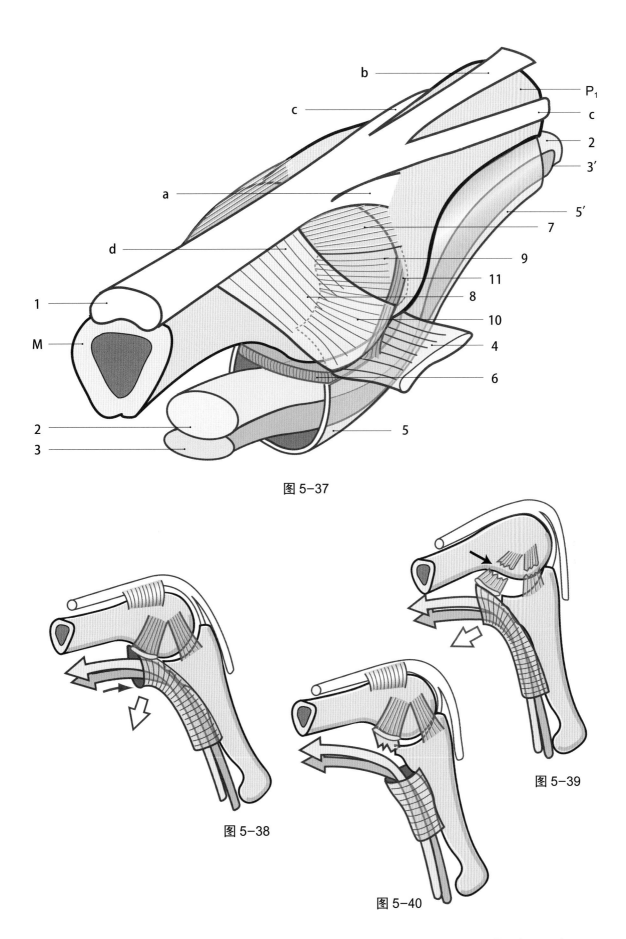

图 5-37

图 5-38

图 5-39

图 5-40

掌指关节韧带复合体（续）

指总伸肌腱（图 5-41）在腕的背侧面会聚，由于掌骨长轴和第 1 指骨之间夹角的形成，其在尺侧受张力作用（白箭）。示指和中指形成的这个角度（分别是 14° 和 13°）大于环指和小指形成的这个角度（分别是 4° 和 8°）。只有位于桡侧缘的伸肌腱桡侧矢状带和这一趋势相反，其伸肌腱在掌骨头背侧凸面向内侧移位。

对类风湿关节炎患者（图 5-42，掌骨头水平），侧副韧带（10）退化使掌板（6）脱离，并使掌板和掌骨滑车相接触（5），限制了指深屈肌腱（2）和指浅屈肌腱（3）。矢状带桡侧（d）也是松弛或断裂的，导致掌骨沟内伸肌腱（1）的尺侧移位。掌骨沟内的结构还包括骨间肌肌腱（12）和蚓状肌肌腱（13），它们分别位于深层掌骨横韧带（4）的前后方。

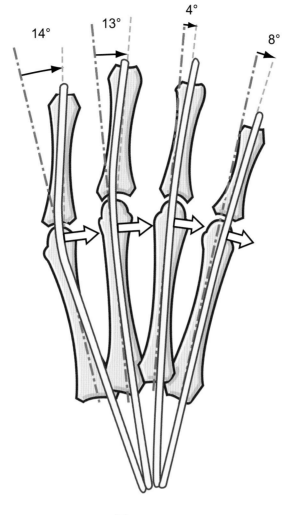

图 5-41

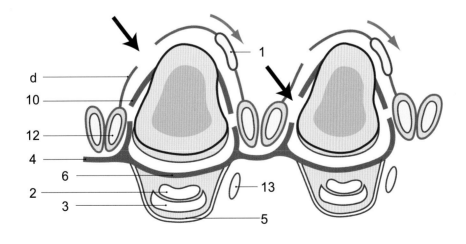

图 5-42

掌指关节的活动范围

掌指关节的屈曲范围在 90° 左右（图 5-43）。示指的屈曲范围＜ 90°，其他指的屈曲范围逐渐增大，另外，单个手指的屈曲（以中指为例）受到掌指间韧带张力的限制（图 5-44）。

手指的主动伸展范围随受试者而变化，可以达到 30°～40°（图 5-45），被动伸直范围可以达到 90°（图 5-46）。在所有的手指中（拇指除外），示指（图 5-47）侧方运动的幅度最大（30°）。由于手指可以自如的活动，我们可以应用术语外展（A）和内收（B）来描述其活动度。

将各角度的外展（A）、内收（B）、伸直（C）和屈曲（D）动作组合起来（图 5-48），示指可以做圆锥面内的环形动作。幅度范围由圆锥的基底（ABCD）和顶点（掌指关节）所确定。由于屈伸运动幅度更大，这个圆锥横向趋扁，其轴（白箭）相当于平衡位或功能位。

髁状关节通常不具备第 3 自由活动度，且不能做轴向旋转。四指的掌指关节同样不能做灵活的轴向旋转。然而，由于韧带的松弛，某些关节的被动旋转可以达到 60°。

需要注意的是，示指被动内旋或旋前的范围要比外旋或旋后的范围大得多(45°)，后者几乎为 0°。

即使掌指关节不能做灵活的轴向旋转，由于掌骨头不对称及侧副韧带长度和张力不平衡，其在旋后方向仍然有自发的旋转。这种运动与发生在拇指指骨间关节中的运动相似，即越往内侧方向，手指运动幅度越大，其中小指幅度最大，这有利于四指与拇指的对掌运动。

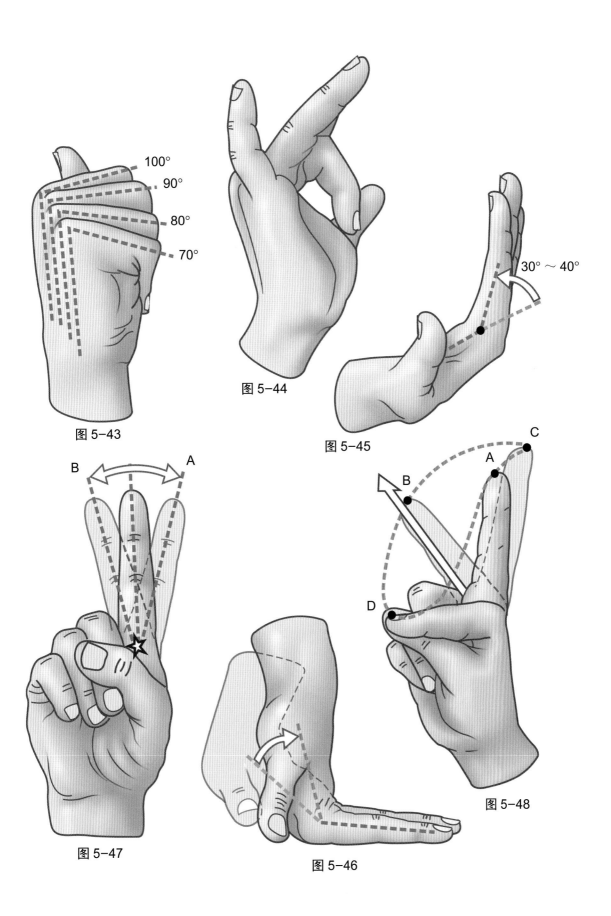

图 5-43

图 5-44

图 5-45

图 5-47

图 5-46

图 5-48

指骨间关节

这些铰链关节仅有1个自由度的活动度。

- 指骨头（A）为滑车结构（图5-50），只有一个横轴（图5-49，XX'），指骨沿此轴在矢状面做屈伸活动。

- 在远节指骨基底（B）有两个浅的骨面，与近节指骨头滑车相接触。分隔这两面的浅嵴靠在滑车的中央沟上。在掌指关节中，由于同样的机械因素，掌板（2）使关节面变宽了。需要注意图中的数字标注与图5-53的标注一致。

在屈曲过程中（图5-51），掌板沿着第1掌骨掌面滑动。

图5-52（侧面观）显示侧副韧带（1），伸肌腱膨大（6）和韧带前关节囊（7）。在屈曲过程中，指间关节侧副韧带的拉伸量比掌指关节大得多。指骨的滑车（图5-50，A）在前方更宽，故而韧带张力增大，远节指骨头关节面更大。因此，在屈曲过程中不会发生侧方运动。

在指间关节完全伸直时，即处于完全侧方稳定时，上述这些韧带也被牵拉。相反，在半屈曲位，这些韧带是松弛的。因此为了避免韧带短缩和关节僵硬的风险，在固定时不能采用半屈位。

屈曲位的关节僵硬也可能是"伸直刹车装置"被缩短造成。最近一位英文作者在描述近指间关节位置的结构时，称其为阻拦索韧带（图5-53，从掌侧和近侧观察近侧指间关节）。该韧带由纵行的纤维束（8）组成，在指深屈肌（11）和指浅屈肌肌腱（12）的一侧经过掌板掌面（2），连接第2指骨（10）和第1指骨（未显示）之间的韧带样滑车，并构成近侧指间关节交叉纤维的外侧缘（9）。这些阻拦索韧带防止近侧指间关节过伸，如果它们发生短缩，将导致关节屈曲位的僵硬。那时，必须手术将其切除予以矫正。

总之，指间关节，尤其是近侧指间关节，需要在接近完全伸直位时固定。

近侧指间关节的屈曲范围（图5-54）可以超过90°，以至于屈曲位 P_2 和 P_1 可以形成锐角（此图中指骨没有严格从侧方显示，因此角度似乎是钝角）。在掌指关节中，屈曲范围从第2~5指逐渐增加，在第5指达到最大范围，即135°。

远侧指间关节的屈曲范围（图5-55）略微＜90°，这样 P_2 和 P_3 之间的角度保持钝角，类似于近节指间关节，它们的屈曲范围从第2~5指逐渐增大，第5指的屈曲度最大可至90°。

近节指间关节主动伸直范围为0°（图5-56），远节指间关节（DIP）主动伸直范围为0°或极其微小（5°）。

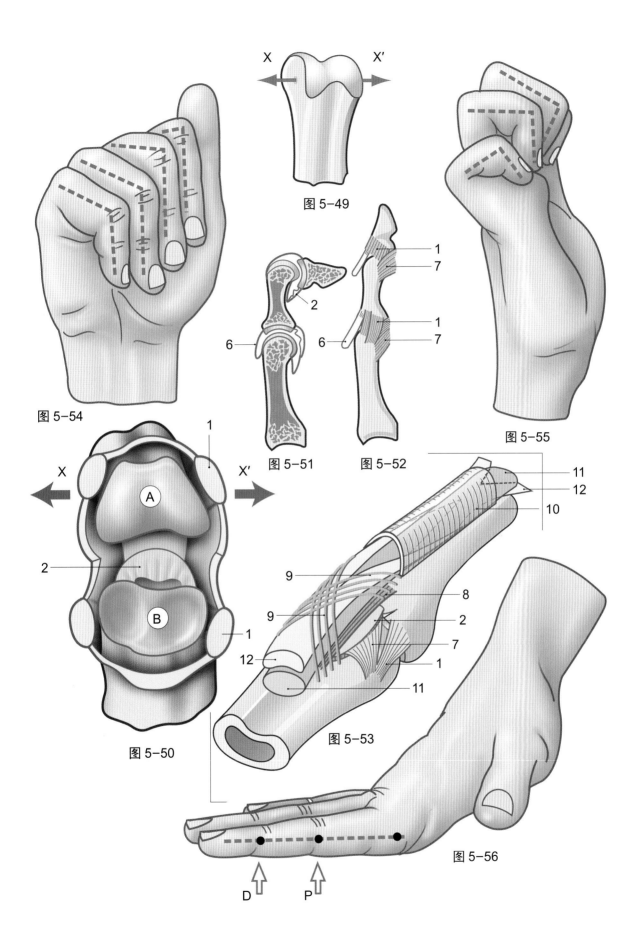

图 5-49

图 5-51

图 5-52

图 5-54

图 5-50

图 5-53

图 5-55

图 5-56

指骨间关节（续）

近侧指间关节被动伸直的范围（图 5-57）为 0°，而远侧指间关节可以做明显的被动伸直（30°）。

由于指间关节仅具有一个自由度的活动度，因此不能做侧方主动运动，然而远节指间关节却可以做被动侧方活动（图 5-58）。近指间关节的侧方非常稳定，这解释了为什么侧副韧带撕裂后会产生问题。

需要特别注意发生在后 4 指（第 2～5 指）屈曲运动时所在的平面（图 5-59）。

● 示指在一个经严格定义的经过大鱼际基底的矢状面（P）上做屈曲运动。

● 如前所示（图 5-13），屈曲过程中手指的长轴皆会聚在一点，该点对应于"桡动脉搏动点"的远侧缘。只要中指、环指和小指不像示指那样在矢状面上屈曲，而是在一个逐渐向侧方倾斜的平面上屈曲，这种会聚就会发生。

● 小指和环指的倾斜轴方向由蓝箭显示，并指向星形标记。由于小指和环指屈曲轴的倾斜，更多的偏内侧手指可以如示指一样和拇指做对掌动作。

在图 5-60 的图表中，我们用纸条带解释这种屈曲是怎么发生的：

● 窄条纸板（a）代表手指掌骨（M）和 3 个指骨（P_1，P_2 和 P_3）之间的关节。

● 如果代表指间关节屈曲轴的纸板折叠线是一条与纸板长轴垂直的 XX′线，那么指骨可在矢状面上（d）弯曲，并可弯曲至覆盖上其相邻的指骨。

● 如果代表之间关节屈曲轴的纸板折叠线稍微在 XX′内侧倾斜，那么指骨在矢状面上将不会发生屈曲，而屈曲的其他指骨（b）会从侧方越过邻近指骨。

● 这种情况下允许屈曲轴有微小的倾斜，因为 3 个轴（XX′、YY′和 ZZ′）的倾斜可以叠加。因此当小指完全屈曲时（c），屈曲轴的倾斜使其可以与拇指相接触。

● 这种解释同样适用于环指和中指，只是它们倾斜角度小一些。

事实上，掌指关节和指间关节的屈曲轴并非固定不变。它们在关节完全伸直时与手指长轴垂直，而在屈曲过程中会逐渐倾斜。这种屈曲轴方向的变化既是由于掌指关节（如前所述）和指间关节关节面的不对称。也是由于侧副韧带的牵拉有别，这将在拇指的掌指关节和指间关节一节中继续阐述。

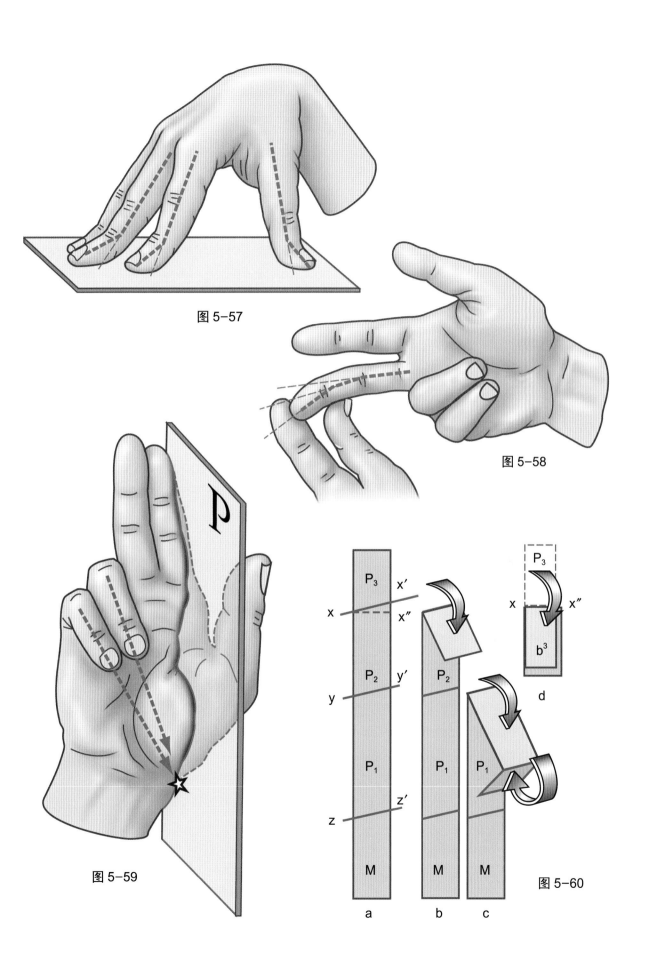

图 5-57

图 5-58

图 5-59

图 5-60

屈肌腱滑膜鞘及其隧道

肌腱行经手凹面区域时，需要纤维鞘或其他连接凹槽两缘的条索状结构将其在张力条件下约束在骨上。这就意味着，如果相对于骨延长肌腱的话，将会导致肌腱效率下降。

第 1 个纤维骨性隧道是腕管（图 5-62，Rouvière 命名），它容纳所有从前臂发至手的屈肌腱（红箭）。隧道两缘由屈肌支持带（FR）连接（图 5-61 手的透视图）。这个连接使腕管成为人体最重要的纤维骨性滑车。

腕管的剖面（图 5-63）显示了位于 2 个平面的指浅屈肌腱（2）和指深屈肌腱（3），拇长屈肌腱（4）。桡侧腕屈肌腱（5）在到达其位于第 2 掌骨附着点前经过一个独特的间室结构（图 5-62）。在内侧，尺侧腕屈肌（FCU）穿出尺管，止于豌豆骨。正中神经（图 5-63，6）在腕管内，腕管狭窄时可以压迫正中神经（7）。与此不同的是，尺神经由于其与伴行动脉经过位于屈肌支持带前方的特殊隧道（Guyon 管），在腕管狭窄时不受压迫。

在手指水平，屈肌腱被 3 条横行纤维构成的弓状滑车约束（图 5-61 和图 5-64），第 1 个弓状滑车（A_1）靠近掌骨头，第 2 个（A_2）位于近节指骨掌面，第 3 个（A_3）位于中节指骨的前面。在这些弓状滑车之间，存在斜向和十字交叉的纤维限制着肌腱，这些纤维比弓状滑车薄弱，在指间关节呈纵横交错状，以使指骨在屈曲时运动良好。十字交叉滑车包括位于掌指关节掌面 A_2 和位于近侧指间关节前面的 A_4。这样，沿着指骨微凹的掌面，这些滑车形成真性纤维骨性隧道。

滑膜鞘（图 5-61）有点像自行车的刹车垫，使肌腱得以在其隧道内平滑地滑动。每个手指中部，如示指（S_2）、中指（S_1）和环指（S_4）都有滑膜鞘。这些滑膜鞘具有尽可能最简单的结构（图 5-65，简图）。肌腱 t（出于简化目的仅显示 1 条）被滑膜鞘包绕（为显露内部结构，图中部分滑膜鞘被切除）。滑膜鞘分为两层：与肌腱接触的脏层（a）和衬于纤维骨性管道的壁层（b）。两层间为潜在闭合的腔（c）（这里为了显示而将其过度扩大了）。腔内不含气体，仅含有少量滑液促进两层之间的滑动。在滑膜鞘两末端，脏壁层延续，并形成了 2 个腱鞘周隐窝（d）。

断面 A 显示了这种简单的排列结构，当肌腱在其隧道内移动时，滑膜鞘脏层在壁层上滑动，就像铰链式履带车的履带紧贴地面移动一样，仅仅是履带相对于地面运动，而履带仍与地面保持接触。如果在滑膜鞘脏层与壁层间发生了感染，那么两层间将会粘连，造成肌腱不能在隧道内滑动。此时骨性隧道发生阻塞，犹如生锈的刹车缆。由于发生粘连，肌腱功能丧失。

在滑膜鞘中间部分的某些位置（断面 B），滑膜鞘两侧被供应肌腱的血管（e）分隔，形成中间腱，如一种纵行的悬带（腱纽，f）将肌腱固定在滑膜鞘（c）内。以上是对滑膜鞘较简单的描述，进一步细节将在解剖教科书中探讨。

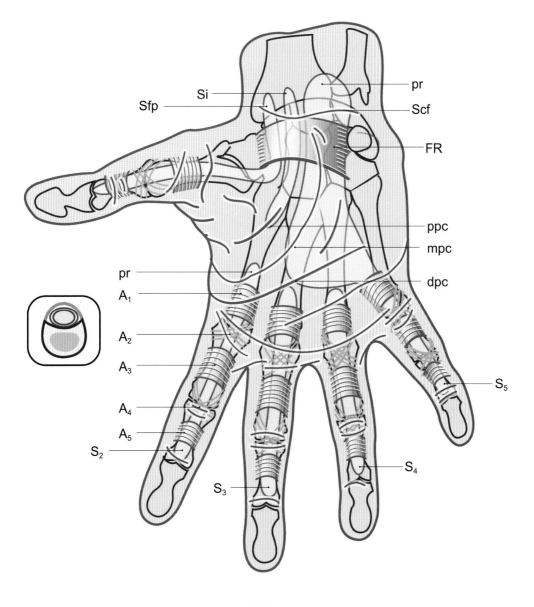

图 5-61

屈肌腱滑膜鞘及其隧道（续）

在手掌面，肌腱在 3 个滑膜鞘中滑动（图 5-61），由外向内依次排列如下。

● 拇长屈肌腱鞘（Sfp）延续至拇指指鞘。

● 中间鞘（Si）附于示指指屈肌腱，而不附于指鞘。

● 屈肌总腱鞘（Scf）的近侧隐窝（pr）延伸至腕的前表面，它不完全包绕肌腱，并向以下 3 个方向延伸。

➤ 前方形成前方腱隐窝（8）。

➤ 向后方形成后方腱隐窝（10）。

➤ 位于腱浅层和深层之间的腱间隐窝（9）。

屈肌总腱鞘与小指指鞘融合与相通。

在解剖学上，观察以下几点很重要。

● 屈肌腱滑膜鞘始于靠近屈肌支持带的前臂（图 5-61）。

● 中间 3 个手指的腱鞘延伸至掌中部，其浅层隐窝位于中指和环指远侧掌横纹（dpc）水平和示指中间掌横纹（mpc）水平。近侧掌横纹（ppc）位于相当于手中间的第 3 个手指延伸线的近侧。

● 除了近侧横纹外，屈肌皮纹（图 5-64，红箭）恰好位于相应关节的近侧，此处皮肤直接与滑膜鞘接触，昆虫叮咬此处可以直接造成感染。

还需要注意的是背侧皮纹（白箭）位于关节近侧。

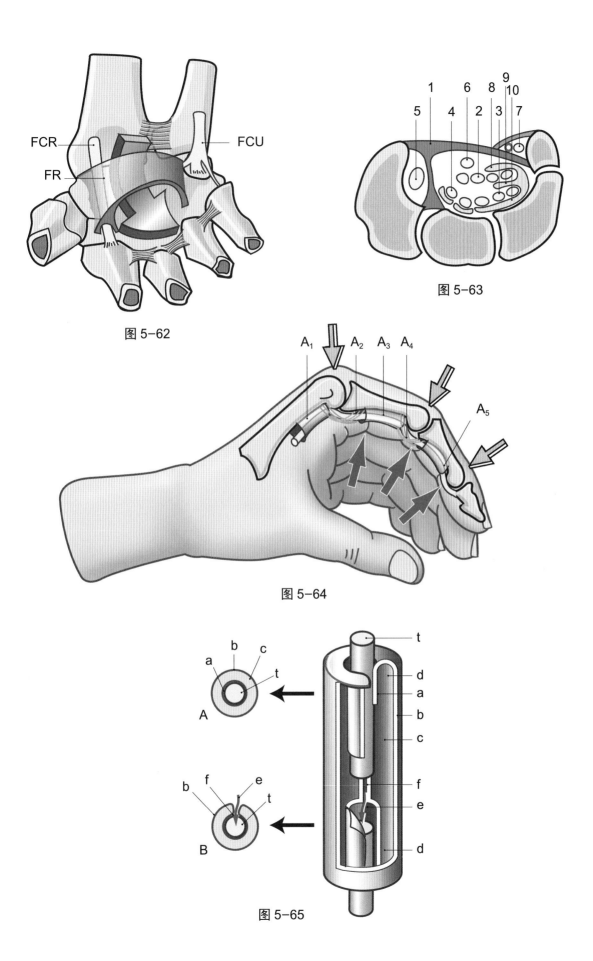

FCR
FCU
FR

图 5-62

5 1 4 6 2 3 8 9 10 7

图 5-63

A₁ A₂ A₃ A₄ A₅

图 5-64

a b c t
A

b f e t
B

t d a b c f e d

图 5-65

指长屈肌腱

许多有力的指屈肌和手外在肌位于前臂前间室内，它们通过长肌腱作用于手和手指，其附着点较复杂（图 5-66）。

最表浅的肌肉，例如指浅屈肌（FDS）（图中蓝色部分）附着在中节指骨，它的附着点位于深屈肌（FDP）（图中黄色部分）附着点的近端。因此这 2 个肌腱必须避免空间上的互相交叉，而且要对称，以避免不必要张力的产生。唯一解决的办法是让一条肌腱从另一条肌腱中穿过。从逻辑上讲，理应是深肌腱从浅肌腱中穿过，因为深肌腱走行更远，实际就是这样。这些经典的解剖图描述了以上 2 肌腱是怎样在掌指关节（M），近节指骨，中节指骨和远节指骨水平互相交叉的。

浅肌腱（蓝色）在掌指关节水平分成两束（图 5-67），这两束肌腱在接近其中节指骨附着点且重新汇合于近侧指间关节前包绕深肌腱，图 5-68 和图 5-69 对以上结构作了进一步说明（投射观）。

放大图（图 5-70）显示了中间腱（腱纽）为肌腱提供血供的滑膜悬带（Lundborg 及其同事报道），它分为以下 2 组。

- 第 1 组，与指浅屈肌（FDS）相联系，包括以下 2 组血供。
> 近侧（区域 A）包括肌腱间的纵行小血管（1）和行至滑膜鞘近侧末端的血管（5）。
> 远侧（区域 B）包括短中间腱内的血管，或指浅屈肌两侧，中节指骨附着点水平的短腱纽。
这两个区域之间是无血管区，位于指浅屈肌腱的分叉处。

- 第 2 组，与指深屈肌（FDP）相联系，包括以下 3 组血供。
> 近侧（区域 A）包括类似于与指浅屈肌联系的两种血供（5 和 6）。
> 中间（区域 B）包括沿长中间腱或腱纽走行的血管，以及沿指深屈肌的短中间腱或短腱纽走行的血管。
> 远侧（区域 C）包括沿附着于远节指骨的短中间腱（8）走行的。

因此指深屈肌腱有以下 3 个无血管区。
- 区域 A 和 B 之间的小区域（9）。
- 区域 B 和 C 之间的小区域（10）。
- 1mm 宽、相当于肌腱直径 1/4 的外周区域，它属于外科医师所谓的"无人区"（11），靠近近侧指间关节。

如果手外科医师在适当情况下想保留肌腱血供的话，他们必须熟悉这些解剖位置，此外，在这些无血管区进行缝合将会冒更大的脱线风险。

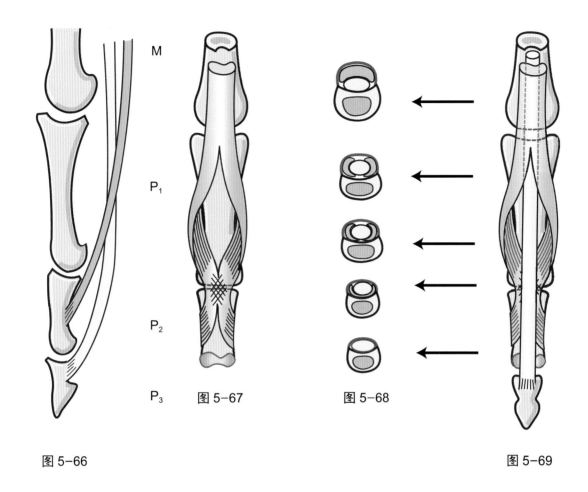

M

P₁

图 5-67

P₂

P₃   图 5-66

图 5-68

图 5-69

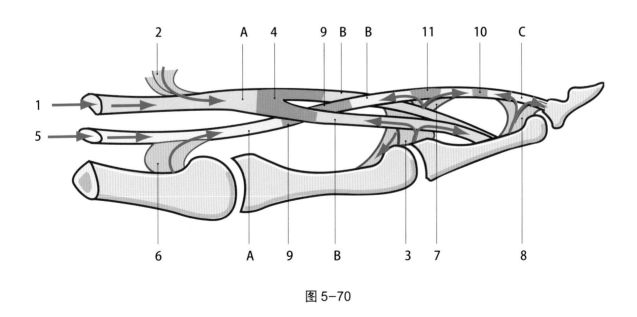

图 5-70

指长屈肌腱（续）

肌腱的排列在理论上要求简单，这样他们之间不会发生互相交叉。另外还要求附着在中节指骨的肌腱应当深一些，而附着在远节指骨的肌腱应当表浅一些。解决这些肌腱的复杂交错排列需要注意什么呢？从目的论角度考虑，需要指出的是（图5-71），指浅屈肌腱若从浅层直接下联至其附着点，则相比其紧贴骨面走行，可以使该肌腱与中节指骨之间形成更大的牵引角度。牵引角度增大，则肌腱的效率也就提高了（图5-74）。这从逻辑上解释了为什么指深屈肌腱从指浅屈肌腱两束之间穿过，反之却不行。指浅屈肌和指深屈肌的功能可以通过其各自附着点加以推断。

- 指浅屈肌（FDS）（图5-71）附着在中节指骨处，因此近侧指间关节可以屈曲。指浅屈肌对远侧指间关节几乎不起作用，且仅在近侧指间关节完全屈曲时，有轻微的屈曲掌指关节的能力。在伸指肌腱收缩（协同作用）和掌指关节保持伸直位时，指浅屈肌的屈曲效率最大。随着中节指骨屈曲，牵引角度逐渐增大，屈曲效率同时提高。

- 指深屈肌（FDP）（图5-72）附着在远节指骨基底，是远节指骨的主要屈肌。由于没有专门的伸肌相拮抗，远节指骨屈曲后，即发生中节指骨屈曲。因此，如果要测量深屈肌的长度，中节指骨必须手动的保持伸直。当近节指骨和中节指骨保持在屈曲至90°状态时，深屈肌由于松弛而不能屈曲远节指骨。当近节指骨由于指深肌收缩（协同－拮抗作用）保持伸直时，深屈肌屈曲效果最佳。尽管存在制约因素，指深屈肌仍然是一块很重要的肌肉，这将在后面予以阐述。

- 桡侧腕伸肌（RE）和指伸肌（ED）协同屈肌屈曲（图5-73）。

如果没有滑车 A_1–A_3–A_5 使肌腱与掌骨及指骨相贴近（图5-75），这些肌腱将不起作用。这些滑车的作用很容易理解（图5-76）。与正常位置a相比，如果去掉滑车 A_1，指深屈肌腱将被人为地拉长至位置b，如果去掉滑车 A_3，指深屈肌腱将被拉长至位置c，如果去掉滑车 A_5，指深屈肌腱将被拉长至位置d。当肌腱变成"弓弦状"时（即连接骨性弓两末端的直线路径），肌腱将由于被相对拉长而损失部分能量。幸运的是，此状态下还有皮肤限制肌腱。因此，实用的结论是必须尽可能保留滑车结构，如果滑车损伤，必须将其修复。

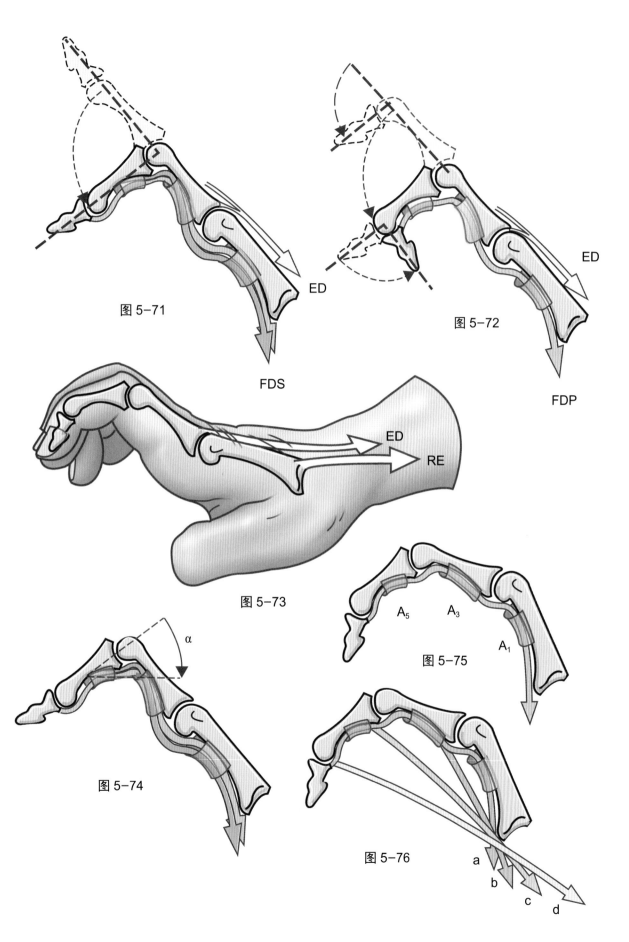

图 5-71

图 5-72

ED

ED

FDS

FDP

FDP

ED

RE

图 5-73

A₅　A₃

A₁

图 5-75

α

图 5-74

图 5-76

a

b

c

d

手指的指伸肌腱

伸肌大多数属于手的外在肌，走行在纤维骨性隧道内。由于伸肌是沿凸面走行的，其隧道比屈肌的隧道少得多。这些隧道仅见于腕，伸腕时伸肌凸向外侧。腕部隧道由尺桡骨远端和伸肌支持带（图 5-77）组成，由内向外分为 6 个隧道，容纳以下肌腱（图中从左到右）。

- 尺侧腕伸肌腱（1）。
- 小指伸肌腱（2），其较远端加入小指固有指伸肌腱。
- 4 条指伸肌腱（3），其深部有示指伸肌腱（3）伴行，远端加入示指指伸肌腱。
- 拇长伸肌腱（4）。
- 桡侧腕长伸肌腱（5）和桡侧腕短伸肌腱（5′）。
- 拇短伸肌腱（6）和拇长展肌肌腱（6′）。

在这些纤维骨性隧道内，肌腱被滑膜鞘包绕（图 5-78），它向近侧方向伸展的部分，直至超过伸肌支持带，向远侧方向伸直的部分，则远离手背侧面的一段距离。

在滑膜鞘结束后，伸肌肌腱处于一层疏松纤维脂肪组织的软组织床中，可以使其自由滑动。

很多时候，在长手指的伸肌腱之间存在很多腱相连，腱连接的位置和排列各不相同，这些腱连接用拉丁文命名为腱结合，即为横向或斜向运动的纤维带。图 5-78 显示了它们最常见的方向（红箭）。腱结合确保了手指伸展时的相互依存性及倾斜程度。例如，图中可显示示指伸肌通过两个斜带对环指和中指产生影响。而另一方面，环指伸肌的牵引对环指没有影响，而通过横带影响示指。据说音乐家罗伯特·舒曼在自己身上进行手术切断了这些干扰钢琴演奏的腱带。

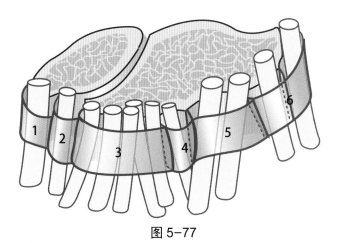

图 5-77

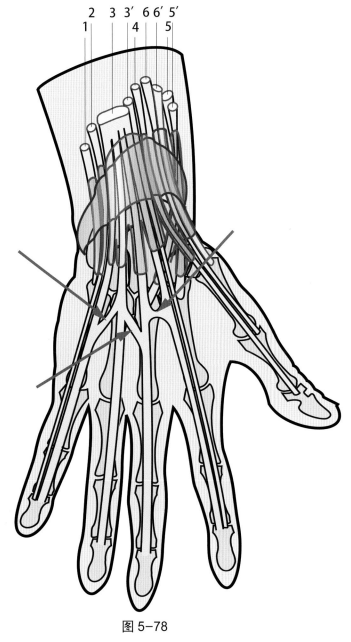

图 5-78

手指的指伸肌腱（续）

在手的背侧面，伸肌腱之间有小的腱间带连接，它们大多在示指、中指及环指的伸肌之间向远侧斜行。腱间带分布经常变异，而且方向可能由倾斜变成横行，与之伴随的是，其作用从协助代替伸肌变成影响各手指之间的独立性。这对于钢琴家而言是个极大的障碍，据说著名演奏家 Robert Schumann 就将这些麻烦的腱间带切除了。

从功能上而言，指伸肌是掌指关节重要的伸肌。指伸肌作为强有力的伸肌，在腕关节处于任意位置时都可以发挥作用，尤其在屈腕可以促进它的屈曲作用（图 5-79）。指伸肌通过 10～12mm 长的伸肌膨大（1）可延伸近节指骨（图 5-80 和图 5-81，手的骨骼）。膨大起于肌腱深层，它经过掌指关节而不是关节囊融合，且附着在近节指骨，如图 5-80 所示（后面观），图示中为显微深层膨大（1）而对肌腱做了部分切除（4）。

另一方面，指伸肌通过其内侧带（2）作用于中节指骨，通过其 2 条外侧带（3）作用于远节指骨，作用效果取决于肌腱的紧张度，腕的位置（79）和掌指关节的屈曲度如下。

- 指伸肌的这种作用只有在屈腕时才可以发挥（A）。
- 当腕处于中立位时，这种作用是弱而次要的（B）。
- 伸腕时没有作用（C）。

实际上指伸肌对中节指骨和末节指骨的作用取决于指屈肌紧张的程度。

- 当指屈肌由于伸腕或伸掌指关节而紧张时，单靠指伸肌不能伸中节指骨和远节指骨。
- 另一方面，当指屈肌由于屈腕、屈掌指关节或它们被意外切断而松弛时，指伸肌可以轻松地伸中节指骨和远节指骨。

示指伸肌和小指伸肌与其他与之相融合的指伸肌具有同样的作用方式，它们允许单独伸示指和小指，例如吹号时使用示指和小指，即做出那不勒斯人的 "iettatore" 手势。

示指伸肌腱产生的附加运动（据 Duchenne de Boulogne 描述），其方向是侧向倾斜的（图 5-82）。示指伸肌（A）外展时指伸肌（B）内收，但这仅发生在中、远节指骨（P_2，P_3）屈曲和近节指骨（P_1）伸直，使骨间肌不发挥作用时。

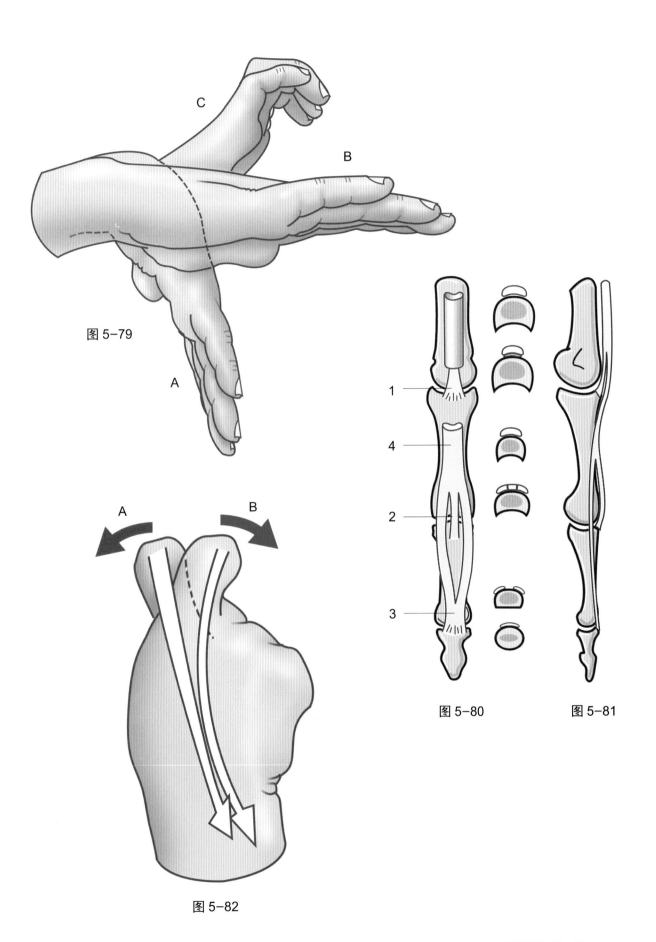

图 5-79

图 5-80

图 5-81

图 5-82

骨间肌和蚓状肌

因为我们对于骨间肌的附着点影响肌肉远端的方式感兴趣，我们将骨间肌的附着点情况汇总在图 5-83 至图 5-85。从功能上而言，骨间肌对于掌指关节产生 2 种动作：侧向运动和屈伸运动。骨间肌使手指弯向一侧或另一侧的能力，取决于其位于近节指骨侧方粗隆的肌腱附着点（1）。骨间肌偶然存在分离的肌腹，尤其在第 1 骨间背侧肌处（Winslow）。

肌肉方向决定了掌指关节侧向运动的方向。

● 当肌肉如骨间背侧肌（图 5-83，绿色）走行于手的长轴（即中指）时，它可以使手指分离（蓝箭）。如果第 2 和第 3 骨间肌同时收缩，它们对中指的作用将相互抵消。小指做外展动作靠的是小指展肌（图 5-84，5），其与后卫的骨间肌相平衡。拇指靠拇短展肌（6）做小幅度的外展动作，并可以被作用与第 1 掌指关节（M_1）拇长展肌拮抗。

● 当肌肉，如骨间掌侧肌（图 5-84，粉色）的牵拉方向朝向手指的轴线，它将牵拉手指合拢（粉红箭）。

骨间背侧肌比骨间掌侧肌更粗、更有力，骨间掌侧肌在聚拢手指方面作用稍弱一些。骨间肌在掌骨的附着情况，具体如图 5-85 所示。

● 骨间背侧肌到邻近两个掌骨的附着点（绿色）及其朝向中指的肌腱。

● 骨间掌侧肌到单一掌骨的附着点（粉色）及其背离小指的肌腱，距离中指最远的手指没有骨间掌侧肌附着。

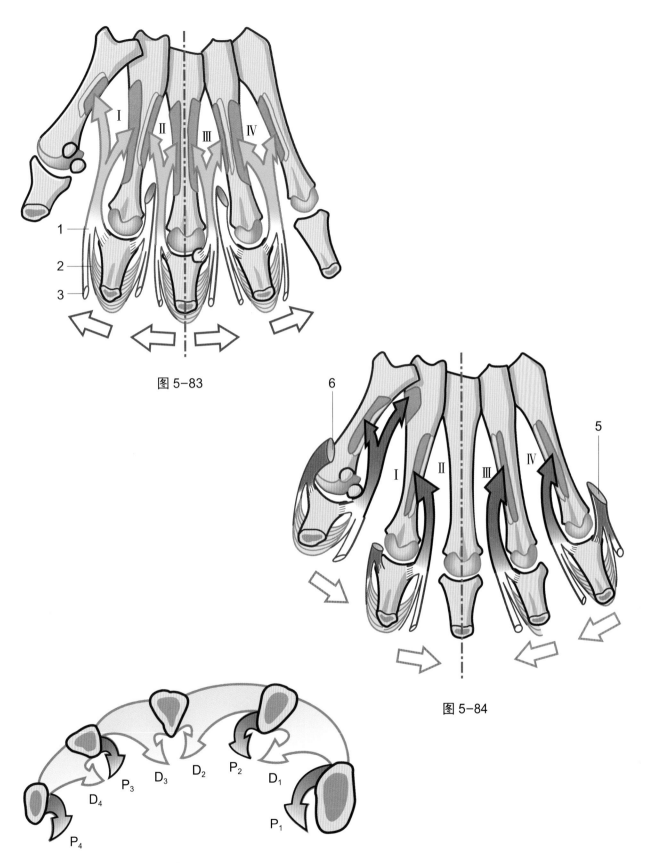

图 5-83

图 5-84

图 5-85

骨间肌和蚓状肌（续）

　　骨间肌肌腱由延续到掌骨间横韧带的纤维鞘包绕，由于其前方横韧带的限制，在掌指关节屈曲过程中不能向前移位。第 1 骨间肌背侧肌缺乏这种掌骨间横韧带的支持，当类风湿关节炎导致其纤维鞘破坏时，肌腱会向前滑移，其功能从展肌变成收肌。

　　如果要理解骨间肌在屈曲伸直过程中的运动，必须详细了解背侧指膨大的结构（图 5-86 至图 5-88）。

　　● 骨间肌发出一条纤维带，越过近节指骨的背侧面，与来自对侧肌肉的相似纤维带混合，形成背侧骨间膨大（2）。图 5-87（移除指骨）显示背侧膨大的深面和骨间肌肌腱，它们在发出纤维附着到近节指骨的外侧结节（1）后，组成了相对厚（2）和相对薄（2′）两部分，其中相对薄部分的纤维呈倾斜走行并参加伸肌膨大的外侧带组成（7）。相对厚部分（2）在近节指骨和掌指关节的背侧面滑行，两者间隔有滑膜囊（9），距离滑膜囊远端有伸肌膨大的深带。

　　● 骨间肌肌腱，如细带（3）有第 3 膨大，在伸肌膨大（8）的纤维融合前分成以下 2 组纤维。

　　➢ 三角带（10），由一些朝向伸肌膨大内侧带走行的斜行纤维组成。极为重要的是当近侧指间关节伸直时，三角带将伸肌纤维拉回。在伸肌膨大附着到中节指骨前，三角带远端附着到伸肌膨大内侧带的边缘。

　　➢ 次外侧带（12），由第 3 带的纤维和接近近侧掌指关节的伸肌膨大融合而成。次外侧带与其对侧的同系物一起附着到远节指骨基底的背侧面。

　　请注意，外侧带不是走行于近侧指间关节后侧而是后外侧，在那个位置一些横行纤维将外侧带拘束在如关节囊膨大（11）等的关节囊中 4 条蚓状肌，由外侧向内侧命名（图 5-89），分别为第 1、2 蚓状肌从指深屈肌腱的桡侧缘发出，第 3、4 蚓状肌从指深屈肌相邻的肌腱边缘发出。蚓状肌是人体中从肌腱发出的唯一肌肉。蚓状肌肌腱向远端走行并朝向内偏。掌骨深韧带（14）将蚓状肌和骨间肌腱（图 5-88）分开，结果是蚓状肌和骨间肌腱都位于手的掌间室，然后，它们与位于骨间肌膨大远端的骨间肌肌腱第 3 膨大融合。

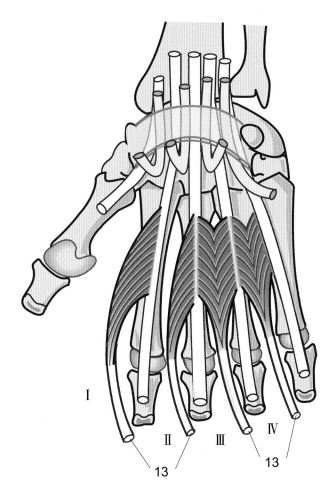

图 5-89

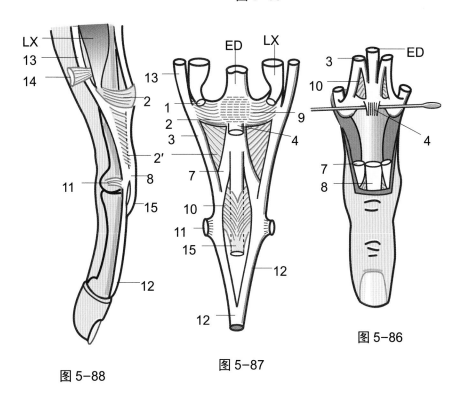

图 5-88

图 5-87

图 5-86

手指的伸直

伸手指的动作由指伸肌（ED）、骨间肌（IO）、蚓状肌（LX）、甚至包含某种程度上的指浅屈肌（FDS）联合运动组成。根据掌指关节和腕关节的位置，这些肌肉或为协同，或为拮抗。斜行支持带是纯被动的，它也协同第4、5指的运动。

指伸肌（ED）

如前所述，指伸肌是完全伸直近节指骨的肌肉，仅当腕屈位屈肌放松时，对中节指骨和远节指骨有部分伸直作用。在指伸肌牵引解剖模型中，近节指骨可以完全伸直，中节和远节指骨只能部分伸直。指伸肌各附着点产生的张力取决于指骨的屈曲度。

- 远节指骨的被动屈曲（图5-90）使内侧带和深带松弛了3mm，以至于指伸肌对近节和远节指骨没有更大的作用。

- 中节指骨的被动屈曲（图5-91）时有如下情形。

➤ 使外侧带（a）在关节囊膨大（图5-88，11）的推动下向前"滑行"，其间松弛了3mm。在中节指骨伸直过程中，由于三角带的弹性作用，这些松弛使其恢复到背侧位置（图5-87，10）。

➤ 使深带（c）松弛了7～8mm，这使指伸肌丧失了对近节指骨的直接作用，但指伸肌在中节指骨因指浅屈肌收缩而处于固定位时，仍能间接伸直近节指骨和中节指骨，这与指伸肌在掌指关节伸直的动作相协同（图5-92）。分量e″与f″相抵消，而e′与f′叠加，产生了两个作用于近节指骨的分量，即轴向分量（A）和伸肌分量（B），后者也包括部分指浅屈肌的作用。

骨间肌（IO）

骨间肌屈曲近节指骨，伸直中节指骨和远节指骨，但它们的作用取决于掌指关节的屈曲度和指伸肌的收缩情况。

- 当指伸肌收缩引起掌指关节伸直时（图5-93），伸肌腱帽（a）越过掌指关节，被推向掌骨背侧（Sterling Bunnell）。于是，外侧带被拉长了，延伸到中节和远节指骨。

- 当指伸肌伸直引起掌指关节屈曲（图5-94）和蚓状肌收缩时（未显示）有如下情形。

➤ 伸肌腱帽在近节指骨的背面（b）滑动了7mm（引自Sterling Bunnell）。

➤ 作用于伸肌膨大的骨间肌和蚓状肌可以有效地屈曲掌指关节，致使被伸肌腱帽约束的外侧带（d）变得松弛，并不再伸直中节和远节指骨。掌指关节屈曲越大，则外侧带松弛越多。

➤ 在此情况下，指伸肌成为中节和远节指骨的有效伸肌。

因此，指伸肌和骨间肌作用于中节和远节指骨之间存在着协同的平衡（引自Sterling Bunnell）。

- 当掌指关节屈曲到90°时，指伸肌对中节指骨和远节指骨的作用可以得到充分发挥，蚓状肌也是这样。这使外侧带重新紧张（图5-96），而骨间肌发挥作用。

- 当掌指关节处于中立位时，指伸肌和骨间肌的作用是协同的。

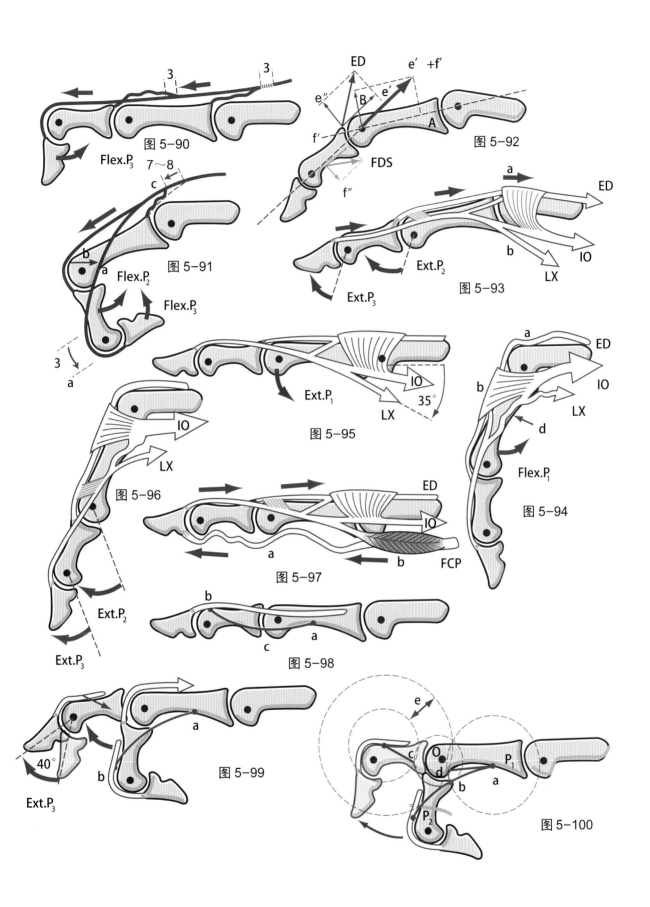

图 5-90

Flex.P₃

7～8

图 5-91

Flex.P₂

Flex.P₃

3

a

b

a

ED

e′ +f′

B

e′

e″

A

f′

FDS

f″

图 5-92

a

ED

IO

b

LX

Ext.P₂

Ext.P₃

图 5-93

Ext.P₁

IO

35°

LX

图 5-95

a

ED

IO

b

d

Flex.P₁

图 5-94

IO

LX

图 5-96

Ext.P₂

Ext.P₃

ED

IO

a

b

FCP

图 5-97

b

a

c

图 5-98

a

b

40°

图 5-99

Ext.P₃

e

c

O

d

P₁

b

a

P₂

图 5-100

手指的伸直（续）

- 当掌指关节伸直时（图 5-93 和图 5-95），指伸肌对中节和远节指骨不起作用，而骨间肌作用最大，并使外侧带重新变得紧张（b）。

蚓状肌（LX）

蚓状肌屈曲近节指骨（P_1），伸直中节和远节指骨（P_2 和 P_3）。但与骨间肌不同的是，它们在掌指关节处于任何屈曲位时都能发挥作用，因此，它们对手指运动产生极为重要的作用，之所以能发挥功效的原因在于以下 2 个解剖学因素。

- 由于走行比骨间肌更靠前且位于掌骨横韧带的掌面，蚓状肌与近节指骨形成 35° 的牵引角（图 5-95），可以在掌指关节过伸位屈曲掌指关节。蚓状肌因此成为近节指骨屈曲的启动肌，而骨间肌仅在背侧膨大处起次要作用。

- 蚓状肌附着在远离伸肌腱帽的外侧带（图 5-96），并不约束肌腱，因此，不管掌指关节处于何屈曲位，蚓状肌都有使中节和远节指骨伸肌重新紧张的能力。

Eyler，Marquee 和 Landsmeer 报道，有时骨间肌有两个附着点，一个位于背侧膨大，另一个位于外侧膨大。

- 据 Recklinghausen 报道，蚓状肌（图 5-97）通过松弛指伸屈肌腱从起始（b）至其远端部分（a）而促进中节和远节指骨的伸直。由于走行倾斜，蚓状肌收缩将使指深屈肌的附着点在功能上从远节指骨背侧面移向掌面，因此像骨间肌一样，指深屈肌发挥了伸肌的作用。这个系统类似于根据激发状态将电流从一个方向分流至另一方向的晶体管。该晶体管的效应是它依靠力量弱的肌肉（蚓状肌），使收缩力强的肌肉（指深屈肌）发挥伸肌的作用。依靠大量的蚓状肌本体感受器，走行于伸肌群和屈肌群之间的蚓状肌获得了协调这两个肌群运动的重要信息。

- Landsmeer 在 1949 年首次描述了斜行支持带（RL），它由发自近节指骨掌面（a）的纤维组成，在附着到远节指骨前与指伸肌的外侧伸肌膨大融合（图 5-98）。然而，更重要的是，斜行支持带纤维与外侧膨大纤维有所区别，其轴（c）跨过近侧指间关节。因此，近侧指间关节伸直时将牵拉斜行支持带的纤维，使远侧指间关节从 80° 的屈曲位变成了 40° 的屈曲位（图 5-99）。这种由近侧指间关节伸展引起的斜形支持带紧张，可以简单解释如下（图 5-100）：如果将斜行支持带在 b 位置切断，被动伸直中节指骨，不会引起远节指骨的自发伸展，而且韧带的两断端之间分离一段距离：cd 或 e。其中，d 为 b 绕 a 旋转的最终位置。c 为中节指骨绕 O 旋转的最终位置。

相反，如果斜行支持带完整，被动屈曲远侧指间关节将引起近侧指间关节的自发屈曲。由伸肌膨大断裂引起的斜行支持带的挛缩，将手固定在"纽扣"畸形位，并造成远侧指间关节过伸，就像后面章节介绍的 Dupuytren 挛缩一样。

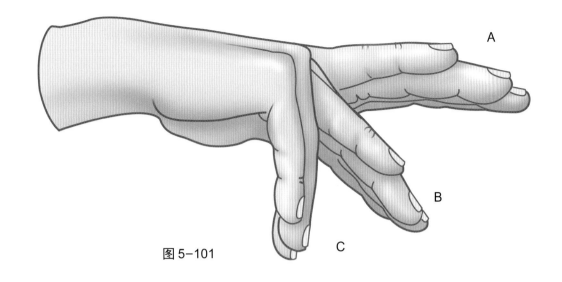

图 5-101

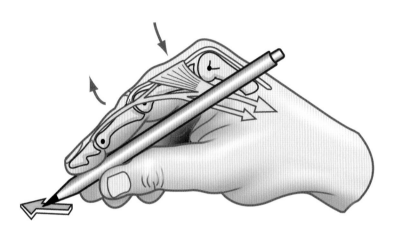

图 5-102

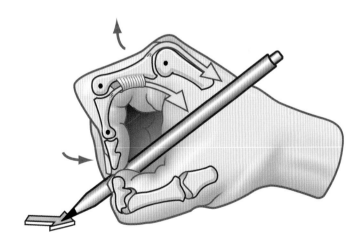

图 5-103

手指的伸直（续）

总之，肌肉收缩产生的手指屈伸效果如下。

● 协同伸直近节、中节和远节指骨（图 5-101，A）。

➤ 指伸肌、骨间肌和蚓状肌的协同。

➤ 斜行支持带的被动或自发参与。

● 单独伸直近节指骨：指伸肌。

➤ 中节指骨屈曲：指深屈肌（指伸肌的兴奋肌），骨间肌松弛。

➤ 中节指骨屈曲：指浅屈肌（拮抗肌为指伸肌）收缩，骨间肌松弛。

➤ 远节指骨屈曲：指深屈肌收缩，骨间肌松弛和蚓状肌收缩。

➤ 远节指骨伸直：蚓状肌与骨间肌收缩（最后的运动非常困难）。

● 单独屈曲近节指骨：蚓状肌（启动肌）和骨间肌，后者拮抗指伸肌。

➤ 伸直中节和远节指骨（图 5-101，C）：蚓状肌在掌指关节处于任何位置时都作为伸肌、指间肌和骨间肌为协同拮抗肌（图 5-101，B）。

➤ 屈曲中节指骨：指浅屈肌。

➤ 屈曲远节指骨：指浅屈肌，由于近侧指间关节在屈曲过程中，外侧膨大的"滑动"使其运动变得更容易。

➤ 中节指骨屈曲：指深屈肌。

➤ 远节指骨屈曲：指深屈肌，其作用更容易通过在指间关节屈曲期间的横向扩张"滑动"。

手指的日常运动可以由以下各种组合阐述。

● 在书写过程中（首先由 Duchenne de Boulogne 研究）。

➤ 当铅笔向前移动时（图 5-102），骨间肌屈曲近节指骨，伸直中节和远节指骨。

➤ 当铅笔向回移动时（图 5-103），指伸肌伸直近节指骨，指浅屈肌屈曲中节指骨。

● 当手成钩形时（图 5-104），指浅屈肌和指深屈肌都收缩，骨间肌松弛。这个动作对于登山者抓住岩石的垂直面尤为重要。

● 在手指轻敲的动作中（图 5-105），指伸肌伸直近节指骨，而指浅屈肌和指深肌屈曲中节和远节指骨。这是钢琴家手指的初始位置。当骨间肌和蚓状肌收缩使掌指关节屈曲而指伸肌松弛时，手指敲击琴键。

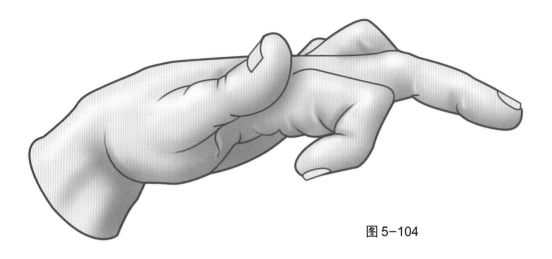

图 5-104

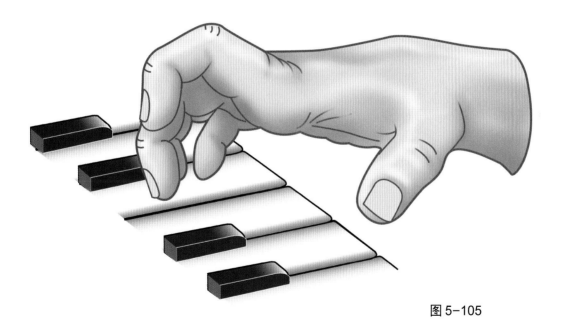

图 5-105

手的异常位置

上节所述的某肌肉功能不足或功能过度将导致手与手指的位置异常。以下情况便出现了手指的异常位（图 5-106）。

- 发生于三角带水平处的伸肌腱膨大（a）断裂。伸肌腱膨大走行于两个外侧带之间，依靠其弹性，使近侧指间关节在伸直时将外侧带带回原来的背侧位置。尽管远侧指间关节已经过伸了，但是伸肌腱膨大断裂后，将使关节后背从其断裂处脱出，而外侧带在近侧指间关节的两侧，保持半屈脱位。这种"纽扣"样畸形也可以由发生在近侧指尖关节处，指伸肌被切断所引起。

- 位于远节指骨附着点近端的伸肌腱断裂（b），将导致远节指骨屈曲。由于指深屈肌的作用，屈曲程度可以被动减小，但不能主动减小，在这种情况下，平衡被指伸肌打破，从而导致"锤状指"畸形。

- 由于骨间肌先于指伸肌收缩，远离掌指关节的长伸肌腱断裂（c），将导致关节屈曲。这是由于骨间肌的作用比指伸肌更大，从而引起关节的内在正位畸形。

- 指浅屈肌的断裂或功能缺陷（d）、骨间肌力量的增强，将导致近侧指间关节过伸。这种关节的"反应"，伴随因近侧指间关节过伸，指深屈肌相对缩短而造成的远侧指间关节微屈，形成关节的"天鹅颈样畸形"。

- 指深屈肌腱麻痹或切断（e），将导致远侧指骨不能主动屈曲。

- 骨间肌功能缺陷（f）后产生的掌指关节过伸，是由于指伸肌的收缩和 2 个远侧指骨的过屈引起的，而它们又源于指浅屈肌和指深屈肌的联合作用。内在肌麻痹影响了位于重心的纵弓。这种爪形手或内在负位畸形（图 5-108）主要见于支配骨间肌的尺神经麻痹，这也是为什么这种畸形称为爪形手的原因。它与小鱼际和骨间肌间隙的萎缩有关。

- 腕和手指伸肌的功能丧失主要源于桡神经麻痹，它将导致"垂腕"畸形（图 5-107），即由于骨间肌收缩引起的腕屈曲度增加，掌指关节屈曲和两远侧指骨伸直。

- 杜普伊特伦挛缩由中心掌筋膜的腱前纤维短缩引起（图 5-109），此时手指很难屈曲，伴随掌指关节、近侧指间关节屈曲和远侧指间关节伸直。环指和小指通常最少被累及，畸形晚期将累及中指和示指、拇指仅偶尔累及。

- Volkman 挛缩（图 5-110）是由屈肌动脉的缺血性短缩造成。此时，手指位于钩形位，在手伸直时（a）症状尤其明显，在屈腕（b）和屈肌松弛时症状减轻。

- 钩样畸形（图 5-111）是由于屈肌的总腱鞘发生化脓性滑膜炎造成的。越往内侧，手指累及越严重（小指受累最严重）。任何对抗其畸形的尝试都会引起剧烈疼痛。

- 最后，手将被固定在尺侧倾斜位（图 5-112）（图片来源于 Georges Latour 的作品"音乐家的狂喊"），所有手指明显向内侧移位，以至于掌骨头异常突出。这种畸形可用以对类风湿关节炎做回顾性诊断。

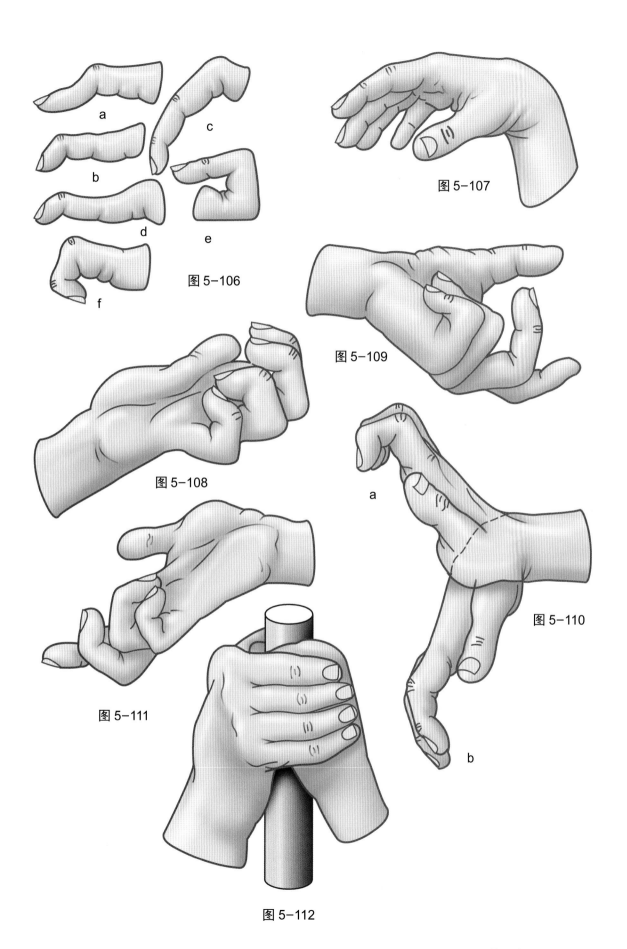

图 5-106

a

b

c

d

e

f

图 5-107

图 5-109

图 5-108

图 5-110

a

b

图 5-111

图 5-112

小鱼际肌

小鱼际肌有 3 块肌肉（图 5-113）。

● 小指短屈肌(1)附着在近节指骨基底的尺侧缘，从其位于屈肌支持带掌面的起始处和钩骨钩，向远端及内侧倾斜走行。

● 小指收肌 / 小指展肌（2）使手指向人体对称平面外展，像骨间肌一样与指骨附着。其平直的肌腱分为两部分：一部分（沿小指短屈肌）经过背侧膨大，与第 4 前骨间肌共同附着到近节指骨的尺侧缘；另一部分附着到伸肌腱背侧膨大的尺侧缘。小指展肌发自屈肌支持带前面和豌豆骨。

● 小指对掌肌（3）从其屈肌支持带远侧缘的起始处和钩骨钩处，向远侧和内侧走行，绕过第 5 掌骨前缘（图 5-113）附着到其尺侧缘。

生理作用

这些肌肉各自的生理作用如下。

● 小指对掌肌（图 5-114）沿 XX′轴使第 5 腕掌关节屈曲，沿着与肌腹共线的倾斜路径（粉红色和白箭）将掌骨向前（箭 1）和向外（箭 2）推。然而与此同时，它使掌骨绕自身长轴（以十字标记）旋转至旋后位（箭 3），这样掌骨前端侧向面对拇指。由于它能使小指和拇指相对，因此称其为对掌肌。

● 小指短屈肌（1）和小指收肌 / 小指展肌（2）共同发挥相似的作用（图 5-115）。

➢ 小指短屈肌（蓝箭）屈曲掌指关节，沿手的轴线外展小指。

➢ 小指收肌 / 小指展肌（红箭）同样沿手的轴线外展小指，因此其生理作用可以看作与前骨间肌类似。如骨间肌一样，小指展肌通过骨间膨大屈曲近节指骨，通过外侧伸肌膨大伸直 2 块远侧指骨。

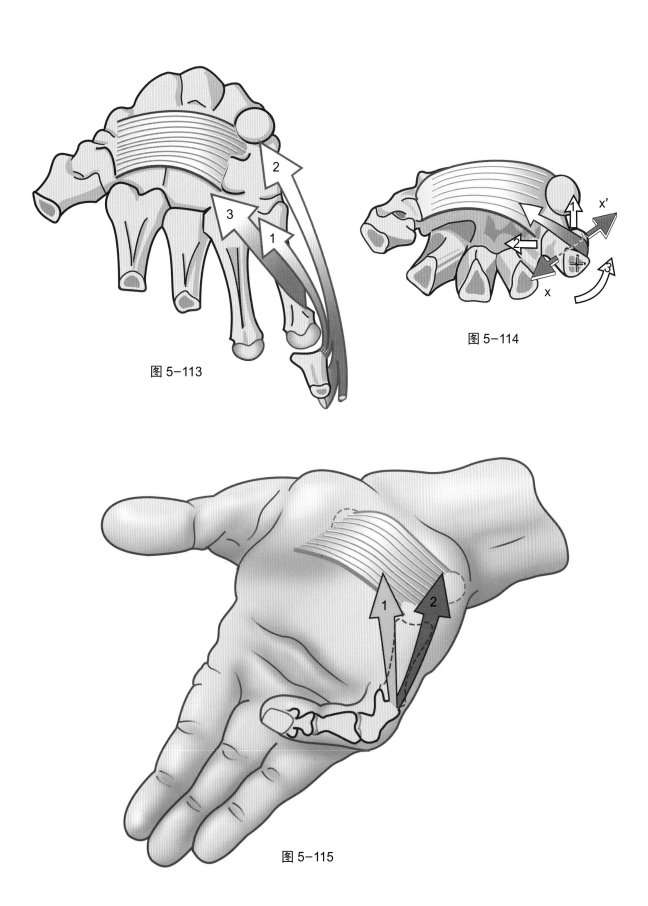

图 5-113

图 5-114

图 5-115

拇指

拇指在手的功能中发挥独特的作用，尤其是在形成与每一个手指的手指抓握功能，以及在其他4个手指协助下，发挥一种强大的紧握能力上至关重要。它也参与协同手一起抓握物体的活动。如果没有拇指，手将丧失大部分功能。

拇指拥有更大的作用是由于它位于手掌与其他手指的前侧面（图 5–116），这使它能朝向单个手指或几个手指进行对掌运动，或与其他4指分离（反向对掌运动），以释放抓握物。另外，拇指功能的发挥，也归于其拥有特殊的骨关节柱及运动肌。

拇指的骨关节柱（图 5–117），由位于手外侧缘的5块骨组成。

- 手舟骨（S）。
- 大多角骨（TZ），从胚胎来源上类似于掌骨。
- 第 1 掌骨（M_1）。
- 近节指骨（P_1）。
- 远节指骨（P_2）。

从解剖上讲，拇指只有2块指骨，但更重要的是，它与手的附着点比其他4指更靠近侧。这样，拇指的骨关节柱要短得多，且其顶端仅达到示指近节指骨的中部。实际上，拇指能拥有如此最适宜的长度原因如下。

- 如果拇指短一些（例如部分截断），它将由于太短而不能有效内收和屈曲，造成不能对掌。
- 如果拇指长一些（如先天性三指骨拇指畸形），则由于对掌手指的远侧指间关节不能充分屈曲而阻碍它与拇指之间精确的对掌（指尖对指尖）。

这印证了 Occam 的普遍经济性原则（又称为 Occam 剃刀原则），即最佳功能实现由最少的结构组分与架构所确保。因此，对拇指来说，上述5个组分是必需的，且足够确保其最佳功能的实现。

拇指关节柱包含4个关节。

- 手舟骨–大多角骨（ST）关节，允许大多角骨沿着手舟骨的远侧结节，向前做短距离移动，即小角度屈曲运动。
- 大多角骨–掌骨（TM）关节，有2个自由度。
- 掌骨–指骨（MP）关节，仅有1个自由度。
- 指骨间（IP）关节，仅有1个自由度。

因此，拇指关节柱拥有的5个关节活动自由度是实现对掌功能所必需的，也是足够的。

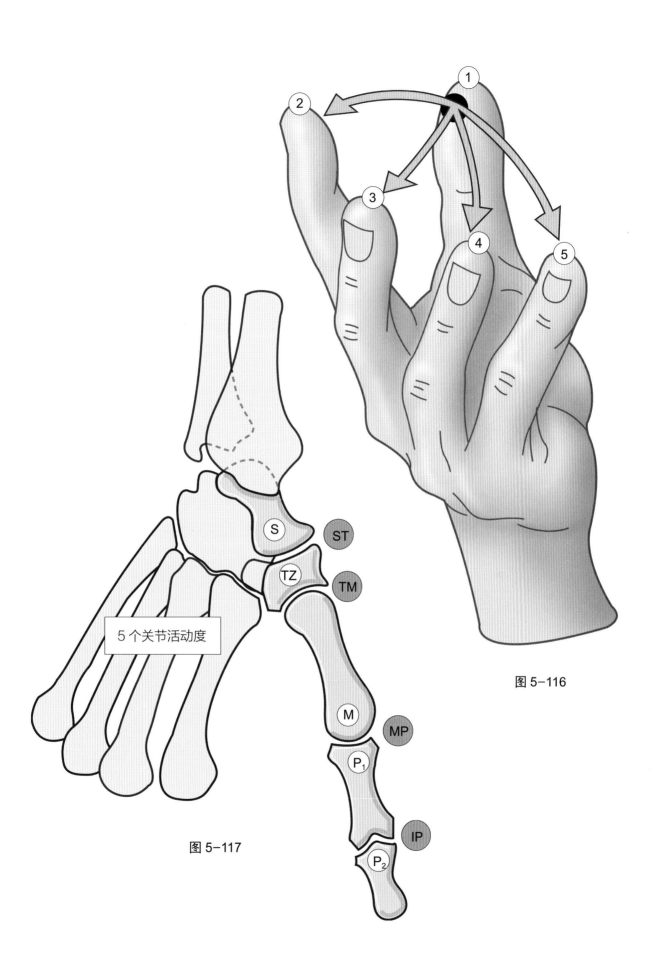

5 个关节活动度

图 5-117

图 5-116

拇指的对掌运动

对掌运动使得拇指指腹与其他4指接触以形成钳状，这也是手发挥功能的基础。如果拇指缺失，手的功能将接近完全丧失，这时需要复杂的手术操作来重建这种钳形结构，以代偿这种运动。这些手术需要用其他手指代替拇指（手指代拇指整复）。

在拇指向其他手指移动而做对掌动作时，它主要是移向示指。这一动作是以下各动作的综合。

• 前推第1掌骨，其次是第1指骨。

• 内收第1掌骨，并向第1掌骨桡侧缘尺屈第1指骨。拇指运动幅度随着它与更多内侧手指对掌而增大，当拇指与小指对掌时达到最大。

• 轴向旋转第1掌骨，以及将第1指骨旋前。

前两个运动取决于拇长展肌和大鱼际肌外侧群的联合作用轴向旋转值得进行进一步分析。

它可以由 Sterling Bunnell 的实验说明（图5-118至图5-120），实验可以自己通过以下步骤来实施。首先，在相关指骨上放置标记（将一根火柴杆横跨过甲沟，另一根与各指骨垂直，还有一个长1/4的火柴杆与掌骨垂直）。现在把手置于掌面完全打开，大鱼际肌展平、拇指最大伸直外展的起始位置（图5-118）。然后，移动拇指与示指做对掌动作，即位于中内侧位（图5-119），最后移动拇指与小指做对掌动作，即极端位（图5-120）。当将手朝向镜子观察时，观察者可以看到甲沟平面轴向旋转了90°～120°。

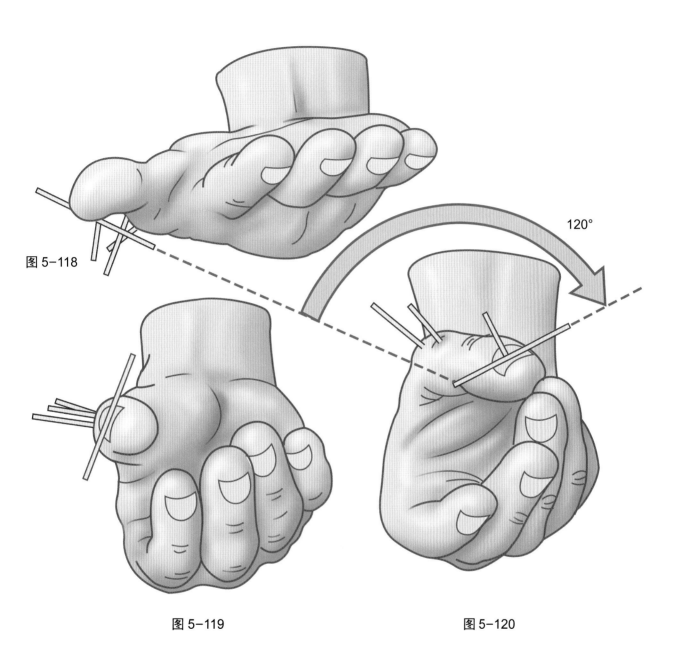

图 5-118

图 5-119

图 5-120

120°

拇指的对掌运动

认为轴向旋转完全发生在大多角骨－掌骨关节和掌指关节的观点是错误的。

为了证明这个，让我们用一个拇指的机械模型（由作者发明）来说明（图 5-121）。条带样卡纸代表拇指与手掌相关节，运动轴 O 代表外展内收运动轴，条带沿与其长轴垂直的 3 条线折叠，以代表拇指的 3 个远端关节。

当我们在这个模型上接连做了如下两个动作时，即绕 O 轴做外展 120° 和沿 3 个折叠线做屈曲 180°，尽管此时条带的轴向旋转还没有发生，但实验者完成了箭 3 直接移动到环指和小指的对掌动作。轴向旋转是外展和屈曲组合运动的几何结果。然而在实际情况下，由于关节的机械学因素，外展不能超过 60°。在这些情况下（图 5-122），轴向旋转已不足以使中节指骨（箭 3）移向小指，此时中节指骨向前方和近侧移动。

在外展角度有限条件下做对掌动作（图 5-123），必将发生条带的扭转即发生一定角度的轴向旋转，伴随不同区段的屈曲。

在模型上，这个动作可以通过倾斜屈曲轴轻松实现（虚线），因此该屈曲不可避免地与轴向旋转相关。然而在实际情况下，这种轴向旋转并不是由于屈曲轴的倾斜，而是许多因素相互组合的结果。

● 当外侧大鱼际肌收缩时，大多角骨掌骨关节（见后）附近的组合运动，将引发一个自发的轴向旋转。这种主动的自发旋转是拇指对掌动作的主要实现因素。

● 拇短屈肌和拇短展肌收缩使掌指关节旋前，由此引起一个主动的轴向旋转。

● 发生在指间关节处的一个自发的轴向旋转至旋前位的旋转（见后）。

由外侧鱼际肌收缩时韧带松弛而引起的大多角骨－掌骨关节和掌指关节的"自由活动"，是另一个非重要性的因素。

通过被动旋转位于拇指和示指之间的拇指远节指骨，这种运动的幅度可以依靠经验来测量，为 60°～80°，但这不是一种自然的运动。

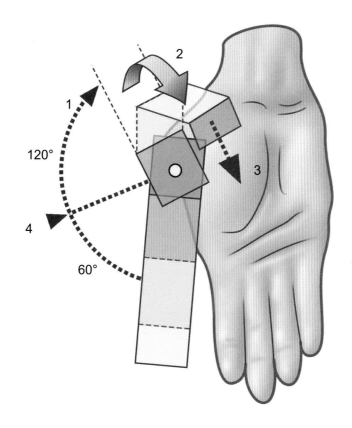

图 5-121

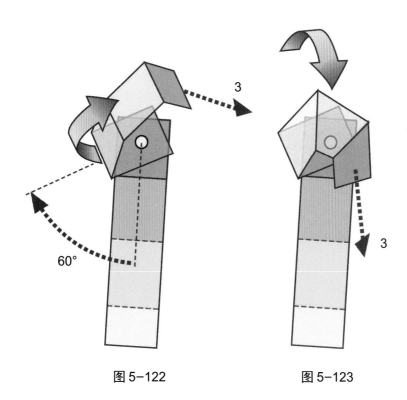

图 5-122　　　　　图 5-123

拇指对掌的几何学

从几何学角度讲（图 5-124），拇指的对掌运动为通过运动使拇指指腹上的 A′点或其所处的平面与另一手指（如示指的相应点 A）正切，且正切面的 A 和 A′点在空间上重合（A+A′）。

对于空间上两点的重合（图 5-125），关节的 3 个活动自由度对于实现点在三维空间坐标轴 X、Y 和 Z 上的重合是非常必要的。2 个额外的自由度对于实现关节绕 t 轴和 u 轴旋转，使两指腹平面完全重合是必要的。由于指腹不能旋转到背靠背的位置，关节的额外活动自由度，即围绕垂直于先前提到的轴进行活动的自由度是不必要的。

总之，完成手指指腹的重合动作需要 5 个自由度。

- 3 个用于接触点的重合。
- 2 个用于指腹平面的大体重合。

简单来说，每个关节轴各代表 1 个自由度，而且这些自由度可以相加。因此，拇指柱的 5 个活动自由度对于完成拇指对掌动作是必需的，也是足够的。

让我们仅在一个平面上（图 5-126）考虑拇指柱的 3 个活动节段（M_1、P_1 和 P_2），它们绕 3 个屈曲轴的运动，其中大多角骨 – 掌骨关节对应 YY′轴，掌指关节对应 f_1 轴，指间关节对应 f_2 轴。很明显，如果将远节指骨尖放在平面中的 H 点，则需要 2 个活动自由度。如果 f_1 和 f_2 没有运动，只有一个方法来使远节指骨尖到达 H 点，但这个方法需要额外引入一个活动自由度，才能使指尖从不同角度到达 H 点。图表中包含两个指腹平面，即 O 和 O′，它们与垂直轴分别成角 α 和 β。很明显，3 个活动自由度是必要的。

在空间中（图 5-127），增加的绕大多角骨 – 掌骨关节（TM 关节）的第 2 个轴 Y_2Y_2′，进行运动的第 4 关节活动自由度，增大了拇指指腹平面的运动范围，它使拇指指腹可以以任何角度正朝其他手指，并选择任意位置与其他手指做对掌动作。

由掌指关节的第 2 个轴所引入的另一个第 5 个运动自由度（图 5-128），通过使两个指腹平面围绕接触点轻微旋转的方式，提高指腹平面的重合度。事实上，我们可以看到掌指关节的屈曲轴 f_1 仅在直接屈曲过程中是严格横行的，而大多情况下它向某一方向倾斜。

- f_2 的倾斜：伴随尺偏和旋后的屈曲。
- f_3 的倾斜：伴随桡偏和旋前的屈曲。

因此，由于拇指柱机械系统中所拥有的 5 个运动自由度，拇指指腹可以通过多种方式和其他手指向接触。

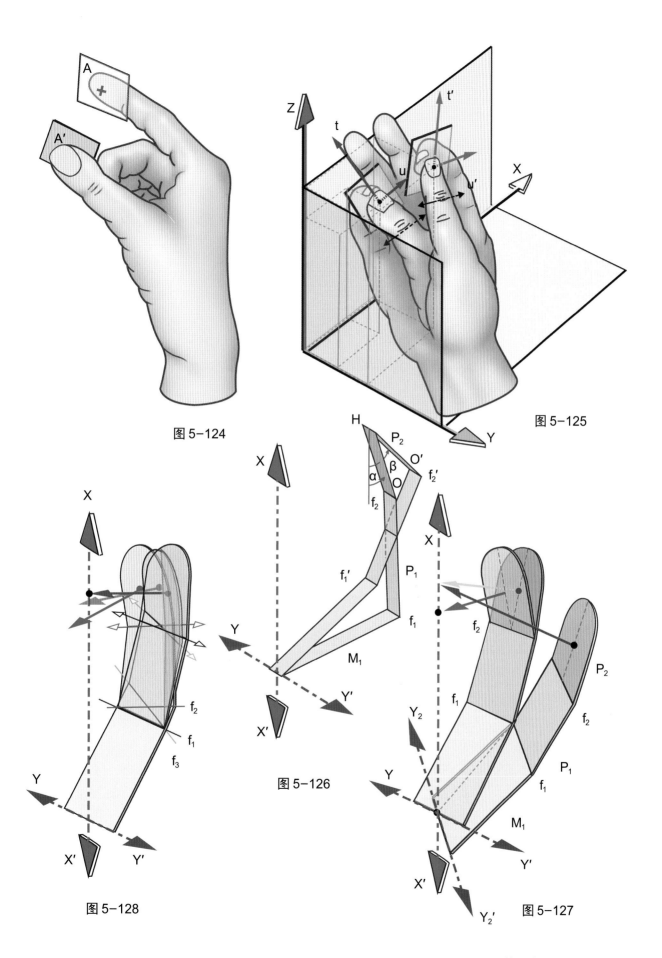

图 5-124

图 5-125

图 5-126

图 5-128

图 5-127

大多角骨－掌骨（TM）关节

关节面的局部解剖学特征

大多角骨－掌骨关节位于拇指运动柱的基底，在拇指运动中发挥重要作用，尤其在对掌运动中，允许拇指位于任何空间位置。解剖学家将大多角骨－掌骨关节描述为"相互交锁的关节"，但这一提法的意义并不大，另一种将其描述为鞍状关节的提法则比较好（图 5-129），因为这一提法使我们注意到了该关节所具有的鞍状面，即一面为凹面，另一面为凸面。实际上大多角骨－掌骨关节包含 2 个鞍状关节面，即一个位于大多角骨远端，另一个位于第 1 掌骨基底；旋转 90° 后这些表面仍是相互匹配一致的，一个表面的凸面对应另一个平面的凹面，反过来也是这样。

一位意大利研究者（A. Caroli）应用组织包埋和连续切片技术，对大多角骨－掌骨关节进行的准确局部解剖学研究显示（图 5-130），在鞍状形态上大多角骨（a）表面和掌骨（b）表面的曲率相反，但并不是完全对合的。

对关节面精确外形的研究已有很多，但仍存在矛盾的观点。一位苏格兰研究者（K. Kuczynski，1974）首先做了准确的描述。

当大多角骨－掌骨关节张开、第 1 掌骨基底向外侧方倾斜时（图 5-131），大多角骨（TZ）和第 1 掌骨（M_1）的关节面有以下特点。

● 大多角骨表面（TZ）有一个正中嵴（CD），略微弯曲，这样它的凹面朝向内侧和前方。嵴的背侧部分（C）比掌侧部分（D）明显突出，而后者几乎是平的。嵴在其中间位置被向前外侧走行的沟槽（AB）横向分割。沟槽（AB）从后外侧缘的 A 点走向前内侧缘的 B 点。更重要的是，这个沟槽是弯曲的，凸面向前外侧。后外侧部分（E）几乎是平的。

● 第 1 掌骨表面（M_1）形状刚好相反，有一个对应于大多角骨 AB 槽的嵴 A′B′ 及对应于大多角骨 CD 嵴的沟槽 C′D′。

对于大多角骨来说（图 5-132），第 1 掌骨表面（M_1）在沟槽末端 a 和 b 处，悬垂于大多角骨边缘。同样地在横断面上（图 5-133），由于这些关节表面的曲率半径有略微差异，他们之间的对合很明显地远非完美。然而，当它们受外力而紧密贴合时，交锁的表面阻止第 1 掌骨的轴向旋转（Kuczynski 提出）。由于鞍状面沿其长轴弯曲，Kuczynski 将其比作放在脊柱侧凸马背上的柔软马鞍（图 5-134）。鞍状面也可以比作在两座山之间弯曲前行的一条道路（图 5-135）。由此，上坡卡车的行径路径（蓝箭）与另一边正在下坡卡车的行径（粉红箭）之间成角 R。据 Kuczynski 报道，在大多角骨沟槽的 A、B 两点之间所形成的这个角等于 90°，它使第 1 掌骨的移位只是部分的，我们相信这种旋转的产生还有其他机制（将在以后讨论）。

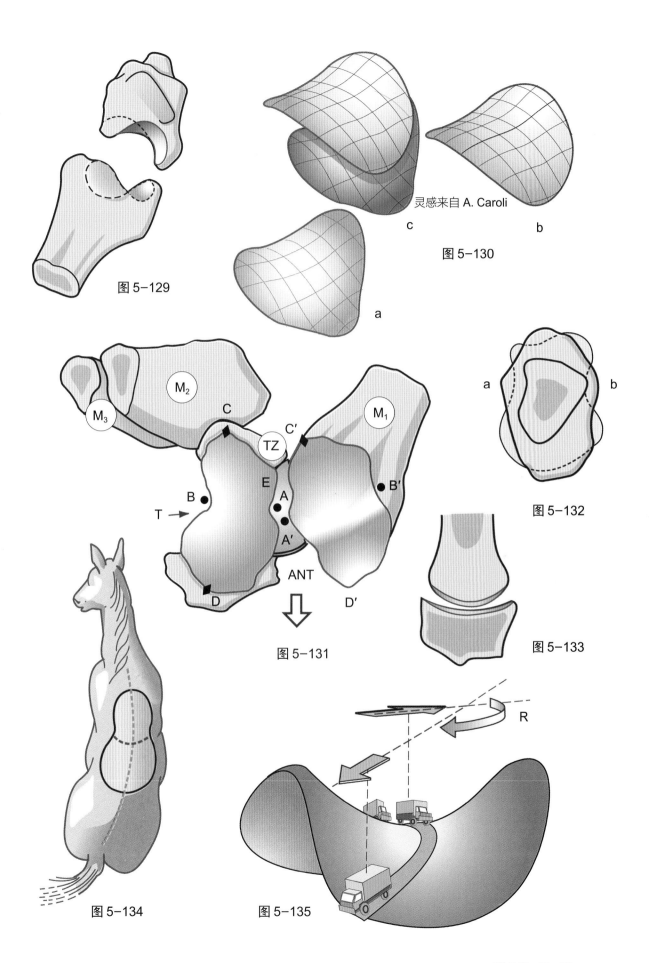

图 5-129

灵感来自 A. Caroli

c

b

a

图 5-130

M₂

M₃

C

C′

TZ

E

A

B

B′

T →

A′

ANT

D

D′

图 5-131

a

b

图 5-132

图 5-133

图 5-134

图 5-135

R

O

大多角骨－掌骨（TM）关节（续）

关节面的对合

大多角骨－掌骨关节的关节囊通常被认为是松弛的且具有相对重要的作用。依照持传统观点作者的看法，甚至是持现代观点作者的看法，关节囊的这一特性是使第 1 掌骨轴线旋转的主要因素。然而，我们将会看到这关节并不正确。

事实上，关节囊松弛仅使第 1 掌骨关节面在大多角骨关节面上移动，但关节是像枢轴那样通过轴向压缩进行工作的（图 5–136）。因此，假定第 1 掌骨可以像路标塔一样位于空间的任何位置，它的方向可以通过改变其任何一个支柱的拉伸角度而变化，这里的支柱对应大鱼际肌，那么，这些肌肉在任何位置将始终同关节面结合在一起。

同样的，大多角骨－掌骨关节的韧带控制关节的运动，并通过改变自身的拉伸强度，同关节面结合在一起。最近，J.Y.de la Caffinière（1970 年）描述了这些韧带在解剖和功能上的特点。尽管还有其他描述，但由于 de la Caffinière 的描述连贯和简单，因此他的描述仍有指导意义。我们从图中可认识这 4 条韧带（图 5–137，前面观；图 5–138，后面观）。

● 掌骨间韧带（IML）（4）是位于第 1 指间裂近侧区域、跨越第 1 掌骨和第 2 掌骨之间的短粗纤维带。

● 斜行的后内侧韧带（OPML）（3）是位于关节后方并绕第 1 掌骨基底内侧缘向前走向的纤维带，该纤维带长期以来被认为是宽而薄的。

● 斜行的前内侧韧带（OAML）（2）从位于大多角骨（TZ）边缘的远端行径至第 1 掌骨（M_1）基底。它在缠绕第 1 掌骨基底的后侧面后，越过关节的前侧面。

● 直行的前外侧韧带（SALL）（1）在关节前外侧，它从大多角骨直接延伸到第 1 掌骨基底。韧带内侧缘轮廓分明，围绕关节囊内的一个小缺口，拇长展肌肌腱的滑膜鞘从其中经过（APL）。

据 de la Caffinière 描述，这些韧带可以作如下配对。

● IML 和 SALL：IML 和 SALL 分别阻碍第 2 指间裂的开大和缩小。

● OPML 和 OAML：这两条韧带在第 1 掌骨旋转过程中首先被牵拉，OPML 限制旋前，OAML 限制旋后。

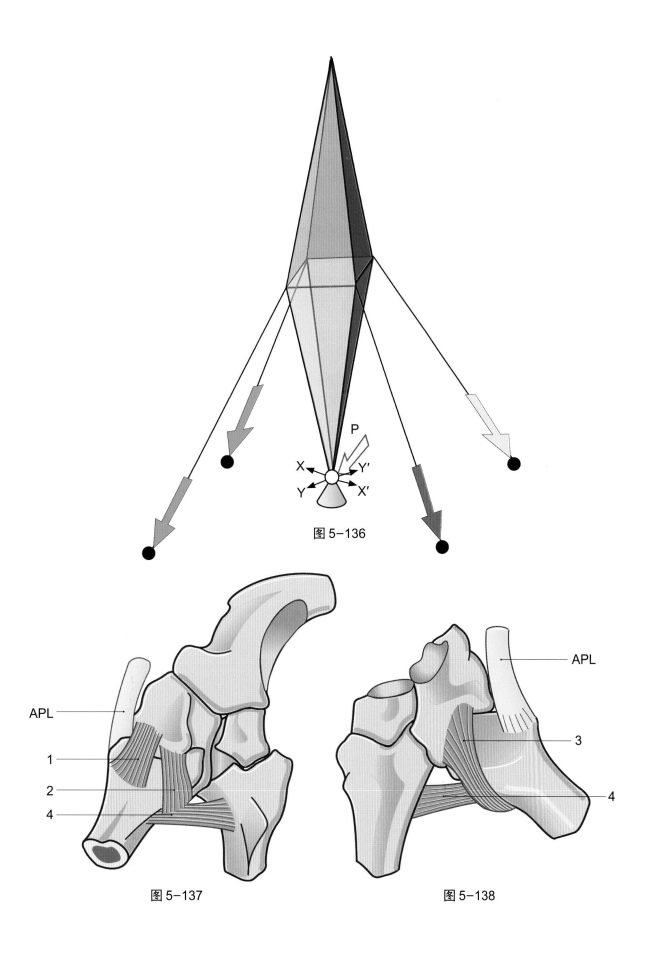

图 5-136

图 5-137

图 5-138

大多角骨－掌骨（TM）关节（续）

韧带的作用

事实上，我们将要描述的情况是甚为复杂的，因为我们必须描述韧带相对于第 1 掌骨做前进 / 后退和屈伸运动的作用（后者将在后面做进一步描述）。

在第 1 掌骨前进和后退的运动过程中，我们观察到以下情形。

- 图 5-139［前面观，从前位（A）角度看］显示，OAML 被拉伸，SALL 松弛，OPML 被向后方拉伸（图 5-140）。
- 图 5-141［前面观，从后位（R）角度看］显示，OAML 松弛，OPML 同样向后方松弛（图 5-142）。
- IML（图 5-143，前面观）在处于将第 1 掌骨基底拉下第 2 掌骨时的前位状态下被拉紧，在处于将已经在大多角骨上有移位的第 1 掌骨拉回至原位时的复位状态也被拉紧。IML 仅在中立位松弛，它平分了位于其顶端位置所成的角。

在第 1 掌骨的屈曲运动过程中会产生如下情形。

- 在伸直过程中（E）（图 5-144），前方韧带 SALL 和 OAML 被拉伸，OPML 松弛。
- 在屈曲过程中（F）（图 5-145），情况刚好相反，SALL 松弛，而 OAML 和 OPML 被拉伸。

由于 OPML 和 OAML 从反方向缠绕第 1 掌骨基底（图 5-146，位于大多角骨、中节指骨和远节指骨上的第 1 掌骨轴面观），它们在第 1 掌骨轴向旋转过程中维持第 1 掌骨的稳定。

- OAML 在旋前（P）过程中被牵拉；如果发生病理性短缩，OAML 在旋后过程中同样被牵拉。
- OPML 在旋后（S）过程中被牵拉；如果单独发挥作用，OPML 将使第 1 掌骨旋前。

在对掌运动中，将前移和屈曲动作组合，除了 SALL 外的所有韧带都被牵拉，SALL 走行在和屈肌平行的方向（拇短展肌、拇对掌肌和拇长屈肌）。值得注意的是，受牵拉程度最大的韧带是 OPML，其功能为维持关节后方稳定。如 MacConail 所述，对掌位相当于大多角骨－掌骨关节的紧密位。这个位置是关节最紧密贴附的位置。同时，借助两个受牵拉的斜韧带的帮助，此位置限制了第 1 掌骨的轴向旋转和任何关节内的自由活动。

在中立位（这个位置将在以后予以定义），所有的韧带都是松弛的，其在大多角骨掌骨关节内的自由活动度达到最大，且在第 1 掌骨轴向旋转过程中这一情况并没有改变，在这个位置，实验室可以反证在对掌过程中没有参与的，在大多角骨－掌骨关节内的韧带"自由活动"。

在反向对掌位中，仅 OAML 被牵拉，因此有利于第 1 掌骨旋后的轴向旋转。

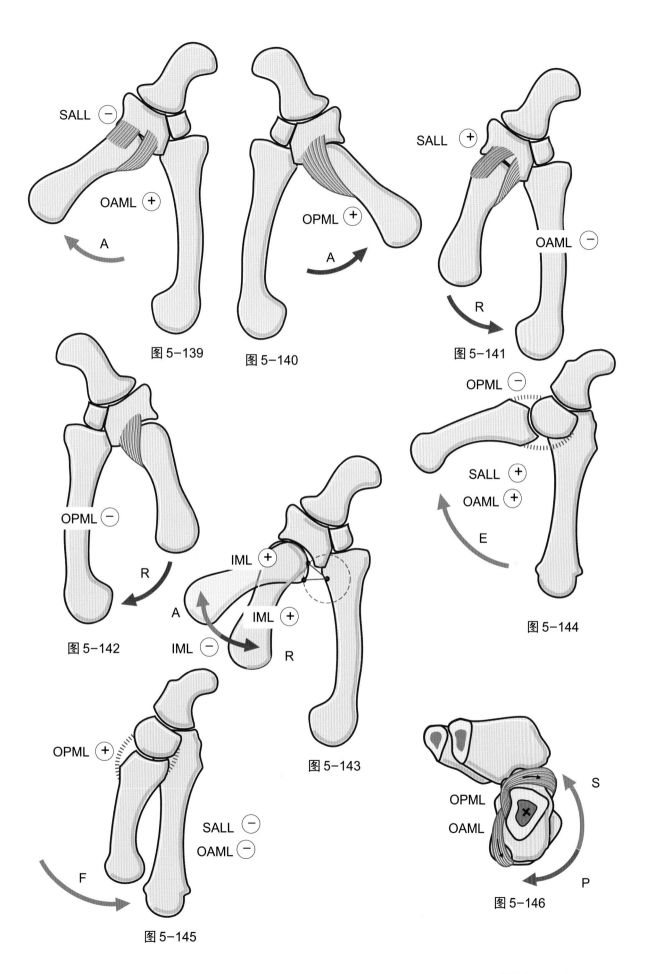

图 5-139

图 5-140

图 5-141

图 5-142

图 5-143

图 5-144

图 5-145

图 5-146

大多角骨 – 掌骨（TM）关节（续）

关节面的几何学分析

如果不能用关节内的自由活动或韧带的作用解释了解第 1 掌骨的轴向旋转，那么答案应当在于关节面的结构上。值得强调的是，这种解释已经被髋关节的研究所接受。

从数字角度讲，鞍状面的曲率是负的，即它们朝一个方向是凸的，朝另一个方向是凹的，以至于它们不能像球体一样自我闭合，而球体是正曲率的完美代表。自高斯和黎曼两位数学家后，我们对这些曲面的非欧几何特性有了更好的了解。

这些鞍状面可以作如下比方。

● 根据 Bausenhart 和 Littler 对关节双曲面部分的描述（图 5–147）：该旋转曲面（图中深绿色标记）由双曲线（HH）围绕沿环形曲线（CC）路径的共轭轴旋转后生成。

● 双曲面的抛物线部分（图 5–148）：该曲面（粉红色标记）由双曲线（HH）。沿近似抛物线的路径旋转后产生（PP）。

● 双曲面的双曲线部分（图 5–149）：该曲面（蓝色标记）由双曲线（HH）绕双曲线路径（H′H′）旋转后产生。

我们认为将这些鞍状关节面比作一个圆枕样的轴向节段更为形象（图 5–150；C= 环形关节面产生的圆）。一个可以很好地表示圆枕形态的轮胎内侧缘，它的一个中心位于轮轴 XX′ 的凹表面，另一个中心位于轮胎轴的凸表面。实际情况下，它还包括其他轴，如 p、q 和 s 轴等，其中轴 q 相当于鞍的中心。这个具有负曲率的环状曲面，去掉圆枕的轴面，将会有 2 个主要的正交轴，以及对应于它 2 个曲率的 2 个活动自由度。

如果我们把 Kuczynski 的描述考虑在内，即强调鞍嵴的外侧曲率（凸 134 "脊柱侧弯的马"），那么必须对这个轴向节段的圆枕表面进行非对称性的划分（图 5–151），如同这个马鞍已经从一匹正常的马背上滑向一侧。在鞍状面上，嵴（nm）的长轴弯向一侧，以至于半径 u、v 和 w 均经过嵴上的每一点并聚合于 O′ 点，O′ 位于对称面以外的圆枕轴 XX′ 上，它与圆枕的中心 O 不相重合。这个鞍状形的曲面相当于有负曲率的非对称性环状面，具有 2 个主要的正交轴和 2 个活动自由度。

在这些条件下，一个大多角骨 – 掌骨关节的理论模型就建立起来了。如同髋关节以杵臼结构作为其生物力学模型一样，尽管众所周知，髋关节的股骨头并不是完全的球面。

双轴关节的力学模型是万向节 2（图 5–152），它具有 2 个交叉的正交轴 XX′ 和 YY′，允许关节在 AB 和 CD 平面上，以适当的角度做相互运动。

同样，当两个鞍状面（a 和 b）中的一个位于另一个上面时（图 5–153），关节可以分别在平面 AB 和 CD 内发生相互之间的移动（图 5–154）。但一项对于万向关节的力学研究证明，双轴关节可以有额外的运动，即运动部分中有沿其长轴的自发旋转（如第 1 掌骨）。这将在以后做进一步讨论。

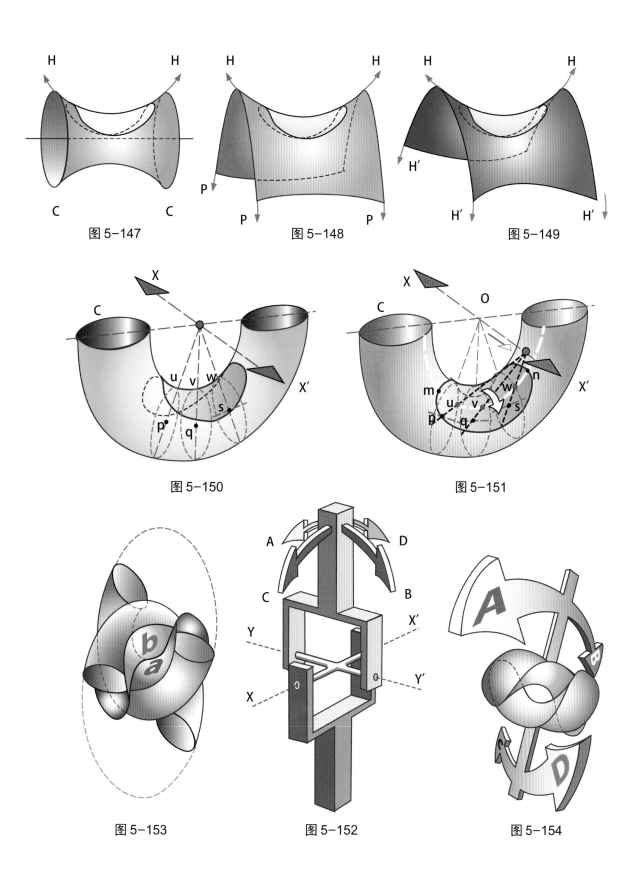

图 5-147

图 5-148

图 5-149

图 5-150

图 5-151

图 5-153

图 5-152

图 5-154

大多角骨 – 掌骨（TM）关节（续）

轴向旋转

为了更好地理解本页中的证明，读者最好将厚纸板割开，然后用胶水将其粘成一个拇指柱的力学模型，它包括位于基底部的万向关节（相当于大多角骨 – 掌骨关节）和另外 2 个连接 3 个骨性部分的铰链关节（相当于掌指关节和指间关节）（图 5-155）。首先，从 1mm 厚的纸板上割下 3 块条形纸板。第 1 块 T（蓝色）代表大多角骨（TZ），纸板的一个折叠线（以实线显示）代表铰链关节。第 2 块（黄色）有 3 个平行折叠，分别作为第 1 掌骨 M_1、近节指骨 P_1 和远节指骨 P_2 的分隔。为了获得整齐的折叠，可以先用锋利刀片，在厚纸板背侧浅浅的划一道，然后再正面折叠。第 3 块（黄蓝之间）是直径等于纸板条宽度的圆。在它的每一面上标出直径，2 个直径线必须互相垂直。

读者将这些组件做好以后，就可以用胶水按以下步骤将它们粘在一起了。蓝色块和圆的一面粘起来，使折叠线与圆的直径线重合，黄色块旋转 90°。后与圆的另一面粘在一起，同样的使其折叠线与另一条直径重合。以上这两个折叠就组成了万向关节。这个模型准备好了后，根据万向关节的机械性能，我们就可用它来说明万向关节的运动部分是如何自发轴向旋转的。

先从万向关节的自我稳定机制说起。

● 单独合拢两个铰链，然后又将它们同时合拢在一起（图 5-156）。在铰链 1，黄色部分仍然在自己的平面中旋转。在铰链 2，黄色部分朝垂直于其自身平面的两个方向运动。

● 你会发现（图 5-157）当黄色部分绕轴 1 旋转时，通常是朝相同的方向（a）运动。这是水平旋转的一个例子，即旋转发生在一个平面内。

● 在黄色部分绕轴 1 旋转前（图 5-158），如果你将其上提一个角度（a），就会发现它在绕轴 1 旋转过程中改变了方向，但运动总体方向仍然朝向相同的 O 点，O 点对应运动轨迹所表示的圆锥顶点。这是圆锥形旋转的一个例子。

● 如果黄色部分屈曲超过 90°（图 5-159），它会随着绕轴 1 旋转半径的改变而逐渐改变方向。这是圆柱形旋转的一个例子。拇指柱的轴向旋转就是这样。现在，你可以理解拇指对掌过程中发生了什么（图 5-160）。相应于模型中万向关节的轴 2，沿大多角骨 – 掌骨关节第 2 个轴并不能发生 90° 的屈曲，这种屈曲 3 个铰链关节共同完成。

屈曲动作首先涉及第 1 掌骨和大多角骨 – 掌骨关节，其次涉及绕轴 3 运动的掌骨关节处的近节指骨，最后涉及围绕 4 的指间关节处的远节指骨屈曲。

因此远节指骨承载的拇指指腹在绕其长轴进行圆柱形旋转过程中始终朝向 O 点。

总之，拇指柱的这种轴向选择主要归因于大多角骨和第 1 掌骨之间万向关节的机械特性，尤其是这种关节的自发旋转，即 MacConail 提出的联合旋转。旋转度数可以通过将两种旋转考虑在内的简单三角函数公式计算出来，这里就不再介绍了。

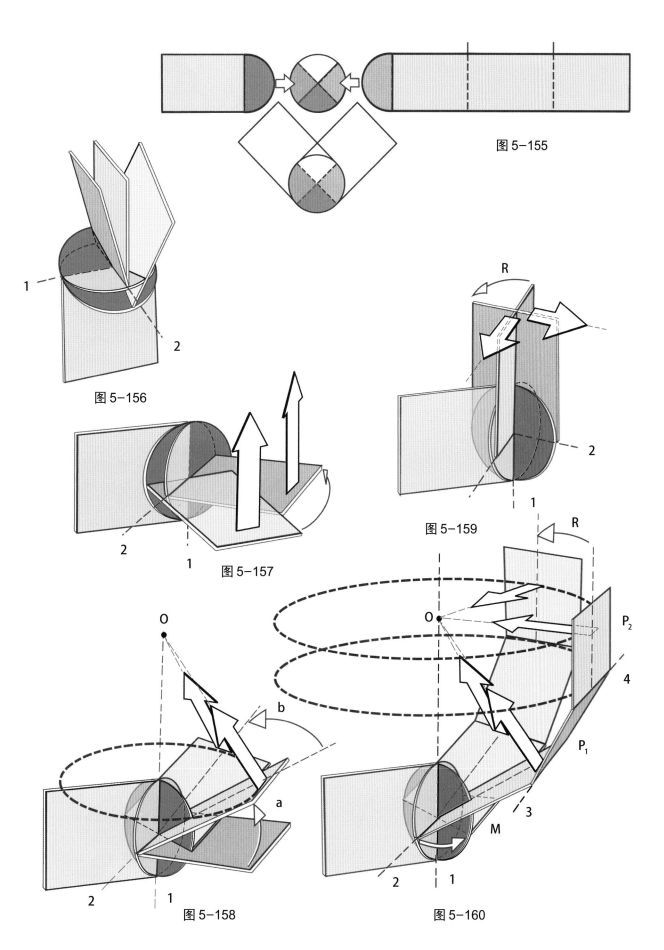

图 5-155

图 5-156

图 5-157

图 5-158

图 5-159

图 5-160

大多角骨－掌骨（TM）关节（续）

当然，对于双轴万向关节而言，其旋转度数可能是介于旋转度数为 0° 的自发性联合旋转（平面旋转情形下）和旋转度数最大的联合旋转（圆柱状旋转情况下）之间的任意数值。

因此，拇指的轴向旋转归因于大多角骨－掌指关节和指间关节的协同作用。但起始运动发生在一个关键关机处，即大多角骨－掌骨关节。

第 1 掌骨（M_1）的运动

第 1 掌骨可以绕其 2 个正交轴做单一的或联合的运动，也可以发生由这 2 个轴上的运动所引起的自发性轴向旋转。我们必须定义大多角骨－掌骨关节（TM 关节）这 2 个轴在空间的位置，它们通常不在两两垂直的 3 个参照面上。

在实验用骨骼上（图 5–161），如果将一枚金属钉插入大多角骨和第 1 掌骨关节面的平均曲率中心，实验者将会观察到以下情况。

● 轴 1（1）对应于大多角骨的凹面曲率，它穿过第 1 掌骨基底。

● 轴 2（2）对应于第 1 掌骨鞍状面的凹面，穿过大多角骨。当然，实际情况下轴的位置不是固定不动的，随着运动会变化（金属仅代表平均位置）。在第 1 次近似模拟过程中，我们可以将这些轴看作是大多角骨－掌骨关节的 2 个轴，然后需注意的是这个模型仅仅是为了理解复杂问题而建立的，它仅代表真实状况的一部分。这 2 条互相垂直但在空间并不相交的正交轴构成了万向关节。因此，认为大多角骨－掌骨关节具有万向关节的机械性能，这一看法是合理的。

大多角骨－掌骨关节还有另外两个重要特点。

● 首先，轴 1 平行于掌指关节（3）和指间关节（4）的屈伸轴。我们不久将讨论这样排列所产生的结果。

● 其次，轴 1 与轴 2、轴 3 和轴 4 在空间上垂直，因此它位于近节指骨和远节指骨的屈曲面，即拇指柱的屈曲面。

最后，重要的一点是：大多角骨－掌骨关节的两根正交轴，即轴 1 和轴 2 相对于 3 个两两垂直的参照面，即冠状面（C）、矢状面（S）和横断面（T）都是倾斜的。因此，单纯的第 1 掌骨运动发生在与 3 个参照面相倾斜的另一平面上，这样就不能用经典的解剖学术语来描述第 1 掌骨的运动，至少对于其发生在冠状面上的外展就不适用。最近的研究表明，第 1 掌骨的屈伸轴穿过大多角骨，其外展和内收的轴位于第 1 掌骨基底，并且这 2 个轴相互靠近，另一方面，它们在空间不成直角，实际上形成接近 42° 的锐角，因此不是正交轴。这个关节也可以比作位万向关节，但万向关节的性能仅在一些与这个关节的已知功能相吻合的优先区才体现。

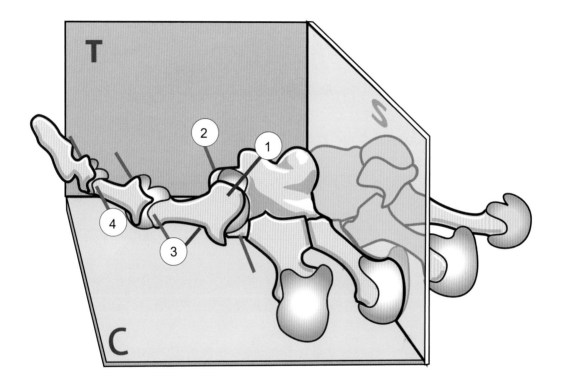

图 5-161

大多角骨 – 掌骨（TM）关节（续）

第 1 掌骨相对于大多角骨参照面所致的单纯运动（图 5-162）可做如下描述。

● 绕 XX′轴（前图的轴 1）进行的前进和后退运动。我们将 XX′轴称为主要轴，原因是它允许拇指在对掌过程中"选择"特定的手指。在第 1 掌骨的前进和后退运动过程中，拇指柱在垂直于轴 1 和平行于拇指甲平面的 AOR 平面内移动，具体表现如下。

➤ 在后退过程中（R），拇指向后移动，与掌面接触而与第 2 掌骨成 60°。

➤ 在前进过程中（A），拇指向前移动到几乎与掌面垂直的位置。这种运动也被一些以英语为母语的作者混淆为外展。

● 绕 YY′轴（前图的轴 2）的运动，即在垂直于前图轴 2 的 FOE 平面进行的屈伸运动，我们将 YY′轴称为次要轴，屈伸运动具体为。

➤ 在伸直过程中（E），第 1 掌骨向后外侧移动，伸直角度随近节指骨和远节指骨的伸直增强而增大，因此拇指柱逐渐位于掌平面上。

➤ 在屈曲过程中（F），近节指骨不穿过第 2 掌骨矢状面而向前内侧移动，屈曲角度随着指骨屈曲增强而增大，以至于拇指指腹可以触到小指基底的掌面。

因此，有关第 1 掌骨的屈伸概念还要通过拇指柱上其他 2 个关节的相似运动才能获得确切的论证。

除了前进 – 后退和屈 – 伸这些单纯运动外，第 1 掌骨的其他运动是复杂的，例如结合在 2 个轴上的不同角度，或连续或同时进行的运动，以及结合即时自发性或联合性的轴向旋转。后者在拇指对掌动作中发挥重要作用。

第 1 掌骨的屈 – 伸和前进 – 后退运动是从中立位或拇指肌肉休息位开始（图 5-163）。这个位置也可以描述为肌电图静息位（Hamonet 和 Valentin），此时松弛的肌肉不会引起可记录到的电位活动。在影像学上，这个位置（N）也可以定义为第 1 掌骨和第 2 掌骨在冠状面成 30°、在矢状面成 40°、在横断面成 40° 的位置。

这个位置（N）也相当于韧带松弛、关节面处于相互完全贴合的最吻合位。

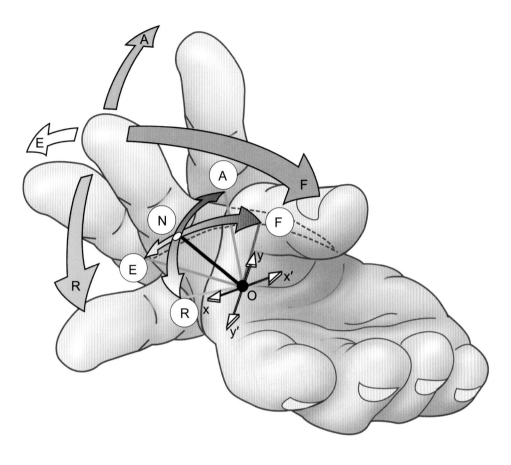

图 5-162

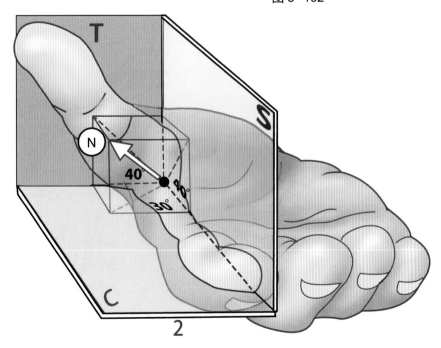

图 5-163

大多角骨 – 掌骨（TM）关节（续）

测量第 1 掌骨运动

既然我们已经对第 1 掌骨的准确运动做了描述，我们怎么在实际中测量这些运动呢？这个问题由于目前使用的 3 种方法而变得复杂起来。

在第 1 种可以称为经典的方法中（图 5-164），我们让第 1 掌骨在一个由 3 个互相垂直的平面，即横断面（T）、冠状面（C）和矢状面（S）所形成的直角参照系中移动，后 2 个平面与沿第 2 掌骨长轴方向的轴相交，与 3 个平面相交的平面穿过大多角骨 – 掌骨关节。由此，在接近于冠状面 C 的掌面上，当第 1 掌骨与第 2 掌骨接触时可以确定点的参照位置。

有以下 2 条需要注意。

● 这个位置不是中立位。

● 第 1 掌骨并不严格地与第 2 掌骨平行。

当第 1 掌骨远离在平面 F 内的第 2 掌骨时发生外展（箭 1）；相反的情况同样适合于内收。

当第 1 掌骨向前移动时发生屈曲（箭 2）或向前（掌侧）移位，当第 1 掌骨向后移动时发生伸直或向后（背侧）移位。

第 1 掌骨的位置因此通过两个角加以定义（图 5-165）：外展（Ab）角（a）和内收角（Add），屈曲（6）或向前移位（A）的角，以及外展或向后移位（P）的角。

这种方法有以下 2 个缺点。

● 测量的是运动在抽象平面上的投影而不是运动实际的角度。

● 没有测量轴向旋转。

第 2 种方法由 Duparc，de la Caffiniere 和 Pineau 介绍（图 5-166），称之为现代方法。它测量的不是运动而是第 1 掌骨相对于极坐标系的位置。第 1 掌骨的位置根据其位于一个圆锥上的位置而确定，这个圆锥的轴与第 2 掌骨长轴重合，圆锥顶位于大多角骨 – 掌骨关节。圆锥顶的半角（箭 1）是其分离角，仅当第 1 掌骨沿圆锥表面移动时才是有效的。第 1 掌骨的准确位置由经过第 1 掌骨和第 2 掌骨的平面和冠状面之间的角度（箭 2）确定。

相对于直角参照系（图 5-167）、许多作者将这个角（b）称之为空间旋转角。由于旋转必须发生在空间，这种称呼有些重复。第 1 掌骨在圆锥面的运动类似于环转，称这个角度为环转角更恰当。相比第 1 种方法，第 2 种方法的好处是，我们通过钳取器就可以简单测量这个角度。

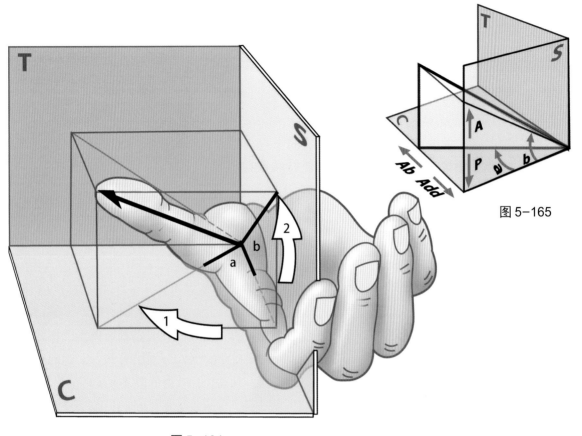

图 5-165

图 5-164

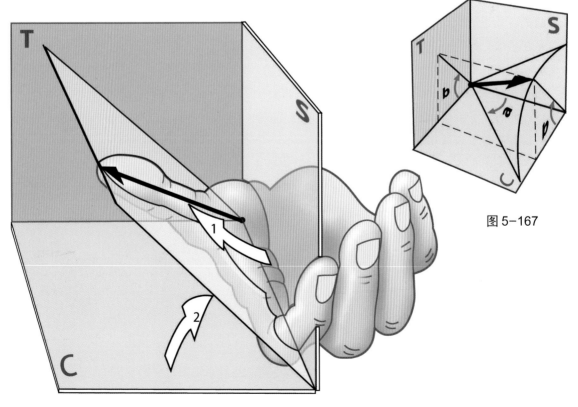

图 5-167

图 5-166

大多角骨 - 掌骨（TM）关节（续）

大多角骨 - 掌骨关节和大多角骨系统的影像学特征

以下讨论基于影像学研究，包括按照作者1980例定义的方法，从某一特定角度拍的正位片或侧位片。摄片原则包括，为了将关节轴呈倾斜的因素考虑在内，以及显示关节面在没有任何扭曲情况下的真实曲率特性，摄片时要旋转主要X线束的方向，这样就能观察到从一个称之为经典角度拍摄的正位片或侧位片。用这种方法，实验者可以准确测量大多角骨 - 掌骨关节的单纯运动范围及其结构特点，这些在生理学和病理学方面都是很重要的。

根据以某特定角度拍摄的正位片或侧位片，我们提出测量大多角骨 - 掌骨关节运动的第3种方法，即建立大多角骨参照系。

在拇指柱的正位X线片上（图5-168），大多角骨的曲率和第1掌骨的凸面曲率严格的显示在它们的轮廓上，而不必借助任何透视特性。然后从后位R和前位A分别拍X线片。运动范围通过测量第1掌骨和第2掌骨2个长轴之间的度数即可获得。从前位片获得的值减去从后位片获得的值，就可以得到前进 - 后退的活动度。

- 后退导致第1掌骨轴移动到与第2掌骨轴平行的位置。
- 前进使第1掌骨和第2掌骨之间的角度增大到50°~60°的范围。

前进 - 后退的运动范围为22°±9°，性别之间还存在一定差异。

- 在男性，前进 - 后退的范围是19°±8°。
- 在女性，前进 - 后退的范围是24°±8°。

在拇指柱的侧位X线片上（图5-169），可观察到没有扭曲的大多角骨凸面曲率和第1掌骨凹面曲率。X线片分别摄于关节的伸直（E）位和屈曲（F）位。

- 伸直使第1掌骨和第2掌骨之间的距离增大，形成一个30°~40°角。
- 屈曲使第1掌骨更靠近第2掌骨，并使两者近乎平行。

屈伸的范围是17°±9°，性别之间还存在差异。

- 在男性，屈伸范围是16°±8°。
- 在女性，屈伸范围是18°±9°。

考虑到所有因素，大多角骨 - 掌骨关节的运动范围相对于拇指柱的运动范围来讲要小得多。

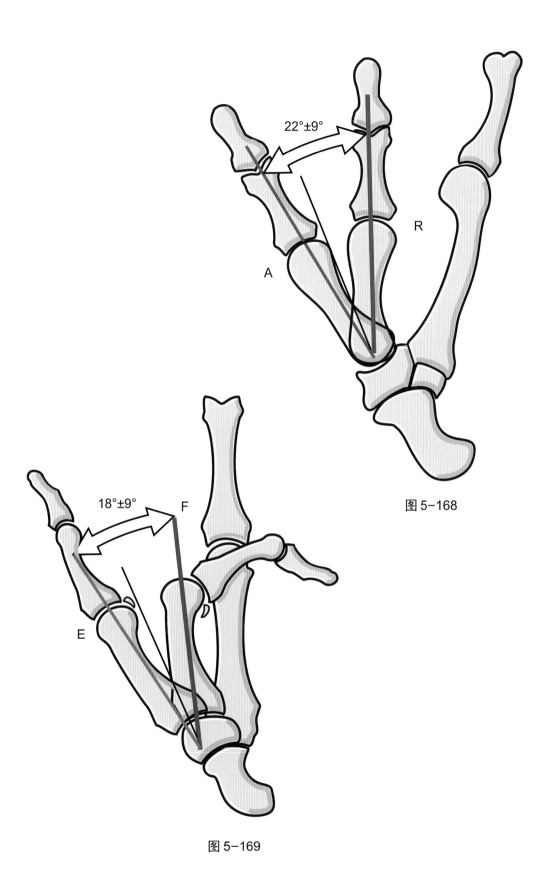

22°±9°

A

R

图 5-168

18°±9°

F

E

图 5-169

大多角骨 – 掌骨（TM）关节（续）

大多角骨 – 掌骨关节的结构和功能特点

1993 年，A.I.Kapandji 和 T.Kapandji 对 330 例关节进行的结构和功能研究表明如下内容。

● 大多角骨前进（A）– 后退（R）的运动范围（图 5-170）为 2.9°±2°，运动幅度虽然很小，但它确实是存在的。

● 第 1 掌骨基底后退时（图 5-171），在大多角骨的鞍状面上由内侧向外侧移位，但前进时（图 5-172）第 1 掌骨基底回复到大多角骨鞍状面凹面内。

● 从正面观（图 5-173）可以看到早期拇指腕掌关节炎的表现，即前移过程中第 1 掌骨基底不能移动到紧贴大多角骨鞍状面的位置，却被鞍状面的断片（翘起部分）所阻挡（图 5-174）。在正常的侧位 X 线片上，第 1 掌骨基底的"尖端"与大多角骨凹面完美对合。

● 在早期拇指腕掌关节炎中，第 1 掌骨的尖端样基底并不在其正常位置，在拇长展肌肌腱（白色）牵拉时被大多角骨凹面卡住（图 5-175）。

● 在正位 X 线片上测量鞍状面基底和边缘之间的夹角，这对早期诊断拇指腕掌关节炎十分重要。正常情况下，所测量的第 2 掌骨轴和大多角骨鞍状面之间的角度平均为 127°，而且掌骨间韧带（绿色）可以将第 1 掌骨基底拉回到大多角骨鞍状面（图 5-176）。

● 当这个角度接近 140° 时（图 5-177），就可以怀疑有早期拇指腕掌关节炎发生，尤其当患者偶尔感到大多角骨 – 掌骨关节疼痛时。有先天性"滑动鞍状关节面"的患者，如大多角骨鞍状关节面发育异常的患者，更易患大多角骨 – 掌骨关节的拇指腕掌关节炎。这是因为，从长远来讲，这些患者的掌骨间韧带失去了该韧带牵拉第 1 掌骨基底复位的功能，使关节长期处于外侧半脱位状态，这将磨损大多角骨表面并减小关节间隙。

我们来简单总结一下角骨 – 掌骨关节，很明显，从机械力学角度，它属于万向关节，使用球形假体代替它完全不合适，甚至不少外科医生还不知道他们所偏爱的万向关节，可以通过机械力学使第一掌骨发生纵向旋转。因此，不需要球形关节提供额外的自由度。这是 Occam 剃刀原理的另一个例子。

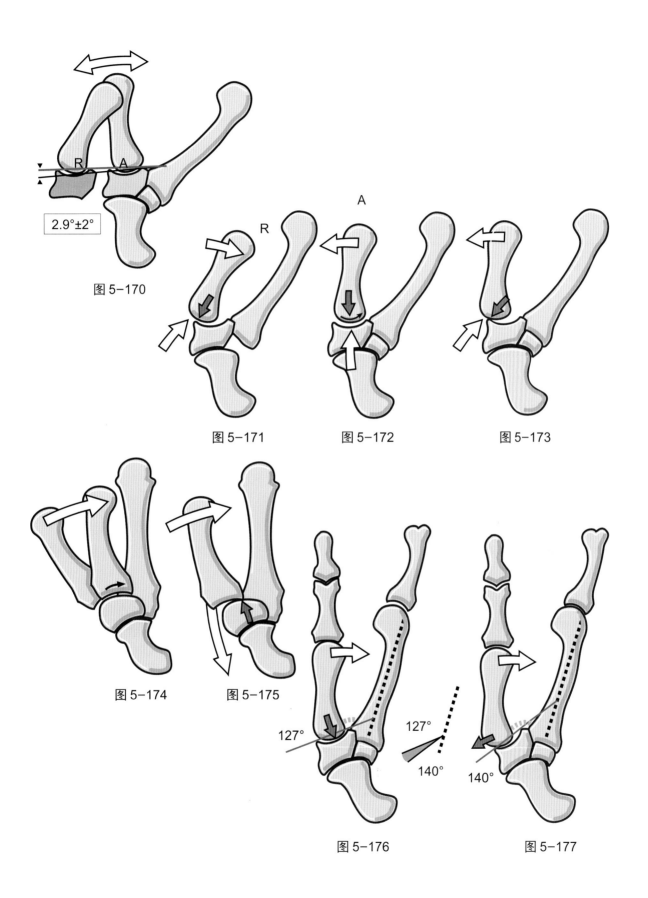

2.9°±2°

图 5-170

R

A

图 5-171   图 5-172   图 5-173

图 5-174   图 5-175

127°   127°   127°

140°   140°

图 5-176   图 5-177

拇指的掌指关节

尽管一些以英语为母语的作者认为拇指掌指关节属于椭圆关节，但是解剖学家认为其属于一种变异的髁状关节。和所有的髁状关节一样，拇指掌指关节有两个自由度，可以做屈伸和侧方倾斜运动。实际上，由于其复杂的生物力学结构，拇指掌指关节具备了另一个自由度，即可以使近节指骨 P_1 进行轴向旋转（旋前和旋后）。这种运动既可以是主动的也可以是被动的，对完成拇指的对掌尤为重要。

从图 5-178（由前方显露关节内部，近节指骨向后侧和近侧移位）中看到，第 1 掌骨头 M_1（1）看起来是双凸形的，长度比宽度大，向前方扩展为两个不对称的隆起，其中内侧隆起（a）比外侧隆起（b）更突出。纤维软骨样的掌板（3）与覆盖软骨后呈双凹形的 P_1 基底（2）及它的前缘相连，在掌板远侧缘有 2 块籽骨。内侧籽骨（4）和外侧籽骨（5）有与掌板相连续的软骨面，内侧籽骨肌（6）和外侧籽骨肌（7）分别附着于籽骨。如图断面中（8）显示，关节囊（8）因内侧副韧带（9）和外侧副韧带（10）将 M_1 连接至掌板而使它的两边增厚。关节囊的前方隐窝（11）和后方隐窝（12）及侧副韧带也得以显露，其中内侧副韧带（13）比外侧副韧带（14）要短。XX′轴和YY′轴分别代表屈伸运动轴和侧方倾斜轴。

图 5-179（前面观）显示相同的结构，即 M_1（15）在下，P_1 在上（16），并对掌板（3）、内侧籽骨（4）和外侧籽骨（5）的位置形态做了更细致的展示。这些籽骨由籽骨间韧带连接（未显示），通过掌指关节的内侧副韧带（18）和外侧副韧带（19）与第 1 掌骨头相连接，另外通过指骨 – 籽骨韧带的直形（20）和交叉（21）纤维附着于第 1 指骨基底。内侧籽骨肌（6）附着于内侧籽骨，并分出一束附着到第 1 指骨基底（22），该束的一部分遮盖了内侧副韧带（13）。为显露外侧副韧带（14），外侧籽骨肌（7）的指骨束膨大（23）已经被切断。

图 5-180（内侧观）和图 5-181（外侧观）中，关节囊的后方隐窝（24）和前方隐窝（25）、拇短伸肌腱（26）和附着点、内侧副韧带（13）和外侧副韧带（14）的偏心掌骨位附着点及连接掌骨和掌板的韧带（18 和 19）也得以显露。值得注意的是，内侧副韧带相对于外侧副韧带更短且更加绷紧，以至于 P_1 基底在 M_1 头内侧面上的运动不如在外侧面上的运动明显。M_1 的透视图（图 5-186）解释了当外侧籽骨肌（7）比内侧籽骨肌（8）收缩更有力时，M_1 内侧（SM）和外侧（SL）的偏向移位是怎样使 P_1 基底产生轴向旋转，进而产生旋前。

该偏向移位程度因 M_1 头的不对称而获得进一步的加强（图 5-182，迎面观），M_1 头的内侧隆起（a）更突出，较外侧隆起（b）像远端延伸得要少。因此，P_1 基底从侧方更往前和远端方向移动，使得 P_1 可以做屈曲、旋前和桡偏的复合运动。

骨关节功能解剖学： 第一卷　上肢（原书第 7 版）
The Physiology of the Joints: *The Upper Limb (7th Edition)*

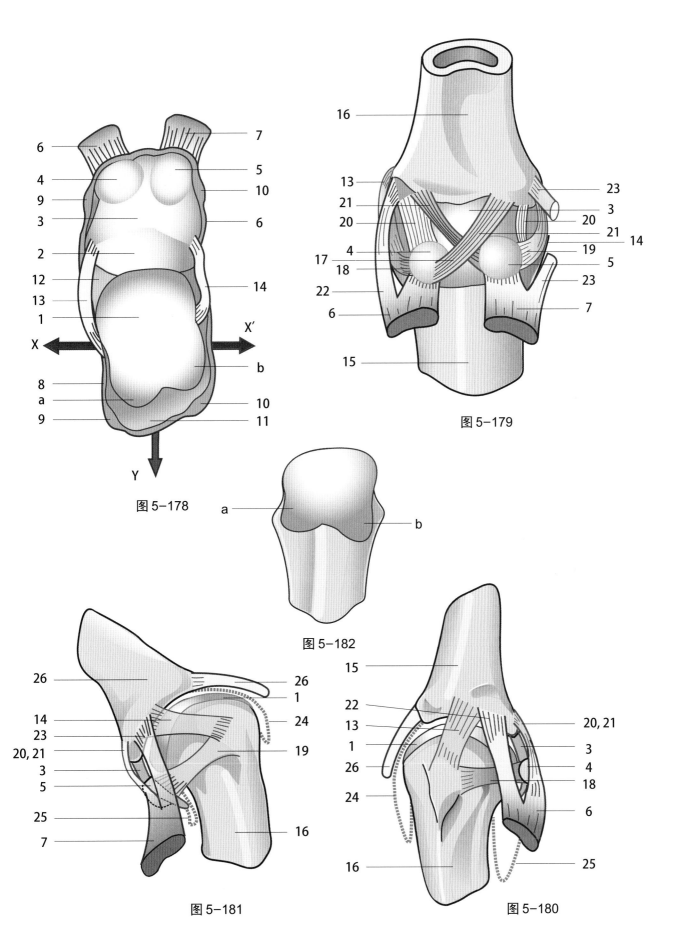

图 5-178

图 5-179

图 5-182

图 5-181

图 5-180

拇指的掌指关节（续）

P_1 向侧方倾斜的范围和旋转轴的位置与它的屈曲程度有关。

中立位或伸展位时（图 5-183），侧副韧带（1）松弛，而掌板（2）和连接 M_1 到掌板上的韧带（3）是紧张的，这样就阻止了轴向旋转和侧方移动。因此，这是第 1 锁定位置，它发生在伸展位时，即当籽骨（4）紧紧地作用在掌骨头上时。注意，前后滑囊隐窝（6 和 5）在中间位的时候是放松的。

在中间位和半屈位时（图 5-184），侧副韧带（1）再次松弛，外侧比内侧松弛更明显，而当籽骨（4）滑下 M_1 头的前隆起时，掌板和连接掌板到 M_1 上的韧带是松弛的。

此时为最大的活动位置，侧倾和轴向旋转可由籽骨肌产生。内侧籽骨肌的收缩导致尺偏和十分有限的旋后，而外侧籽骨肌产生桡偏和旋前。

完全屈曲位时（图 5-185），掌板和连接其到 M_1 的韧带是松弛的，而侧副韧带伸直度达到最大，以便 P_1 基底进行桡偏和旋前。当拇指主要因外侧鱼际肌作用而处于与小指对掌的极端位置时，关节实际上因侧副韧带和后滑膜隐窝的相互作用而被锁定，这个位置等同于 MacConaill 的紧密包裹位，是关节屈曲时发生的第 2 个锁定位。

图 5-186（上视图，P_1 基底透明）显示了 P_1 多数时候是如何依靠外侧籽骨肌而旋前的。

总之，拇指的掌间关节可以产生 3 种类型的活动，从中立位开始（图 5-187，M_1 头的后面观，显示各种运动的轴）分别为以下内容。

- 绕横轴 f_1 的单纯屈曲，它由内侧和外侧籽骨肌的不平衡作用产生，可达到中度屈曲位。
- 结合屈曲，侧倾和轴向旋转 2 种类型的复合运动。

➤ 复合屈曲，绕一个活动的倾斜轴 f_2 所产生的尺偏和旋后，它将引发一个冠状面旋转。这个运动主要是由内侧籽骨肌的作用而产生。

➤ 复合屈曲，绕一个活动的倾斜轴 f_3 所产生的桡偏和旋前，f_3 较 f_2 更加倾斜，且指向另一方向。它能引起一个冠状面旋转，该运动主要由外侧籽骨肌的作用而产生。

因为 M_1 头的不对称形状和侧副韧带伸展的长度不等，完全屈曲总是与桡偏和旋前相伴随，它们也是促成拇指全部对掌运动的 2 个重要因素。

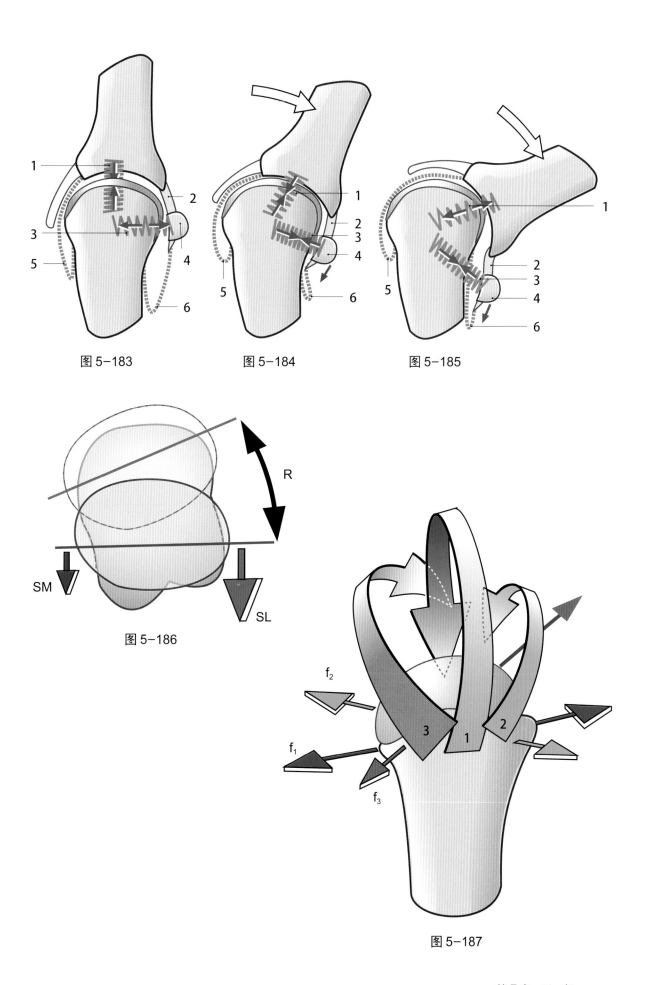

图 5-183

图 5-184

图 5-185

图 5-186

图 5-187

拇指的掌指关节（续）

掌指关节的活动

当拇指伸直，P_1 和 M_1 的轴共线时（图 5-188），这就是掌指关节的参考位置。为了理解手指关节的基本运动，最好是建立两个三面体结构，它们由 3 根火柴杆正交排列后形成，并将它们粘在各自相对的关节面上。

正常人从这个位置开始，将不会产生主动或被动伸展。

掌指关节的主动屈曲有 60°～70°（图 5-189），然而，被动屈曲可达 80° 甚至 90°。利用这个三面体结构可以很好地解释这个运动的基本成分。

在参考位（图 5-190，背侧视观），三面形体结构被粘贴，以便使火柴呈平行或者呈成直线状态。这样就可以观察到形成关节旋转和侧倾的运动组成的部分可以观察到。

掌指关节在中度屈曲位时，可以主动地收缩内侧和外侧籽骨肌。

当内侧籽骨肌收缩时，图 5-191 远视拇指可见其向前倾斜到掌板；图 5-192 近视拇指可见其处于掌板上，利用火柴所排列的结构，我们可以观察到尺偏有几度，以及旋后有 5°～7°。

当外侧籽骨肌收缩时，（图 5-193 远视，图 5-194 近视），我们可以观察到桡偏（图 5-194），它比之前的尺偏更明显，且有旋前 20°。

我们将在后面继续讨论在拇指对掌过程中，这种复合型的屈曲、桡偏和旋前运动的意义。

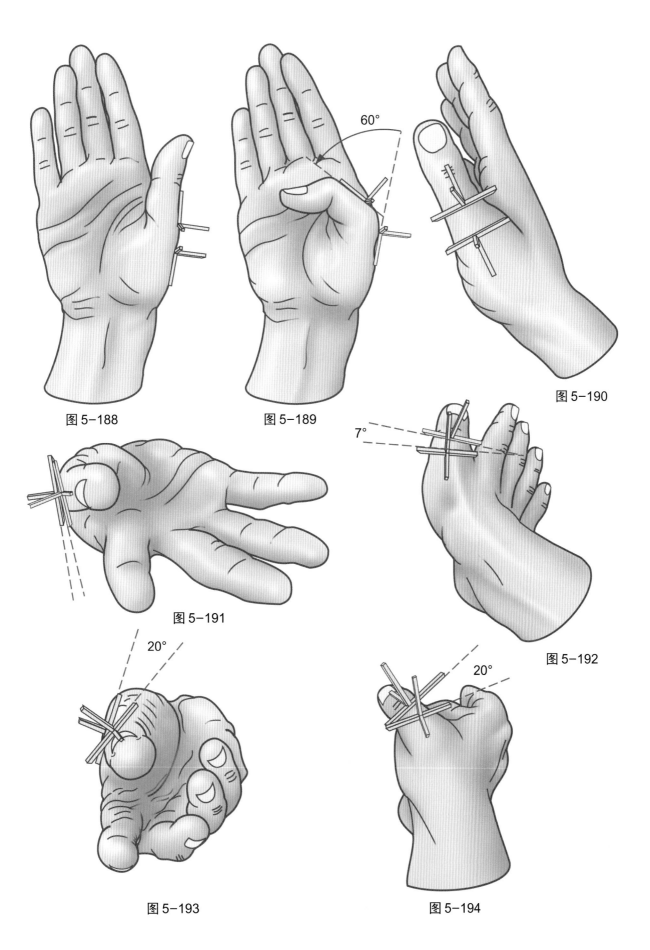

图 5-188

图 5-189

图 5-190

图 5-191

图 5-192

图 5-193

图 5-194

拇指的掌指关节（续）

拇指掌指关节的侧向与旋转复合运动

在用整个手掌抓握圆柱体时，紧握物体的动作由掌指关节处的外侧籽骨肌的锁定作用而实现（图 5-195）。当拇指被限定不运动时，即它与圆柱长轴平行时，这个抓握动作是不能完全锁定的，即物体可以轻易地从指尖和鱼际的缝隙中滑落。

另外，如果拇指向指尖移动（图 5-196），则物体不能滑落。在三面体结构的帮助下很容易看清 P_1 的桡偏运动，它在使 M_1 进入前位。这样，拇指通过最短的环形路径，如圆形路径即可包绕圆柱体，如果没有桡偏运动，这个包绕圆柱体的路径将会是椭圆形的，且路径会更长（d）。

因此，桡偏运动是锁定紧握物体必需的，桡偏幅度越大，拇指和示指围绕物体形成的环，闭合得越完全，且环的路径越短（图 5-197）。在当拇指处于和圆柱的长轴方向一致时，抓取物体的环状结构不复存在。从位置 b 到位置 e，环闭合，最终到位置 f，此时拇指垂直于圆柱的长轴。此时，环达到完全闭合，抓取动作可被锁定。进一步从 2 根横向排列的火柴，可显示 P_1 旋前有 12°（图 5-198），它使拇指可利用掌面的大部分而不是中间边缘部分去接触物体。因此，通过增加表面接触面积，P_1 的旋前运动有助于增强抓握力量。

当一个小圆柱体正被抓握时（图 5-199），拇指可压住部分示指，使抓握的环缩小，抓握动物被锁定得更完整，抓力更强。

拇指掌指关节所具有的这些功能，以及它的动力肌非常适用于抓握动作的实现。

掌指关节的稳定依赖于关节和肌肉的合作。正常条件下，在拇指对掌时（图 5-200），示指和拇指的相连续的关节可通过拮抗肌达到稳定。在某些情况下（图 5-201），如在逆向运动时（白箭表示），掌指关节是伸展的而不是屈曲的。

- 当拇短展肌麻痹时，拇短屈肌可使 P_1 向后倾斜。
- 当第 1 个骨间隙的肌肉缩短时，可拉动 M_1 倒向 M_2。
- 当拇长外收肌肌力减弱时，可阻止 M_1 外展。

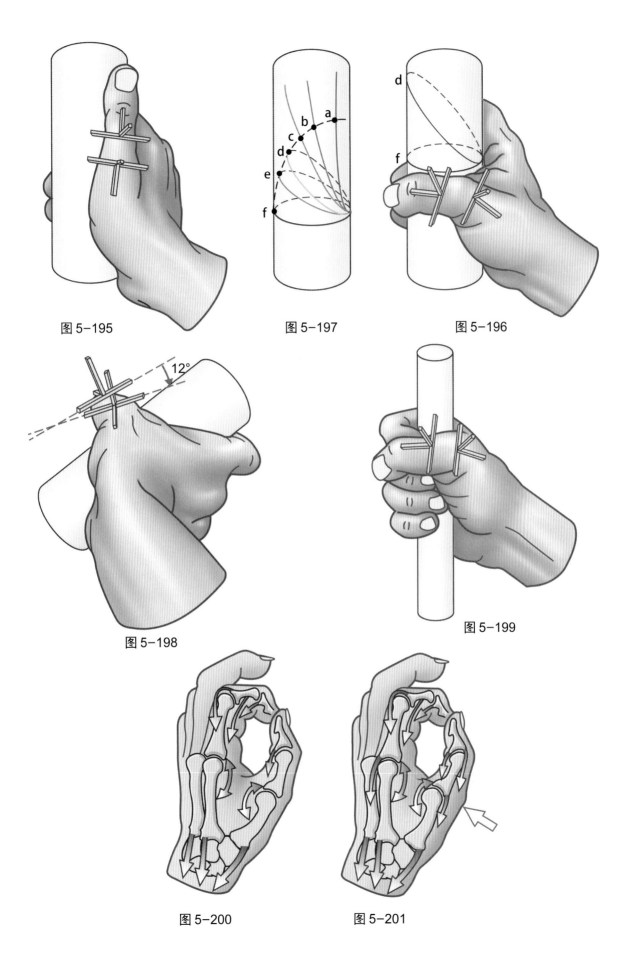

图 5-195

图 5-197

图 5-196

图 5-198

图 5-199

图 5-200

图 5-201

拇指的指间关节

第一眼看拇指的指间关节，它是笔直向前的。拇指的指间关节是一个固定横轴的铰链型关节，横轴经过 P_1 关节面上髁的曲率中心，绕此横轴发生屈伸和伸展运动。

用量角器测得指间关节的主动屈曲范围（图 5-202），为 75°～80°，被动屈曲范围可达到 90°（图 5-203）。

主动伸展范围有 5°～10°（图 5-204），被动伸展范围时高度伸展非常显著，可达 30°（图 5-205），某些专业人士，如雕刻家，可以将拇指作为挤压陶土的抹刀。

上述运动在真实生活情形下将更为复杂，因为在指间关节屈曲时，P_2 还经历一个从主动的向内侧方旋转打扫旋前运动的过程。

在图 5-206 的解剖模型中，当指间关节完全伸展时（A），插入两根平行的针，一根（a）在 P_1 头，另一根（b）在 P_2 底部。当指间关节屈曲时（B），两根针形成一个 5°～10° 的开放角，代表了旋前方向。

在活体上也可进行与此类似的实验在活体的物体上进行，将平行的火柴固定在 P_1 和 P_2 的后表面上，将会得到相似的结果。当 P_2 屈曲时，有 5°～10° 的旋前。

这个现象部分可用关节面的力学性能加以进行部分的被部分解释为关节面的机械特征。

图 5-207（关节后面观）显示两个髁之间的不同。内侧髁较外侧髁向前和向内侧更突出，也更长（图 5-208）。外侧髁的曲率半径较短，以至于它的前表面会突然地向掌面滑落。因此，在屈曲位时，内侧副韧带比对应的外侧副韧带先一步伸展，促使 P_2 基底内侧关节面的滑动停止，而外侧面则继续运动。

换句话说（图 5-209），P_2 在 P_1 内侧髁（AA'）围绕的移动偏移量短于其在外侧髁（BB'）上的偏移量，结果 P_2 向内侧旋转。屈曲 - 伸展不是围绕单轴运动，而是在初始位置和终止位置之间有一系列运动瞬时轴。这些轴追踪圆锥的底部环，而圆锥顶点位于它们的汇聚点 O，即处于拇指远端。

如果利用纸板制成指间关节模型（图 5-210），则条带折痕必须沿着与手指的轴成 5°～10° 角的方向，而不是垂直于它的方向折叠。指骨屈曲时会经历冠状面旋转，提示指骨的运动方向改变，等比例于与指骨的屈曲程度。

我们将在后面看到，指间关节的旋转成分有助于实现拇指对掌过程中拇指的整个旋前运动。

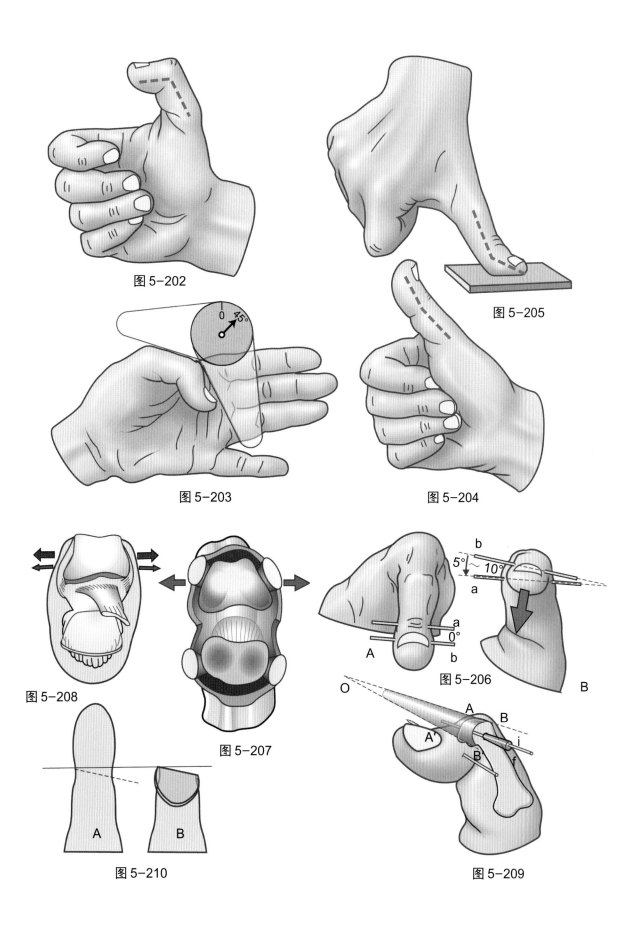

图 5-202

图 5-205

图 5-203

图 5-204

图 5-208

图 5-207

图 5-206

图 5-210

图 5-209

拇指的动力肌

拇指有 9 块动力肌，与其他手指相比，这些具多种精细功能的肌肉决定了拇指有更大的活动度。

肌肉分为以下 2 个群。

● 外在肌或者长肌：总共 4 块，大多固定在前臂。这其中的 3 块是外展肌和伸肌，用来释放抓握动作，第 4 块是屈肌，用来锁定抓握动作。

● 内部肌：位于鱼际内部和第 1 个骨间隙。这 5 块肌肉使得手可以进行各种抓握动作，尤其是使拇指可以对掌。它们的力量弱小，更多地参与协调精确运动。

为了理解这些肌肉对拇指柱的作用，必须定义相对于 TM 关节的两个理论轴的路径。这些轴（图 5–212），即用于定义屈曲运动的 YY′，轴对于屈曲（它平行于掌间关节屈曲时的轴 f_1 和指间关节屈曲时额轴 f_2）和用于定义前拉和反拉动作的轴 XX′，界定了如下 4 个分区。

● 象限 X′Y′ 位于 TM 关节屈曲伸展轴 YY′ 的背侧和前拉 – 后拉轴 XX′ 的外侧，该象限内包含一块肌肉，即拇外展长肌。因此，该肌肉贴近 X′ 轴，只能产生微弱的前推力量，但是可有力地伸展 M_1（图 5–211），拇指"脱离"位时的外侧和近侧观。

● 象限 X′Y 处位于轴 XX′ 的内侧和轴 YY′ 的背侧，该象限内包括拇短伸肌腱和拇长伸肌腱。

● 象限 XY（图 5–213）位于轴 YY′ 和轴 XX′ 的掌侧，该象限内包含 2 块肌肉，它们处于第 1 骨间隙，可使 TM 关节产生一个结合轻度屈曲运动的后推运动。

➢ 拥有 2 束的拇外展内收肌即拥有两束肌肉（8）与它的 2 个束。

➢ 第 1 掌间肌（9）。

这 2 块肌肉可外展 M_1，通过将 M_1 拉近至 M_2 处，使第 1 指间隙变窄。

● 象限 XY′ 位于轴 YY′ 的掌侧和轴 XX′ 的外侧，该象限内包括对掌运动的肌肉，可使 M_1 产生一个联合屈曲与前推的运动。

➢ 拇对掌肌（6）。

➢ 拇短展肌（7）。

最后的两块肌肉位于轴 XX′ 上，是 TM 关节的屈肌。

● 拇长屈肌（4）。

● 拇短屈肌（5）。

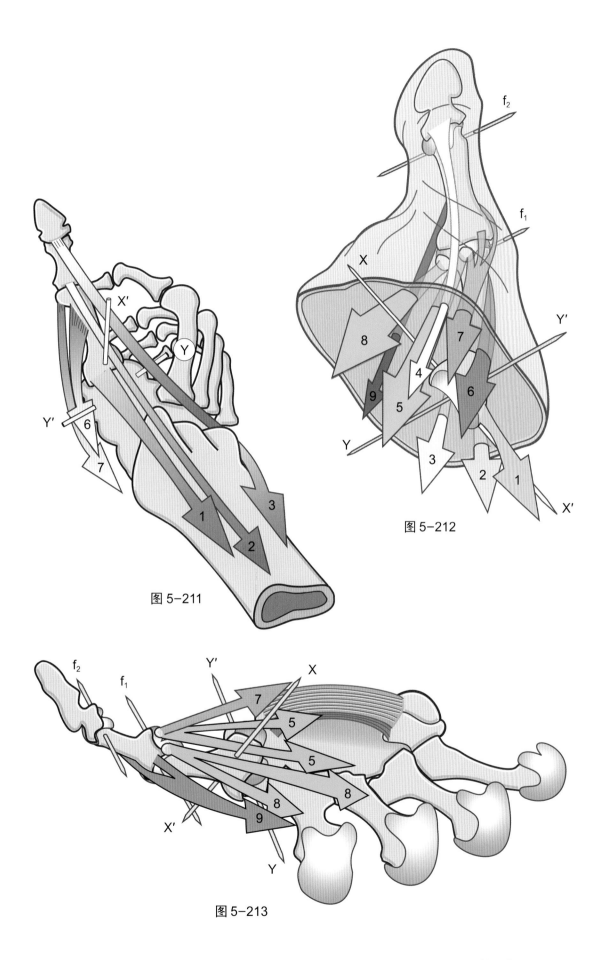

图 5-211

图 5-212

图 5-213

拇指的动力肌（续）

以下是一个简短的有关这些拇指动力肌的解剖学回顾，有利于理解它们的生理学特性，拇指动力肌可分为两群：外部肌和内部肌。

外部肌
- 拇长展肌（1）（图 5-214，前视），附着在 M_1 的前外侧面。
- 拇短展肌（2）（图 5-215，侧视），平行于前面肌肉，附着在 P_1 基底。
- 拇长伸肌（3），从后方附着在 P_2 基底面的背侧。

需要对以上 3 块肌肉提出 2 点说明：

- 从解剖学上讲，有 3 条韧带肌腱存在于拇指的背侧和外侧面，形成一个顶端在远端侧的三角形空间隙，即解剖学上的鼻烟壶。在此空间的底面，走行着桡侧腕长伸肌和桡腕侧短伸肌的肌腱。
- 从功能上讲，以上 3 块肌肉都作用于拇指上的一个特定节段，且都属于伸肌。然而，拇长伸屈肌（4）属于掌侧肌。它穿行于腕管，走行在拇短屈肌的 2 个头之间，在拇指的指间关节的 2 个籽骨间通过，附着在 P_2 基底的掌面上。

内部肌
内部肌（图 5-214 和图 5-215）分为 2 个群：内侧群和外侧群。

外侧群
外侧群由正中神经支配的 3 块肌肉组成。从深层到浅层，它们分布如下。

- 拇短屈肌（5）：起始于 2 个头，一个来自腕管的深面，另一个来自屈肌支持带的底界和 TZ 的结节。它的单肌腱附着在籽骨外表面和 P_1 基底的外侧结节。它的方向是斜向远端和外侧的。
- 拇对掌肌（6）：起始于屈肌支持带（外侧掌面），往远端、外侧和后方走行后，附着在 M_1 的前面。
- 拇短展肌（7）：起始于屈肌支持带，近端在拇对掌肌的起点和舟骨的嵴，横行在对掌肌的浅表，形成掌突的浅层。它附着在 P_1 基底的外侧结节，但是它的部分外侧束沿着第 1 前掌骨间隙（9）与拇指背侧扩展部汇合。外展肌不是在掌的桡侧，而是在掌的前部和中部，与对掌肌方向一致，即使位于掌的远端、侧方和后方。与命名所给出的提示相反，外展肌不是将拇指柱往外侧移动，而是把它向近端和内侧移，这 3 块肌肉形成外侧群，因为它们附着在 M_1 和 P_1 的外侧面。拇短屈肌和拇短展肌被称为外侧籽骨肌。

内侧群
内侧群由 2 块受尺神经支配的肌肉组成，它们受尺神经支配，附着在 MP 关节的内侧。
- 第 1 掌骨间肌（9），由肌腱附着在 P_1 基底的内侧结节和指骨背侧的扩展部。
- 拇收肌（8），它的横头与斜头汇聚于成一个共同的肌腱，附着在内侧籽骨和 P_1 的内侧面。
由于对称的原因，这 2 块肌肉被称为内侧籽骨肌，是外侧籽骨肌的协同拮抗肌。

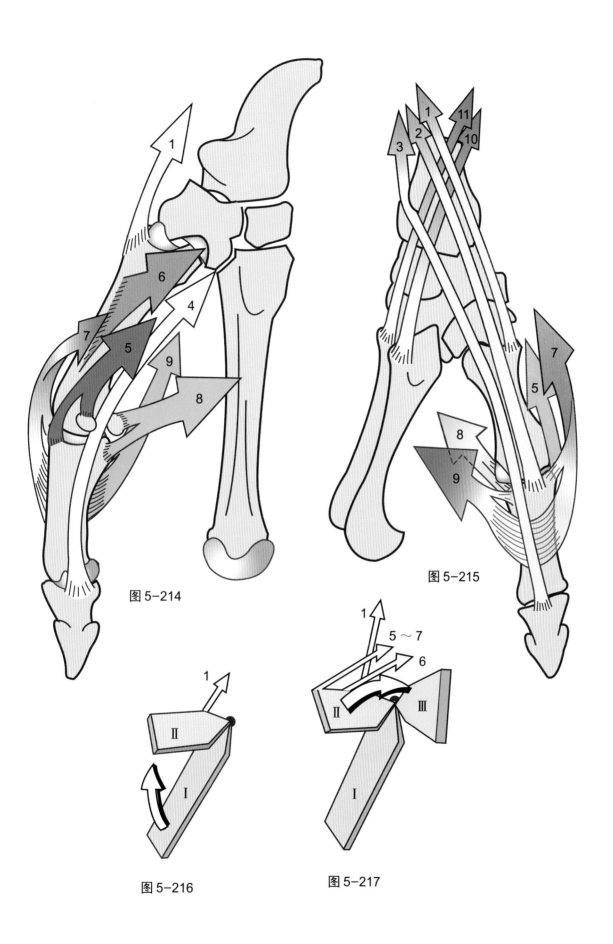

图 5-214

图 5-215

图 5-216

图 5-217

拇指外部肌的作用

拇长展肌（图 5-218）使 M_1 向外侧和前侧移动。因此，它使 M_1 产生外展和前推运动，特别是当腕呈轻微屈曲的时候。这个前推运动是由于外展肌腱走行于解剖上所定义的鼻烟壶区肌肉韧带的前方所致（图 5-215）。当腕没有被桡侧腕伸肌尤其是桡侧腕短伸肌所固定时，拇长展肌屈曲腕部，当腕伸展时，拇长展肌后推 M_1。

从功能上讲，由拇长展肌和内侧肌的外侧群所形成的力偶联在实现掌指的对掌功能方面发挥重要作用。在对掌开始时，M_1 必须被抬高，并恰好至掌面上方，以便使鱼际突在手掌边缘形成冠状位团块。这一功能运动是由上述这个功能偶联的肌肉群所形成的，该运动可分为以下 2 个阶段。

- 第 1 阶段（图 5-216，M_1 用模块图表示），拇外展肌（1）往前方和侧方伸展 M_1，使其从位置 I 到位置 II。

- 第 2 阶段（图 5-217），从位置 II，即从外侧肌群，如拇短屈肌、拇短展短肌和拇对掌肌所在处，将 M_1 向前方和向内侧方倾斜地拉至位置 III，而同时在围绕其长轴方向伴有轻微的旋转。

为了描述方便起见，这个运动被分解成 2 个连续的阶段，但是，实际上，这些阶段是同时发生的，M_1 的最终位置 III 是由于上述 2 组肌肉群同时施加力的结果。

拇短伸肌（图 5-219）有以下 2 个作用。

- 伸展 P_1 超过 M_1。

- 使 M_1 和拇指直接向外侧方移动，因此它是真正的拇指外展肌，可以产生 TM 关节地伸展 – 后推地运动。对于单纯地外展运动，腕关节必须通过尺侧腕屈肌，特别是尺侧腕伸肌的协同收缩而被稳定，然而，拇短伸肌也会使腕外展。

拇长伸肌有以下 3 个功能（图 5-220）。

- 伸展 P_1 过 P_1。

- 伸展 P_1 过 P_1。

- 使 M_1 向内侧和后方移动。向内侧移动时，它关闭第 1 个骨间隙，使 M_1 外展。向后方移动时，因其在桡骨远端背侧结节处弯曲（Lister 结节，图 5-211）。因此，它与对立面肌肉相互拮抗，它有助于手掌扁平，并使拇指指腹饱满。

拇长伸肌与大鱼际肌外侧群是一组拮抗 – 协同肌肌群。事实上，当我们想要在不伸展拇指的情况下伸展 P_2 时，这些大鱼际外肌起到稳定 M_1 和 P_1 并阻止其伸展的作用。因此，它们对拇长伸肌有拮抗作用，如果大鱼际肌肉麻痹，拇指就不可逆地向内侧和后方移动。拇长伸肌的一个辅助作用是伸腕，除非被桡侧腕屈肌收缩抵消这一活动。

拇长屈肌（图 5-221）屈曲 P_2 越过 P_1，随即屈曲 P_1 超越过 M_1。对于单纯发生的 P_1 屈曲单纯发生，拇短屈肌必须进行收缩，以阻止 P_1 的屈曲（协同作用）。我们将在后面讨论拇长屈肌在最终实现末端抓握动作时所发挥的必不可缺的作用。

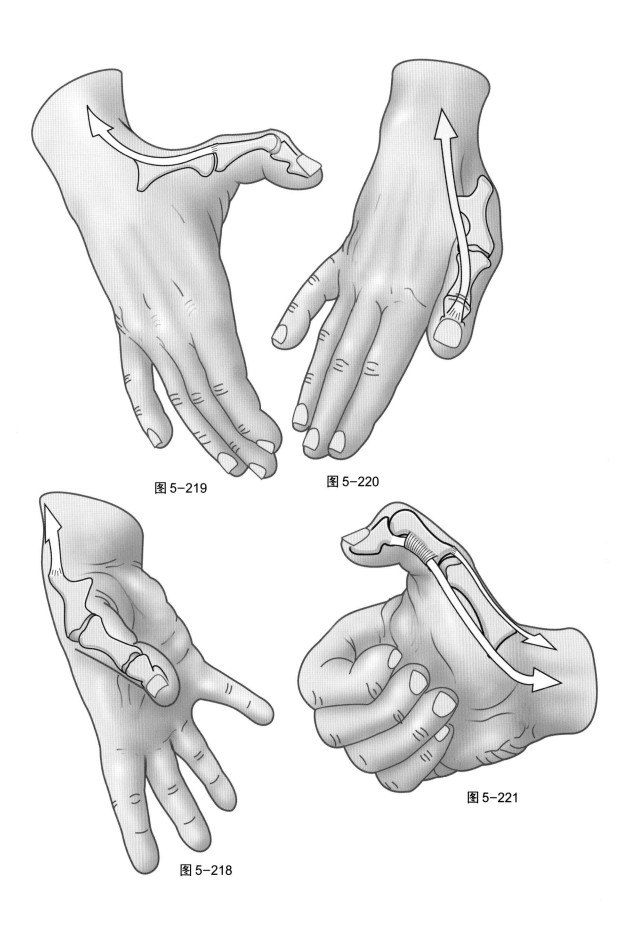

图 5-219

图 5-220

图 5-218

图 5-221

拇指外部肌的作用（续）

鱼际肌的内侧群作用（内侧籽骨肌）

拇收肌（图 5-222，8）连同它斜行的头（白上箭）和横行的头（白下上箭），在拇指的 3 块骨上发挥作用。

● 外展及内收的作用（图 5-223，概略图表示），使 M_1 移动到位于 M_2 稍前外侧的平衡位（A）处。由肌肉作用而产生的运动方向依赖于 M_1 的起始点（Ducheme de Boulogne），具体表现如下。

➤ 当 M_1 从一个完全的外展位（1）开始运动时，内收肌发挥有效的内收作用。

➤ 当 M_1 从一个完全的内收位（2）开始运动时，内收肌变成一块外展肌，即它发挥外展肌的作用。

➤ 当 M_1 在拇长伸肌（3）的作用下，最初处于一个完全的后推位时内收肌将 M_1 带到前位。

➤ 当 M_1 由于拇短展肌（4）收缩而已经处于前推位时，内收肌将 M_1 向后带回至后推位。

➤ M_1 的休息位是在 1 和 3 之间的中点 R 处。

肌电图研究表明，不仅在内收、外展过程中，而且在拇指的后推过程中，在用全掌抓握过程中，在半指端抓捏时或者髓抓（髓对髓）时，特别是在半终点外侧或髓外侧抓（髓对边）时，拇内收肌变得愈加活跃。因此，当拇指对合小指的时候，它达到最大的活跃状态。内收肌在拇指外展，前推及指端对指端（指尖对指尖）抓捏时处于不活跃状态。

最新的肌电图研究结果已经证实，在对掌的任何阶段，当拇指和 M_2 靠近时，内收肌特别活跃，其活跃性表现是长路径的对掌较短路径的对掌活跃性差（图 5-224，根据 Hamonet,de la Caffiniere 和 Opsomer 的研究所画的内收运动图示）。

● 在 P_1 上（图 5-222），内收肌的运动由 3 个部分组成：轻微的屈曲、尺偏和外侧轴向旋转或者旋后（弯曲的白箭）。

● 在 P_2 上，就拇收肌附着点与第 1 骨间隙的内收肌相融合而言，它内收肌的作用相当于一块伸肌。

第 1 掌间骨也有非常相似的功能动作。

● 外展，即 M_1 被拉向手的轴线。

● P_1 通过伸指肌扩张部的背侧而屈曲。

● P_2 通过外侧伸指肌的扩张部伸展。

鱼际肌的完全收缩使拇指与示指的 P_1 桡侧面相接触（图 5-222），同时使拇指柱产生旋后。这些由尺神经所支配的肌肉，是实现拇指与示指紧握物体的关键因素。

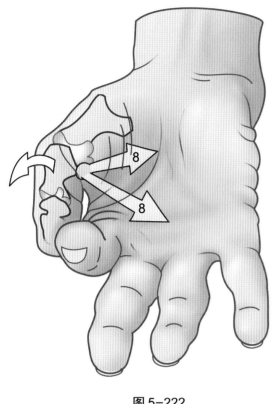

图 5-222

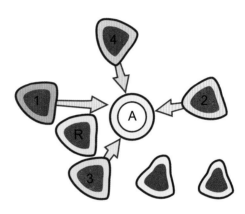

图 5-223

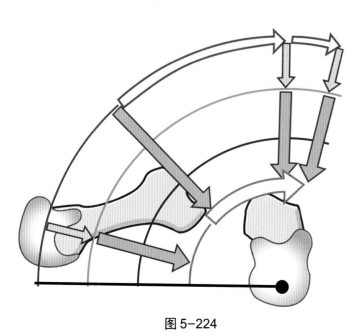

图 5-224

拇指外部肌的作用（续）

鱼际肌外侧群的作用

拇对掌肌（6）具有与指对掌肌等同的 3 个功能。

肌电图阐明了它的功能构成情况（图 5-226）。

- M_1 相对于腕骨的前推功能，特别是在长路径的对掌时。
- 在幅度最大的对合运动时，使 M_1 和 M_2 靠近一起的内收功能。
- 在旋前方向的轴向旋转功能。

这 3 个同时的运动对于对掌动作来讲是必需的，这块肌肉的功能，与其命名是相称的。因此，对掌肌在涉及拇指的各种抓取动作中都处于活跃状态。另外，肌电图的研究表面，当它为稳定拇指柱时，也是一反其常规的功能，参与外展运动。

拇短展肌（7 和 7'）在对掌的末端拉动 M_1 和 M_2 分开（图 5-227）。

- 在长路径对掌中，例如 M_1 远离 M_2 时，它移动 M_1 向前和向内侧（图 5-225）。
- 它使 P_1 在 M_1 上的屈曲，产生了一些桡偏。
- 它引起 P_1 轴向旋转向旋前（内侧旋转）。
- 最终它通过伸展将 P_2 延伸到 P_1 上，连接拇长展肌。

拇短展肌受电刺激作用会引起自我收缩，使拇指与示指和中指相接触（图 5-225）。因此，它是完成对掌时必不可少的一块肌肉。如前所示，它与拇长展肌形成一对力的偶联，是对掌所必需的。

拇短屈肌（图 5-228，5 和 5'）参与由鱼际肌外侧群所引发的整个运动过程。然而，当它本身因电刺激作用而收缩时，由于它将拇指与最后两个手指对掌，因此它主要属于内收肌。另一方面，拇短屈肌在将 M_1 移动至向前位时，由于在此运动中，该肌肉的深头拮抗浅头，因此这个运动受到更多限制，拇短屈肌还能产生一个显著的从内侧旋转至旋前的运动。从所记录到的该肌肉的从浅头运动势能（图 5-229）表明，它有着与对掌肌相似的功能，在长路径的对掌过程中最为活跃。

在拇短展肌，在内侧籽骨肌和第 1 掌间隙的帮助下，拇短屈肌也屈曲 P_1 到 M_1 上，上述因素也形成了 P_1 的背侧伸展。在拇长展肌的帮助下，外侧鱼际肌的联合作用实现拇指对掌。

伸展 P_2 可以由 3 组肌肉产生，它们的功能作用方式各不相同，具体表现如下。

- 通过拇长伸肌联合 P_1 伸展和放平鱼际肌，实现伸展 P_2。当某人打开和放平手的时候，这些动作发生。
- 通过鱼际肌内侧群（第 1 前骨间隙）联合拇外展，实现伸 P_2。当拇指髓与示指 P_1 面相反时，这些动体发生。
- 当拇指髓与其他手指对掌时，通过鱼际肌外侧群，特别是拇短展肌实现伸展 P_2，当拇指髓与其他手指对掌时。

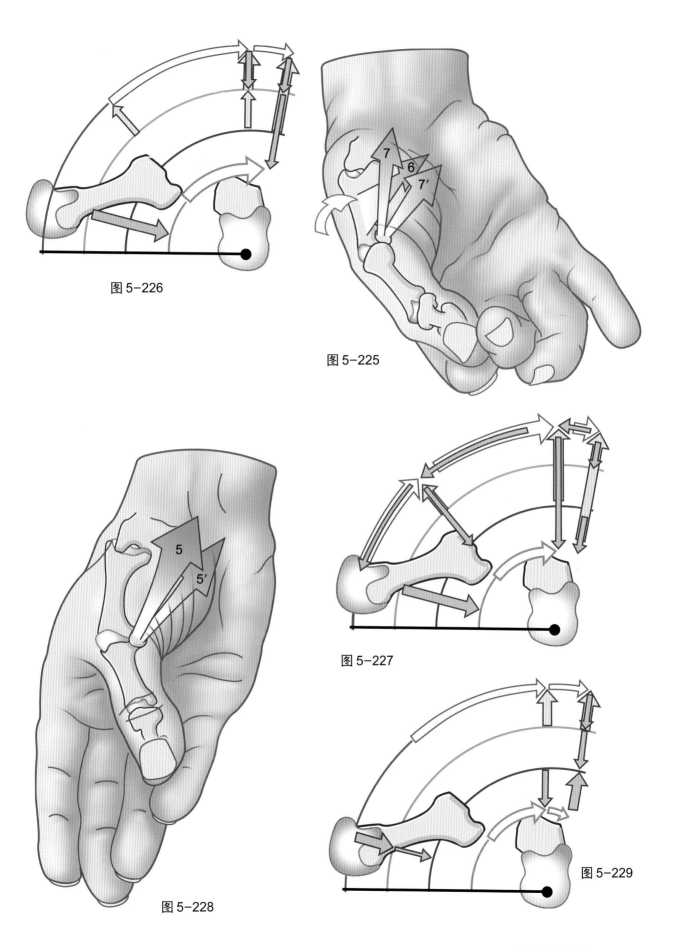

图 5-226

图 5-225

图 5-228

图 5-227

图 5-229

拇指对掌

　　对掌是拇指的基本运动，由于它允许拇指髓去接触其他指，形成拇指指头钳，因此，对掌不是指一项运动，而是由一系列运动组成，这些运动由基于各种静态和动态的抓握动作所确定，而抓握动作又依赖于参与对掌运动时的手指个数及它们的动作方式。因此，拇指只有与其他手指相结合，才能完全实现其显著功能。没有了拇指的手，实际上已没有了用途，因此，取手部的其他结构来重建拇指的复杂手术现已不断发展，这些手术包括如一个单一手指的拇指成形术，或者更新的手指移植术。

　　对掌运动的整个运动包括范围在一个圆锥形的扇区空间内，圆锥顶点位于 TM 关节，即对掌锥。由于椎的底部被"对掌的短路径和长路径"所限制，这个圆锥形被明显地扭曲了。

　　长路径对掌（图 5-230），已经被 Sterling Bunnell 的经典火柴杆试验所阐释（图 5-234）。

　　短途路径对掌（图 5-231）被定义为"M_1 在一个平面上做近乎直线性的运动，因此 M_1 的头部逐渐地移动到 M_2 前方"。对掌时拇指横过手掌的爬行运动很少被应用到，也没有什么功能价值。这种爬行运动因未涉及旋转运动，不属于一个对掌运动。我们将会在后面的阐述中看到，此旋转运动是对掌时最为重要的基本运动。并且，当对掌运动因正中神经功能紊乱而受损后，拇指的爬行运动仍然存在。

骨关节功能解剖学： 第一卷　上肢（原书第 7 版）
The Physiology of the Joints: *The Upper Limb (7th Edition)*

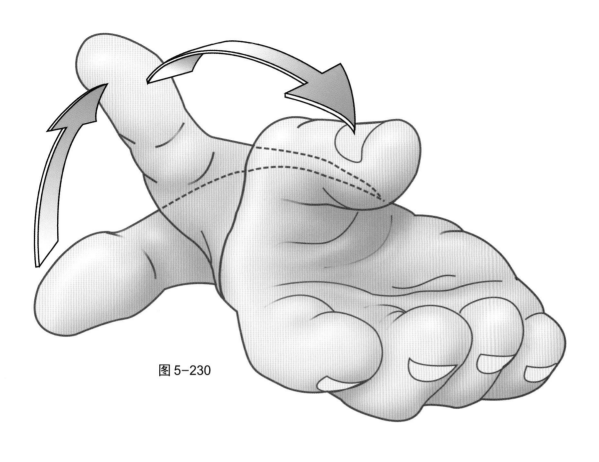

图 5-230

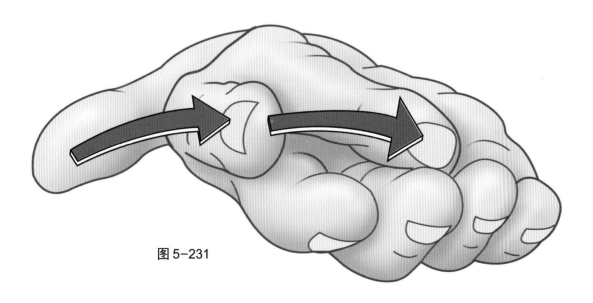

图 5-231

拇指对掌（续）

从机械力学角度上讲，拇指对掌是一个复杂的运动，由 3 种不同的成分组成：拇指骨关节柱的前拉、屈曲和旋前。

前拉

前拉（图 5-232）是将拇指带到掌板前面的运动，以便使鱼际肌从手的近外侧角度看起来像个圆锥。前拉主要发生在 TM 关节处，很少发生在 MP 关节处，此处的尺偏使拇指看起来更竖直。M_1 远离 M_2 的运动叫作外展，在以英语为母语的学者的文献中指出，这与拇指向内侧运动时所发生的第 2 个运动元素，即外展的第 2 个成分相矛盾，因此，最好将外展定义为 M_1 在冠状面上远离 M_2 的运动。

屈曲

屈曲（图 5-233）是指将整个拇指柱向内侧移动，所以该项运动的经典称谓是内收。但是，我们显示已经看到，这确实是一个涉及拇指柱所有关节的屈曲运动，具体表现如下。

● 屈曲运动涉及大多数的 TM 关节，但是此关节的运动并未使 M_1 经通过 M_2 轴所在的冠状面。因此，此运动实际上是一个屈曲运动，与 MP 关节的屈曲相连续。

● 根据手指对掌的目标，MP 关节使拇指实现各种角度的屈曲。

● 通过延长在 MP 关节处的屈曲运动，IP 关节可使拇指的屈曲度达到最为完全的程度。

旋前

旋前是拇指对掌的基本成分，以便使拇指指腹和其他手指完全接触。旋前运动可定义为 P_2 在空间方向上的改变，使其朝向不同方向，这个方向由 P_2 发生在其长轴上的旋转度所确定。旋前这个术语可用前臂运动作类推，因为它们具有相同的含义。P_2 向内侧旋转由一系列运动所形成，这种累积运动可发生在不同的角度，它取决于拇指柱的不同运动机制。Sterling Bunnell 的火柴杆实验充分阐述了这点（图 5-234）。一个火柴杆粘在拇指甲的底部，手从正面看（你自己可以对着镜子做此项试验）。由最初位置（Ⅰ）（手放平）和完全对掌（拇指接触小指）时的最终位置（Ⅱ）所形成的角度是 90°～120°。起初有研究认为，拇指柱的旋转是 TM 关节囊松弛的结果，但是，现今近年来的研究指出，在完全对掌位，TM 关节处于密封位，只有最低程度的活动。现在我们认识到，在 TM 关节处发生的旋转是由于这个双轴关节的机械力学性能所引起的。而且，在对 TM 关节进行双轴假体置换可使对掌活动得以正常实现。

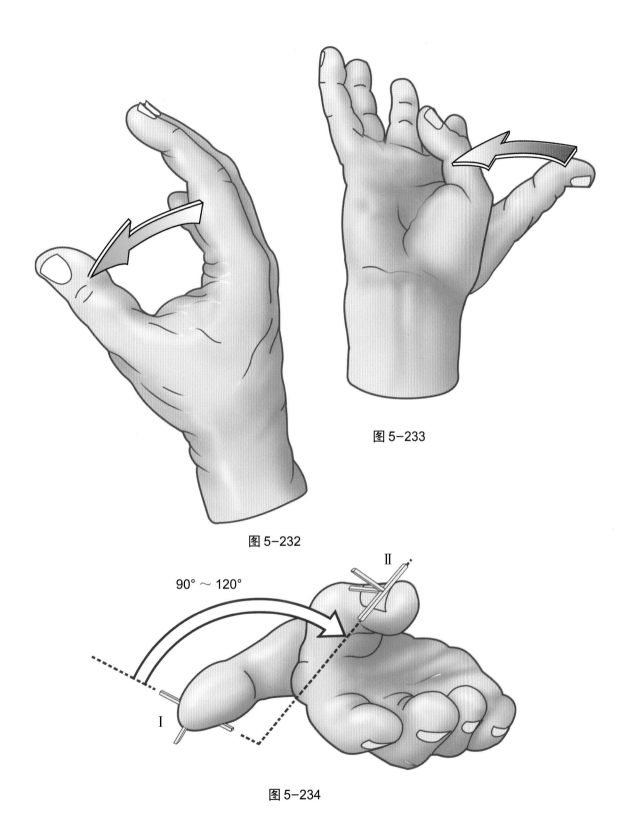

图 5-232

图 5-233

90° ～ 120°

II

I

图 5-234

拇指对掌（续）

旋前运动要素

拇指柱的旋前来自于两种类型的运动：即非意识性的联合旋转和主动性的或者辅助性旋转。

非意识性的联合旋转

非意识性的联合旋转源于之前所描述的在 TM 关节处的运动，如前所述。MP 关节和 IP 关节通过增加 TM 关节处的屈曲度，来帮助实现此旋转运动。最终，P_2 的长轴几乎与前推 – 后推轴 XX′平行，且 P_2 经历了一个圆锥形旋转，因此在 TM 关节处，围绕那个轴的任意旋转，都将引起拇指指腹发生相同程度的旋转。

在拇指与小指的 P_2 对掌过程中，P_2 从最初位置（图 5–235 前上观模型）到最终位置（图 5–236）的空间位置改变，没有使纸板发生任何扭转，它主要发生在 4 个轴上，即轴 XX′，YY′，f_1 和 f_2 上，提示其中的一个关节可以做自由活动。

详细观察这个运动（图 5–237）可以发现，它由如下 4 个连续或者同时进行的运动组成。

- 在 TM 关节处，有绕 XX′轴的、从位置 1 到位置 2 的 TZ 旋转（箭 1）即有发生在前推方向的运动，此时轴 $Y_1Y_1′$将移至轴 $Y_2Y_2′$处。
- 在 TM 关节处，通过绕 $Y_2Y_2′$的屈曲，发生从位置 2 到位置 3 的 M_1 旋转（箭头 1 所示）。
- 在 MP 关节处，有 P_1 绕着 f_1 轴的屈曲。
- 在 IP 关节处，有 P_2 绕着 f_2 轴的屈曲。

因此通过实际的检测而非理论的推理，我们证明了整个 TM 关节在拇指的轴向旋转方面具有重要的作用。

主动或者辅助性旋转

主动或者辅助性旋转可以通过将火柴杆水平固定在拇指的 3 个可移动的节段上，然后移动拇指完成整个对掌动作（图 5–238）而完善的呈现出来。我们从中可以看到从轴向旋转到旋前，在 2 个关节上产生了几乎 30°的旋前。

- 在 MP 关节处，由拇短展肌和拇短屈肌产生了 24°的旋前（这属于主动性旋转）。
- 在 IP 关节处，有 7°的旋前产生，这完全是非意识性的，由圆锥形旋转而致（图 5–206）。

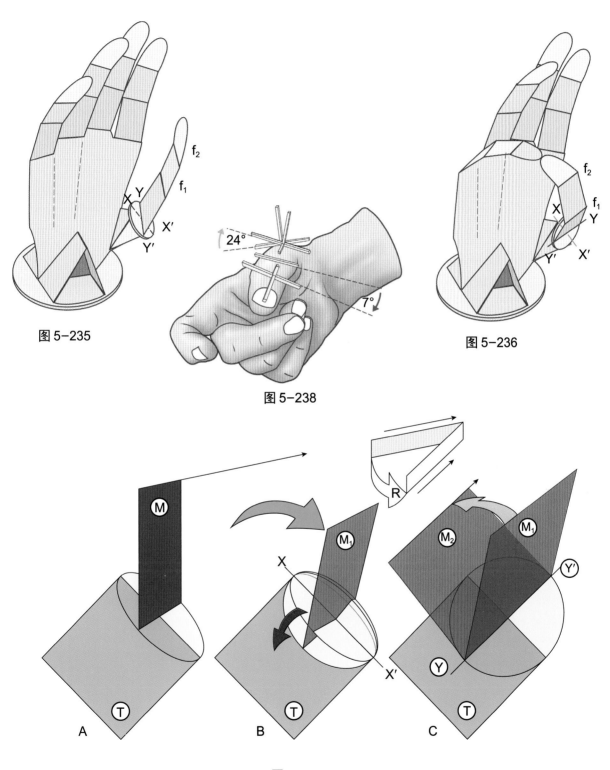

图 5-235

24°

7°

图 5-238

图 5-236

图 5-237

对掌和反对掌

我们已经讨论过 TM 关节在拇指对掌活动中发挥的重要作用，但是，MP 和 IP 关节是决定 4 个手指中哪个手指是拇指会选择它进行对掌的关键。实际上，这些关节上存在各种程度的屈曲，使得拇指可选择一个手指进行对掌。

当拇指和示指指腹相对时（图 5-239），因内侧副韧带限制，MP 关节的屈曲度很小，没有 P_1 的旋前或者尺偏。IP 关节伸展。在拇指和示指间存在另一种对掌模型，即末端对末端(指尖对指尖)对掌，此时 MP 关节完全伸展，而 IP 关节是伸展的。

环指和中指对掌时，MP 关节有中等程度的屈曲（图 5-240），且伴随尺偏和 P_1 旋前。

因此，我们可以认为，在对掌时，一旦 M_1 基底开始从任意初始位置移动，只有 MP 关节才能允许拇指选择一个手指进行对掌。

对掌活动，是抓取物体所必需的，但如果没有反对掌作用，对掌将是无效的。反对掌使手能够释放抓取的物体或者准备抓取非常大的物体。这个能将拇指移动到手掌平面的运动（图 5-241），从对掌位置算起，由以下 3 个要素构成。

- 伸展。
- 反推。
- 拇指柱的旋后。

反对掌的动力肌，包括以下内容。

- 拇长展肌。
- 拇长伸肌。
- 特别是拇长伸肌，是唯一一块可以将拇指向反方向完全拉到掌平面上的肌肉。

拇指肌肉的运动神经（图 5-242）包括以下内容。

- 控制反对掌的桡神经（R）。
- 加强抓握的尺神经（U）。
- 控制对掌的正中神经（M）。

用来测试神经能否支配整合对掌或反对掌的运动如下。

- 测试桡神经：伸展腕或者四指的 MP 关节，以及向桡侧伸展拇指伸展。
- 测试尺神经：伸展远端指骨，以及使它们接近或者分开。
- 测试正中神经：握拳和拇指对掌。

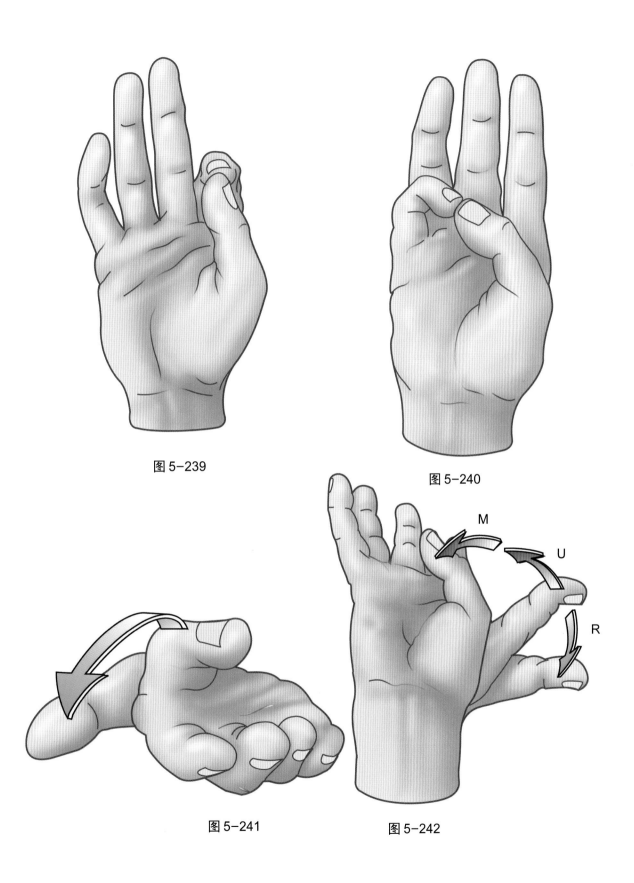

图 5-239

图 5-240

图 5-241

图 5-242

对掌和反对掌（续）

由于在测试方法中没有考虑拇指柱的轴向选择，那么很难精确地测量对掌这一复杂运动。笔者在 1986 年提出一个定量的方法，即对掌和反对掌试验，差不多已被普遍采用。该方法不必使用任何测量仪器，只要利用病人的身体作为参考系统，可应用于任何场合，且遵循 Hippocratic 方法。测量结果被记录为单个数字，能很容易的填入统计表中。

在国际通用的完整的对掌活动测试中（TOT）（图 5-243），患者以自己的手作为参考系统。从起点开始，即拇指最大外展位开始，拇指将遵循长路径对掌要求，依次接触其他手指指腹，接触小指的掌面和手掌本身。

测量方法从对掌位 0 到对掌位 10，分为以下 10 个阶段。

- 阶段 0：拇指指腹接触示指的 P_1 外边界，手是放平的，拇指没有对掌。
- 阶段 1：拇指指腹接触示指的 P_2 外边界，遵循拇指有轻微的反推和示指有轻微地屈曲顺序进行测试。
- 阶段 2：拇指指腹接触示指的 P_3 侧边缘，此时示指微屈曲，而拇指柱向远侧移动至前位。
- 阶段 3：拇指尖接触示指尖，此时示指屈曲，然而拇指柱则略微外展。
- 阶段 4：拇指尖接触中指 P_3 指尖，拇指进一步内收，MP 关节微屈曲，IP 关节保持伸展。
- 阶段 5：拇指接触环指的 P_3 指尖，拇指和 MP 关节处于最大前推位，右 IP 关节保持伸展。
- 阶段 6：拇指到达小指 P_3 顶端，而拇指和 MP 关节位于最大的前位，右 IP 关节保持伸展。
- 阶段 7：拇指在远侧指间皱褶接触呈轻微屈曲状的小指，而 IP 关节更加屈曲，TM 和 MP 关节最大屈曲。
- 阶段 8：拇指在近端指间皱褶接触呈轻微屈曲状的小指，而 IP 关节更加屈曲，TM 和 MP 关节最大屈曲。
- 阶段 9：拇指在掌指皱褶水平接触小指基底，IP 关节完全屈曲。
- 阶段 10：拇指在远端掌皱水平接触掌面,IP、TM 和 MP 关节完全屈曲。这个点代表最大地屈曲。

如果测试结果为 10 分，则表明对掌正常。

然而，要使此试验具有很好的应用价值，拇指必须遵循长路径对掌要求，即对掌时，拇指和掌之间必须存在空间（图 5-244），特别是在测试阶段 6~10 时。实际上，拇指只需经历短路径即可获得 10 分，但如是这样，则试验无效。

反对掌试验在一个水平面上进行，如桌面上进行（图 5-245）。检查时，手须平放在桌面上，而另一只手放在拇指的尺侧边缘作为对照。反对掌通过以下 4 步骤来测量。

- 阶段 0：拇指不能主动地离开桌面。
- 阶段 1：拇指远端被主动地提抬到 MPJ5 水平。
- 阶段 2：拇指被主动活跃地提抬到 MPJ4 水平。

● 阶段 3：拇指只是偶尔很不活跃主动地被提抬到 MPJ3 水平。

如果达到阶段 2 或阶段 3，则拇长展肌的功能就是未受损的不活跃。

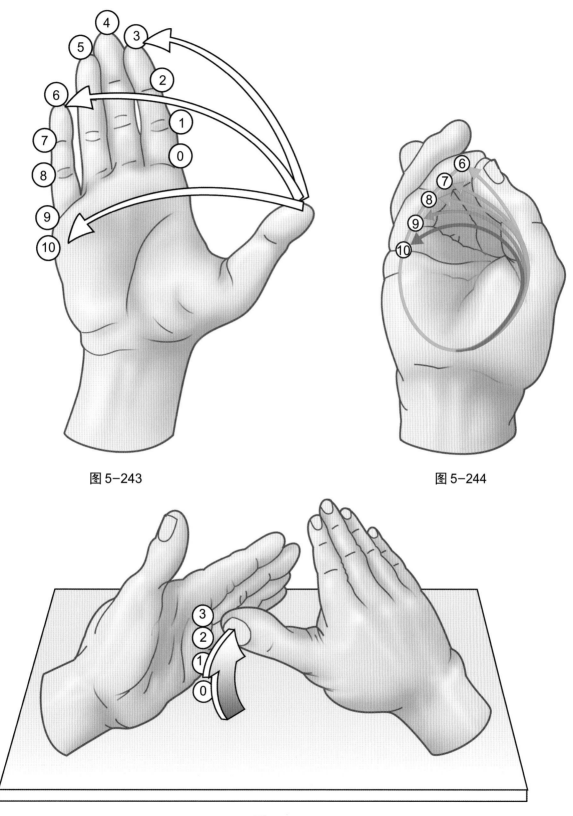

图 5-243

图 5-244

图 5-245

抓握模式

手部复杂的解剖和功能结构有利于抓握。种类繁多的抓握模式归纳起来可分为 3 大类：类似一把钳子的静态抓握、重力辅助抓握和动态抓握。除了抓握，手可以行使如打击乐器，触碰和做手势等动作。有关这些将会在后面陆续讨论。

静态抓握

这些"钳似"抓握可以分成 3 组：手指抓握、手掌抓握和对称抓握。它们不需要重力的帮助。

手指抓握

"钳似"手指抓握可以进一步被分成两指抓握和多指抓握。

两指抓握是指拇指和其余 4 指间的抓握，通常是在拇指和示指之间，根据接触面是指尖、指腹或者指腹、指侧，它们又可以分成 3 个类型。

● 指尖对指尖抓握（图 5-246 和图 5-247）是最纤细、最精确的抓握模式，它使人可拿住一个细小的物体（图 5-246）或者捡起一个纤细的物体，如火柴或大头针（图 5-247）。当拇指和示指（或中指）指腹末端相对或指甲末端相对的时候，可以捏住一个非常细小的物体（如头发丝）。这就要求指腹有弹性，而且需要指甲适当支持。指甲在所谓的指腹-指甲抓握模式中发挥着非常重要的作用。这种抓握模式极易被手部疾病所破坏，因为它需要所有手指关节可以在整个运动范围内完全屈曲，特别是肌肉和肌腱的完好无损，尤其是以下几个方面。

➢ 对于示指来讲，屈指深肌腱可以稳定屈曲的末节指骨 P_3，当其断裂时，必须不惜任何代价地进行外科修复。

➢ 对于拇指来讲，拇长屈肌有类似的功能，一旦损伤必须修复。

● 指腹对指腹抓握（图 5-248）是最普通的抓握方式。它使人能拿住相对较大的物体，如一支铅笔或是一张纸。这种抓握模式的有效性可以通过试图从拇指与示指间抽出一张纸的方法来测试。如果抓握是有效的，纸张不能被抽出。这就是众所周知的 Froment 征实验（又叫拇示指夹纸实验），用来测定拇内收肌的力量，以及它的运动神经—尺神经的完整性。在这种抓握模式中，拇指和示指（或其他手指）指腹相对。指腹的状态当然非常重要，但不是指远端指间关节的状态，它可以被关节融合术固定在伸展位或半屈曲位，参与这种抓握模式的肌肉包括以下内容。

➢ 示指的指浅屈肌腱，用于稳定屈曲的中节指骨。

➢ 鱼际肌：用于屈曲拇指的近节指骨，还有拇短展肌、第 1 骨间掌侧肌、拇短屈肌、特别是拇内收肌。

● 指腹对指侧抓握（图 5-249），例如拿住一个硬币，当示指的中、末节指骨被截除时，这种抓握方式可以替代前面两种抓握方式。尽管这种抓握不够精细，但却依然有力。拇指指腹压在示指近节指骨的桡侧，还需要以下肌肉支持：

➤ 第1骨间背侧肌：当其内侧由其他手指支持时，它从侧面稳定示指。

➤ 拇短屈肌、第1掌侧骨间肌以及最重要的拇内收肌，它的参与已经被肌电图所证实。

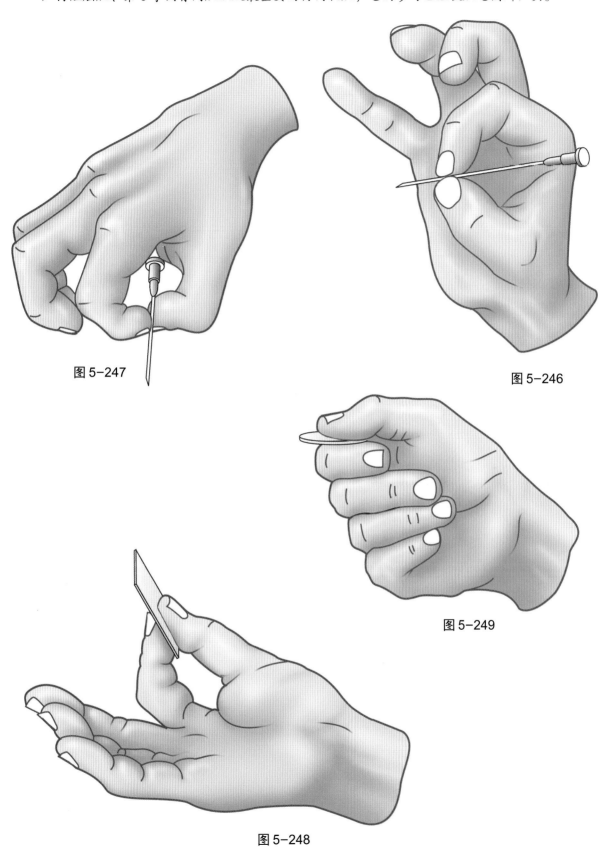

图 5-247

图 5-246

图 5-249

图 5-248

抓握模式（续）

● 手指间的指侧对指侧抓握（图 5-250）是唯——种没有拇指参与的 2 指抓握方式，也是一种相对次要的抓握方式，一般涉及示指和中指，如夹着一根香烟或是其他小物体。参与的肌肉是骨间肌（第 2 骨间肌，掌侧和背侧）。这种抓握方式力量较弱且精确度差，但是拇指截除者可以训练这种抓握方式，达到令人难以置信的程度。

多指抓握涉及拇指和其余 4 指中的一个以上的手指，它比两指抓握力量更强，但考虑到精确性的话，两指抓握是必不可少的。

三指抓握（三点掌捏）是最常用的，涉及拇指、示指和中指。世界上相当一部分人吃饭是不用刀叉的，而是用这种抓握方法将食物送入口中，当一个球被紧紧地捏在拇指、示指和中指的指腹间时，这是一种指腹对指腹的三点抓握方式（图 5-251）。当用铅笔写字的时候，也要用到这种抓握方式（图 5-252），这时铅笔被握在拇、示指的指腹和中指侧面之间。这种抓握被中指所支持，也被拇、示指间的缝隙所支持。

由于书写动作由肩部和手部的运动（手部以其尺侧和小指在桌面上滑动），以及前 2 个手指的运动所完成，因此，三指抓握的方式有定向性，类似于对称抓握和动态抓握（见后）。在外侧籽骨肌和第 2 骨间背侧肌固定铅笔的情况下，拇长屈肌和示指屈指浅肌腱使铅笔往复移动。

当拧瓶盖时（图 5-253），这种抓握是三指式的。这时，拇指的侧面和中节指骨侧面在一侧固定住盖子，示指的指腹在另一侧卡住盖子。全部大鱼际肌收缩，使拇指与中指相对的方向紧压瓶盖。这种抓握一开始被拇长屈肌锁定，最后被指浅屈肌锁定。瓶盖松动后不需要示指的帮助，靠屈曲拇指和伸展中指来拧开瓶盖。这是一个动态抓握（见后）的例子。

如果瓶盖一开始是松的，它可以通过 3 指指腹的抓握方式来拧开：拇指屈曲、中指伸展、示指在第 1 骨间背侧肌的作用下外展。这是另外一种动态抓握的运动。

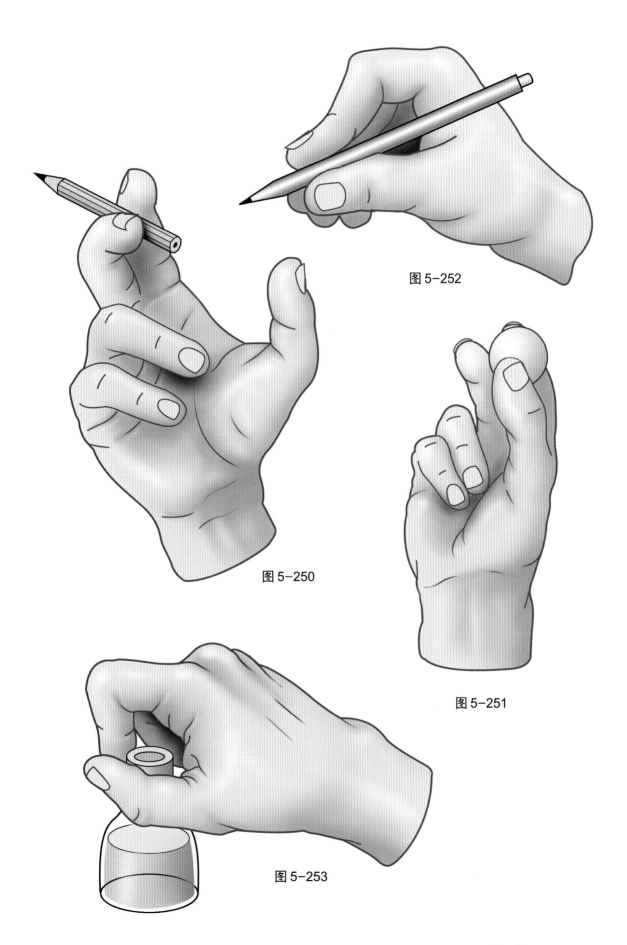

图 5-252

图 5-250

图 5-251

图 5-253

抓握模式（续）

当物体较大且需要牢牢抓住的时候，要用到 4 指抓握。具体表现如下。

● 指腹对指腹的四肢抓握（图 5-254）：当手持一个球状物体，如乒乓球。拇指、示指、中指的指腹相对，球被压在环指的远节指骨侧面，环指的作用是防止球从中间滑掉。

● 指腹与指侧相接触的 4 指抓握（图 5-255）：当拧开盖子的时候用到。接触面较大，涉及拇指、示指、中指的指腹和近节指骨的掌侧，以及环指指腹和中节指骨的侧面。环指防止盖子从中间滑落。因为拇指和其他手指环绕盖子，手指呈螺旋形运动，可以证明在盖子中心点处的合力为零，盖子朝着示指掌指关节的方向运动。

● 涉及拇指和其他 3 个手指的指腹对指腹的 4 指抓握（动态的 4 指抓握）：当手持炭笔，画笔或普通铅笔的时候用到（图 5-256）。拇指的指腹紧紧压住物体，它与几乎完全伸直的示指、中指、环指相对。这也是小提琴手或大提琴手持弓的姿势。

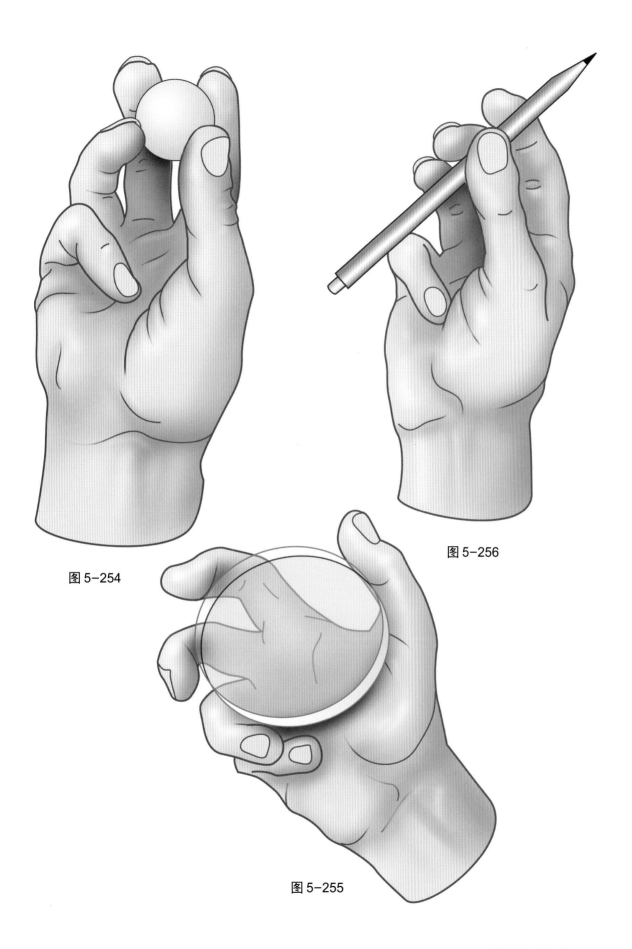

图 5-254

图 5-256

图 5-255

抓握模式（续）

指抓握要用到所有的手指（拇指位于不同的对抗位），该方式通常用于抓握大物体时。然而，即使是小物体也可以被5指的指腹抓握方式（盘式抓握）所抓住（图5-257），只是在此种方式下第5指只有侧面与物体接触。当物体变大，如抓握一个网球时，5指抓握涉及指腹及指侧（图5-258）。前四指的掌侧与球相接触，几乎完全将其包绕。拇指与其余3指相对，小指侧面与球相接触，以防止球向中间或近侧滑落。尽管不是用手掌抓握，但因为球被手指固定在手掌之上，实际上这种抓握方式也非常牢固。

另一种5指抓握方式（图5-259）可用来在虎口处握持较大的半球状物体，如碗。拇指和示指大幅度伸展，彼此分开，它们的整个掌侧都接触物体。只有当它们有非常大的屈曲度，且虎口能够正常张开的情况下，这个动作才会完成，当第1掌骨骨折或是虎口外伤病变导致虎口挛缩时，情况就不是这样了。碗也可以被中、环、小指所支持，并与它们的中、末节相接触（图5-260）。但该动作是一个纯粹的手指抓握，而不是手掌抓握。

"全景式地"5指抓握（全盘式抓握）（图5-261）可使人抓握住一个大的扁平物体，如一个浅碟。它需要5指叉开，拇指处于全对抗位，即极度后移和伸展。拇指与环指（红箭）在环上直线相对，彼此在空间上通过半环相连，示指和中指在半环上。小指在大弧上与拇指成215°。这2根手指在以下情况下被最大限度地分开：钢琴上跨越八度音，同示指一起形成一个三角形抓握，以及同其他手指形成一个"蜘蛛状"抓握，以使物体无法掉下来。注意这种抓握方式的效率取决于远端指间关节的完整性和指深屈肌腱的功能。

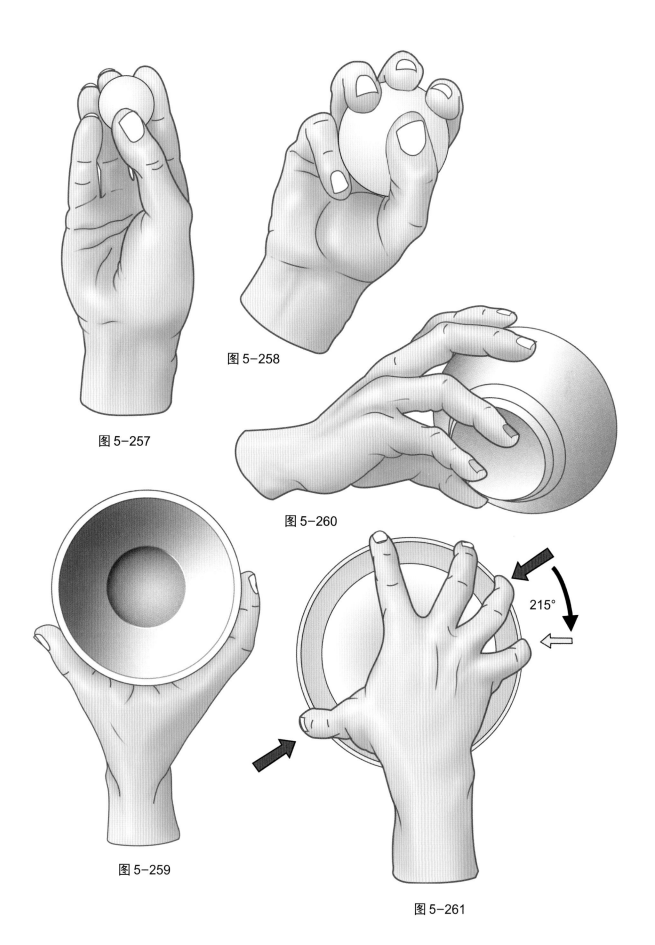

图 5-257

图 5-258

图 5-260

图 5-259

215°

图 5-261

抓握模式（续）

手掌抓握

这种抓握方式涉及手指和手掌，根据拇指是否参与其中，又分为 2 种类型。

● 手指 – 手掌抓握，使 4 个手指接近手掌（图 5-262）。它相对次要且经常要用到，例如握手柄或是操作方向盘。直径较小（3～4mm）的物体握在手指和手掌间，不需要拇指的参与。这种抓握方式的特点是，越靠近远端抓握越牢固，但是当握持的物体离腕部太近时，则容易滑脱，这是因为此抓握方式是非锁定式的。抓握轴与手部轴相垂直，并非沿着斜行的掌沟方向。这种手指 – 手掌抓握也可以被用来握持较大的物体，如一个玻璃杯（图 5-263），但物体的直径越大，抓握的力量越弱。

● 全手掌抓握（图 5-264 和图 5-265），即使用全手掌或整个手（斜向手掌抓握），也可以牢固地抓住重的或是相对较大的物体。手缠绕住圆柱体的物体（图 5-264），物体的长轴与掌沟相一致，掌沟从小鱼际斜行至示指基底部。这个相对手部和前臂的轴呈倾斜度的掌沟轴与工具把手的倾斜度相一致，工具的把手和工具的体部形成了一个 100°～110° 的角度。不幸的是，这也被用到了武器上，很容易注意到的是，相对于较窄（90°）的角度，人更容易代偿较宽（120°～130°）的角度，因为腕部的桡偏小于尺偏。

被抓握物体的体积决定了抓握的力量，当拇指刚好或差不多够着示指的时候，这个力量是最大的。事实上，拇指是唯一支持住由其余 4 指所产生的力量，它越屈曲，所产生的效力越大。因此，可根据这项观察决定把手的直径。

被握持的物体形状也很重要，今天把手被制成适合手指的凹陷。

在这种抓握模式中发挥重要作用的肌肉是。

● 指浅屈肌、指深屈肌以及最重要的骨间肌，它强力屈曲各指的近节指骨。

● 所有的大鱼际肌和拇短收肌，特别是拇长屈肌，在中节指骨屈曲的情况下，它能锁定抓握。

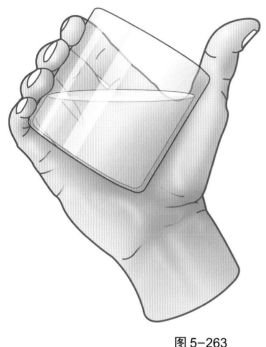

图 5-263

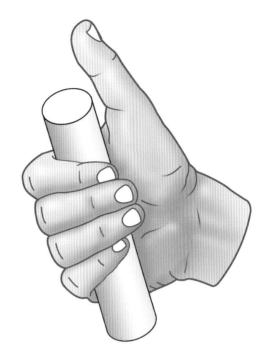

图 5-262

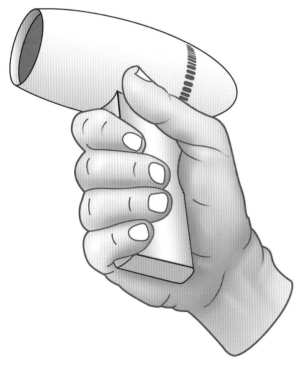

图 5-265

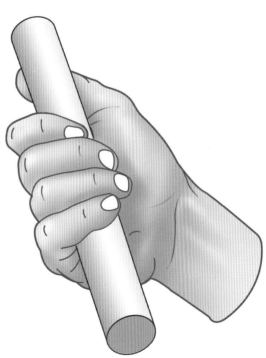

图 5-264

抓握模式（续）

　　柱状手掌抓握被用来抓住大的物体（图 5-266 和图 5-267），但物体越大，抓握力量越弱。我们已经证明抓握是被锁定的，因为在掌指关节处的运动允许拇指沿着圆柱的准线移动，即环形轨迹，这也是拇指环绕物体所需要的最短路径。恰恰相反，物体的容积需要虎口最大限度地张开。

　　球状手掌抓握可能会涉及 3 个、4 个或 5 个手指，但 3 个（图 5-268）或 4 个（图 5-269）手指参与的时候，最中间的手指，即 3 指抓握时的中指或 4 指抓握时的环指，在其他手指（仅仅小指或是小指和环指）的帮助下，以其侧面接触到物体，防止物体从中间漏掉。当拇指从侧面固定物体的时候，可以借助于参与手指的掌侧，从远端锁定物体。

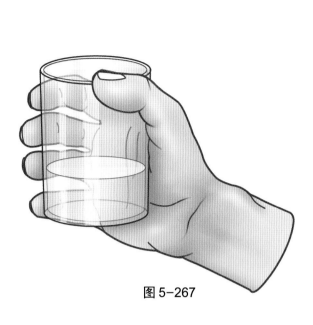

图 5-267

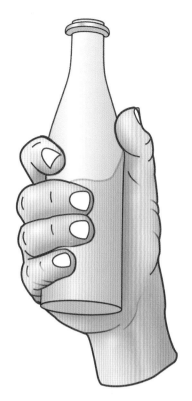

图 5-266

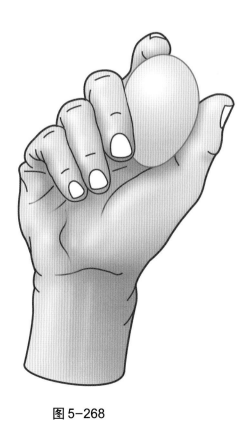

图 5-268

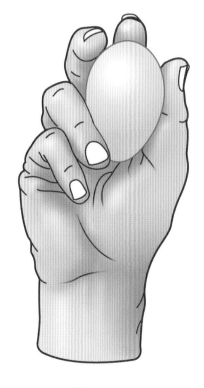

图 5-269

抓握模式（续）

在球状5指掌握（图5-270）中，手指掌侧接触物体。拇指位于小指的对面，2指最大程度分开。在这种抓握方式中，远端被示指和中指锁定，近端被大鱼际和小指锁定，抓握力度取决于"钩状"的手指与手掌之间的配合。只有在5指最大程度叉开，手指的深、浅屈肌有效发挥作用的情况下，这种抓握才是最有可能的。这比后两种抓握方式更加对称，因此更接近于以下的抓握方式。

中心抓握

中心抓握实际上是以纵轴为对称的，这个纵轴一般与前臂的纵轴相一致，犹如乐队指挥手持指挥棒的时候（图5-271），指挥棒与前臂的轴共线，它延伸了示指的指示作用。当手持螺丝刀的时候（图5-272），这种轴的共线是必需的，因此当一个人拧紧或拧松一个钉子的时候，螺丝刀的轴与前臂旋前旋后的轴是一致的，当一个人拿着刀叉的时候（图5-273）也是这种情况，相当于手向远端延长。在每一种情况下，一个长的物体通过手掌抓握方式被固定在拇指和后3指（中指、环指、小指）之间，而示指在决定工具的方向上发挥了关键作用

中心抓握或定向抓握日常经常用到，只有当后3指能够屈曲，示指屈肌功能良好并且示指能够完全伸直，拇指在不需要屈曲指间关节的情况下可以最低程度的与之对抗，这种抓握才可以完成。

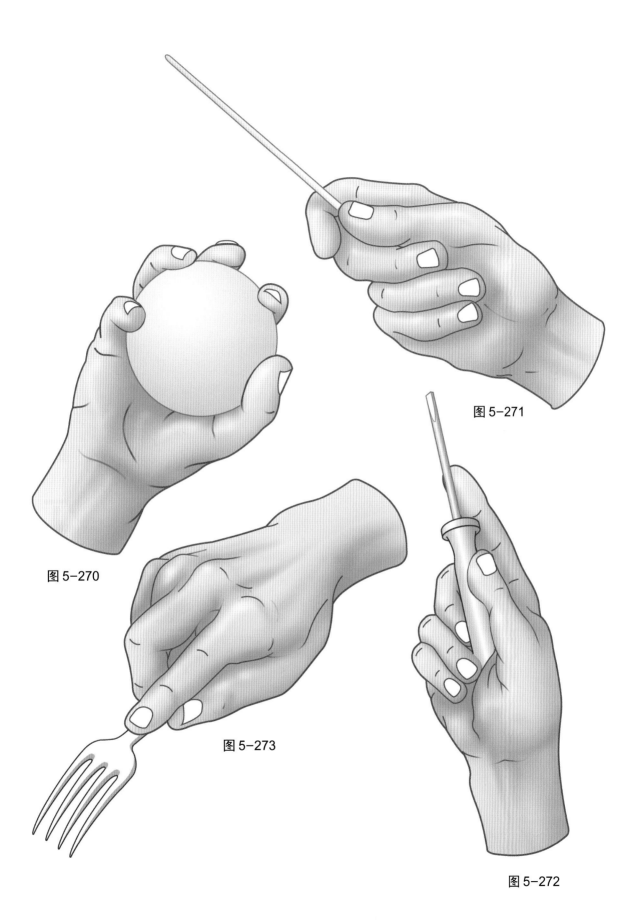

图 5-270

图 5-271

图 5-273

图 5-272

抓握模式（续）

重力辅助抓握

到现在为止，我们只是讨论了不涉及重力的抓握，这些抓握方式甚至可以在宇宙飞船上进行。另一些抓握方式非常依赖于重力的作用，只有在地球上才能有效地应用。如果重力是零，肌肉就会萎缩，如果重力比在地球上的大（如木星），肌肉就会增生肥大。对运动员来讲，这是另外一种使用"兴奋剂"的方式，但是待在离心机里一定不会舒服。

在所有的这些重力辅助抓握中，手起到一个支持平台的作用，如托起一个托盘（图5-274），只有在手掌处于旋后位、掌面朝前、手指伸直使手部变平的情况下，或是在物体下面形成一个三脚架的情况下，才能做出这个动作，前一个动作是服务生的基本功。

在重力的作用下，手可以起到一个勺子的作用，它可以容纳种子（图5-275）、面粉和液体。在骨间掌侧肌的作用下，手指互相紧密地合在一起，可防止物质被渗漏，且手指所形成的凹陷扩大了手掌的凹陷。拇指是非常重要的，因为它从侧面封闭了掌沟。它处在半屈曲位，在内收肌的作用下，紧贴第2掌骨和示指近节指骨。将2只手合在一起，两个半"壳"状结构的尺侧与尺侧相对，形成一个像碗样的容器（图5-276）。

所有这些重力辅助的抓握方式需要手的旋后功能完善。否则的话，手掌这个唯一能在手部形成凹面的部分，无法使掌面朝前，因为肩部不可能代偿旋后的损失。

碗的三点抓握（图5-277）需要重力的帮助，此次碗的边缘被维持在由拇指和中指所形成的2个叉子和由示指所形成的钩子之间。这种抓握需要拇指和中指的完全稳定，以及中指指深屈肌腱的完整。中指的末节指骨形成了一个镰刀状的折叠，此时，拇短收肌也是必不可少的。

一个或多个钩状手指的抓握（钩状抓握）。当拎一个木桶或一个手提箱，或试图攀岩时，也需要对抗重力，这取决于屈肌，特别是指深屈肌的完善。当登山者做某种抓握动作的时候，指深屈肌可能会突然断裂。

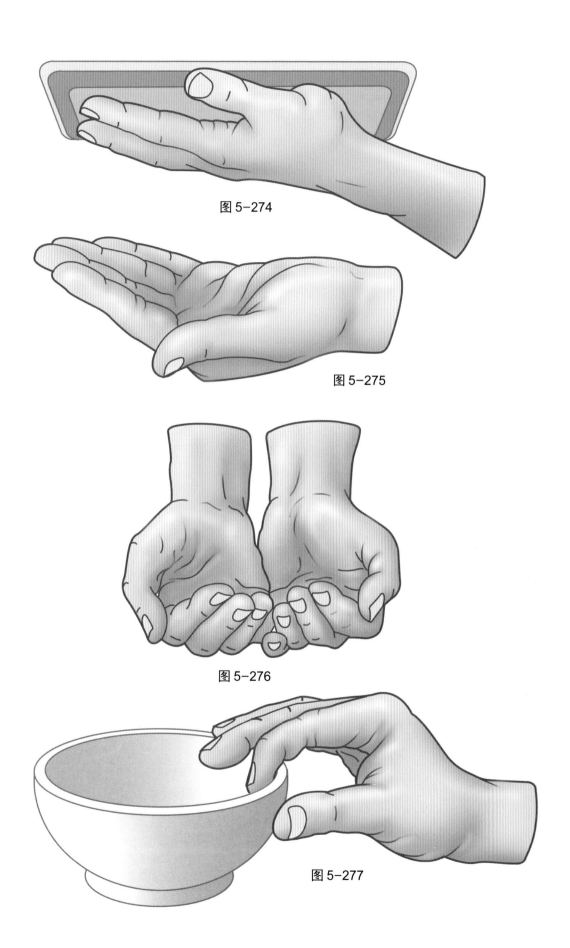

图 5-274

图 5-275

图 5-276

图 5-277

抓握模式（续）

与运动相关的动态抓握

到目前为止所讨论的静态抓握方式并未包括所有的手部抓握方式。当手抓握的时候也可以同时完成操作动作。我们称这些抓握为运动相关的抓握或者是动态抓握。其中一些动作是简单的。当一个小陀螺被旋转的时候，它将固定在拇指和示指之间（图5-278），它的边缘和拇指、示指相切；当一个珠子被弹射的时候，它首先被固定在因指深屈肌收缩而使示指完全弯曲所形成的小凹内，然后通过拇长伸肌收缩，使拇指远节指骨突然反弹，将珠子弹射出去（图5-279）。其他的动物更加复杂，它们将伴随手部自身操作的动作——"手内操作"。在这种情况下，手的一部分固定住物体，另一部分对物体施加动作。这些抓握动作种类繁多，举例如下。

● 点打火机（图5-280），它非常像弹射一个珠子。打火机被固定在示指和其他手指所形成的空隙内，爪状的拇指在拇长屈肌和大鱼际肌的帮助下压向它的顶部。

● 挤压喷雾罐（图5-281），这一次喷雾罐通过手掌抓握被固定，屈曲的示指通过指深屈肌的收缩，向喷雾罐的顶部施压。

● 用剪刀剪切（图5-282）：拇指和中指（或是环指）穿过剪刀柄。拇指的肌肉提供了合上（大鱼际肌）和打开（拇长伸肌）剪刀的力量。在工作中极度频繁地做打开剪刀这个动作，可导致拇长伸肌的断裂。示指控制剪刀的方向，将这种抓握变成了一种定向的动态抓握。

● 用筷子吃饭（图5-283）：一根筷子借助环指被夹在虎口，且固定住，而另一根筷子被拇指、示指、中指三指抓握所固定，2根筷子形成一个钳子。对欧洲人来讲，这是测验手部灵巧性的好方法，但对亚洲人来讲，从很小的年纪就使用筷子，这一点都不稀奇。

● 用一只手打结（图5-284）：这也是一个手部灵巧性的测试，并不是每一个人都能做到的。它依靠两个"双指钳"，彼此独立却又互相协作的动作未完成，即一个"双指钳"由侧面并列的示指和中指形成，另一个"双指钳"由拇指和环指形成。这是一种很少使用的拇指-手指抓握方式。外科医师用一只手打结，与此非常类似。这种只用一只手操作的复杂动作被变戏法者和魔术师经常用到，他们手部的灵巧性明显高于常人，这需要通过每天锻炼来维持。

● 小提琴手或吉他手的左手所完成的一个非常灵活的动态抓握（图5-285）。大拇指支持小提琴的柄，通过上下移动来平衡其他四指弹奏音符所施加的力量。这种施加在琴弦上的力量必须是"一步到位"地精确、有力，且能同时调节产生颤音。这些复杂的动作只有通过多年训练和每日的练习才能实现。

当手部具有完善的功能时，读者自己能够发现构成手部活动的最复杂、最精细的动态抓握方式变化无穷，而这些也形成了制定（手部）功能测试标准的基础。

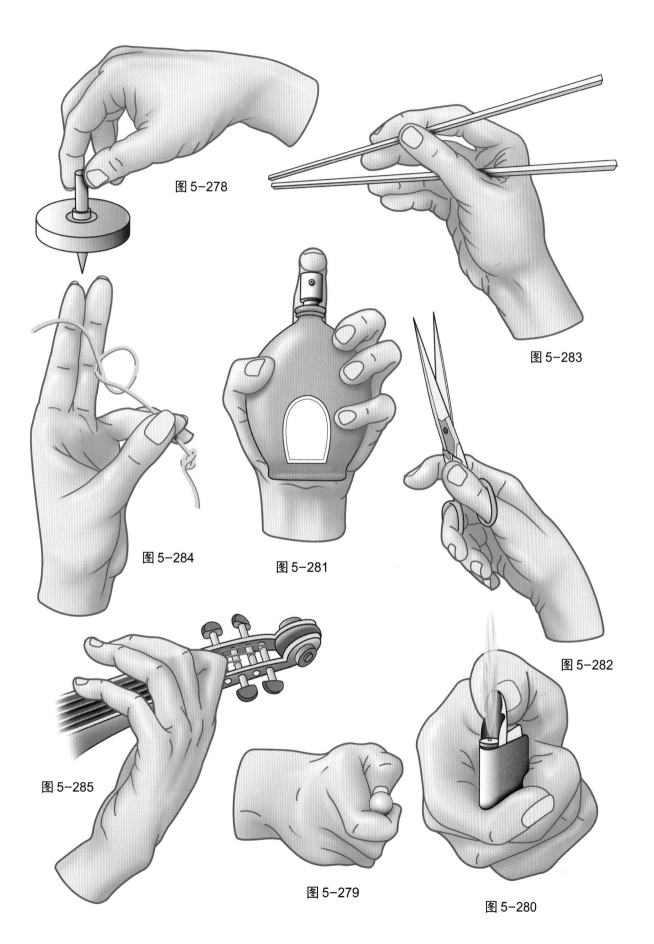

图 5-278

图 5-283

图 5-284

图 5-281

图 5-282

图 5-285

图 5-279

图 5-280

敲打—接触—手势

人类的手不仅可以用来抓握，也可以做像打击乐器一样做敲打动作。

● 当一个人使用计算器、打字机、电脑工作的时候（图5-286）或是弹钢琴的时候，每一个手指都像一个小锤子，在骨间肌、指屈肌、特别是指深屈肌的协同作用下敲击键盘。困难在于获得手指和手的功能独立性，而这需要大脑和肌肉的特殊训练以及坚持不懈的练习。

● 实施打击、在拳击中用拳头，在跆拳道中用尺侧缘和手指末端，扇巴掌时用张开的手。

● 当弹响指时，中指有力的从拇指顶端反弹到拇指基部。用手抚摸时（图5-288），手部的接触是轻柔的，在社交特别是情感交流时抚摸是非常重要的。要注意的是，完好的皮肤感觉对抚摸者和被抚摸者是必不可少的。在某些情况下，双手的抚摸可能会起到治疗的作用，夸张一点讲，就如在基督教按手礼中那样，即使隔着一定的距离也可能会有效果。最后，在西方的日常生活中，最俗套的手势，即握手（图5-289），代表了充满象征意义的社会交往。

手势是手部一个不可替代的功能。实际上，手势是在面部和手部的密切配合下完成的，而且处于大脑皮质的控制下。正因为如此，帕金森病患者的手势动作消失。

虽然面部和手部的语言被编成了聋哑人的语言，但这一整套由与生俱来的手势所形成的第2语言并不像口头语言那样，可以被普遍理解。这种表达方式由无数天生的手势所构成，虽然可能有地域之间的差别，但在全世界范围内一般都能被理解。例如，举起拳头表示威胁（图5-287），欢呼时张开手，点指以示问罪（图5-290，代表Matthias Grünewald祭坛画作中的圣·托马斯手指）以及鼓掌表示通过。尽管这套手势被演员做了进一步的专业化发展，但它是人类行为中必不可少的一部分。手势的目的是突出和强调特殊的面部表情，它经常不需要话语，仅靠它自己就足以表达人的感情和心境。因此在绘画和雕刻中，"手势"被广泛使用。手的这个作用同它抓握和感觉的作用一样重要。在某些行业中，如制陶业，手的功能是多种多样的（图5-291）：首先它是塑造物体的效应器官，然后它是鉴赏和修饰外形的感觉器官，最后当它将创造性作品提供给人类的时候又是象征性的表达器官。这些极具完全创造性的手势使它们具备无上的价值。

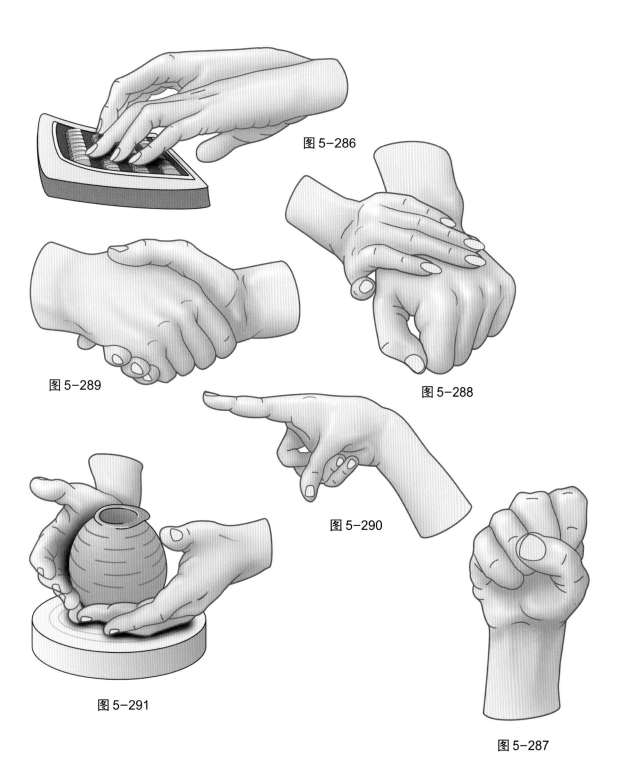

图 5-286

图 5-288

图 5-289

图 5-290

图 5-291

图 5-287

功能位和固定位

手的功能位首先被 S. Bunnell 作为手的休息位来描述，这同在睡眠中所观察到的非常不同（图 5-292,《亚当的手》，米开朗琪罗）。后一种姿势被称作放松位，是受伤的手为减轻疼痛而持有的一种姿势，它由以下部分构成：前臂旋前，腕部屈曲，拇指内收向后，虎口缩小，手指相对伸展，特别在掌指关节水平。

Littler 于 1951 年重新定义手的功能位（图 5-293 和图 5-294）是前臂半旋前位，腕背伸 30° 且内收，拇指（特别是第 1 掌骨）与桡骨在一条直线上，与第 2 掌骨形成 45°，拇指掌指关节和指间关节几乎伸直，手指轻度屈曲，掌指关节屈曲，且越向小指，屈曲的角度越大。从整体上说，功能位相当于在最小的关节活动度前提下，如一个或多个指关节僵硬时，就能产生抓握能力的位置，或者相当于那个相对容易就能恢复有效运动的位置，因为此时对抗的力已经接近最大值，而且可以通过仍然有运动能力的关节完成一定程度的屈曲。

然而，在实际情况中，有 3 种，如 R.Tubiana 于 1973 年所定义的固定位。

临时固定或"保护"固定位

从长远来看，临时固定位或"保护"固定位（图 5-295）是为了保护手的运动性。

● 前臂半屈曲，以及伴随着肘关节屈曲 100° 的旋前。

● 腕关节背伸 20° 且轻度内收。

● 手指屈曲、其越靠近近侧，屈曲角度越大，具体表现如下。

➤ 掌指关节屈曲 50°～80°，掌指关节屈曲角度越大，近侧指间关节屈曲的角度就越小。

➤ 指间关节轻度屈曲。指间关节屈曲角度越小，越有利于减轻张力，降低动脉供血不足引起局部缺血的危险。

➤ 近侧指间关节屈曲 10°～40°，且远侧指间关节屈曲 10°～20°。

➤ 拇指处于对抗的初始状态：轻度内收且前移，虎口张开，掌指关节和指间关节轻度伸展，因此拇指的指腹与示指、中指的指腹相对。

最终固定位或功能固定位

最终固定位和功能固定位取决于个体情况。

● 腕关节

➤ 手指仍然能够抓握，将腕关节固定在背伸 25°，以便将手放在抓握位。

➤ 手指不能抓握，最好将手固定在屈曲位。

➤ 如果双侧腕关节都被融合了，那么必须将一侧腕关节固定在屈曲位，以利于清洁会阴。如果使用单拐，必须将腕关节固定在伸直位；如果使用双拐，优势手的腕关节必须要固定在背伸 10° 的位置，非优势手的腕关节必须要固定在屈曲 10° 的位置。

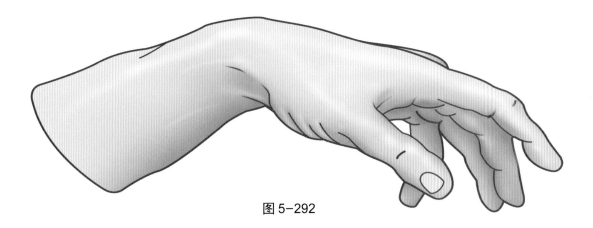

图 5-292

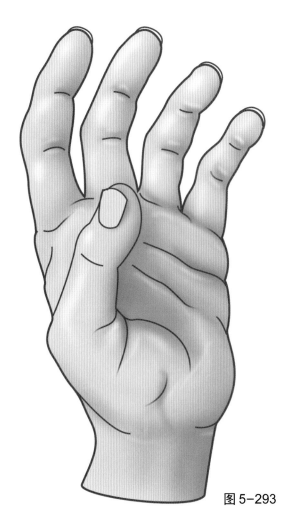

图 5-293

功能位和固定位（续）

- 前臂固定在接近完全旋前位。

- 掌指关节固定在从示指的 35° 到小指的 50°。

- 指间关节固定在屈曲 40°～60°。

- 大多角骨－掌骨关节(即拇指的腕掌关节)被固定在适合于每一种情况的位置，但是每当"拇－手指钳"中的一方永久丧失活动能力时，仍然能够活动的另一方的活动能力必须加以考虑。

"临时固定"或"部分松弛"的非功能位

为了缝合的肌腱或神经周围稳定骨折或松弛组织张力，"临时固定"或"部分松弛"应该在最短的时间内进行。因为静脉淤滞或淋巴阻滞发展成僵硬的危险很大，如果关节积极的活动，这个危险就可以大大地降低。

- 在正中神经、尺神经或屈肌腱缝合之后，腕关节维持 3 周的屈曲 40° 是安全的，但很关键的措施是使掌指关节屈曲约 80°，同时保持指间关节伸直，这是因为在指间关节屈曲挛缩之后，伸直就很难再恢复了。

- 背侧的结构修复之后，关节应该被固定在伸展的位置，而掌指关节应该至少屈曲 10°，如果损伤发生在掌指关节的近侧，指间关节应该屈曲 20°，但如果损伤发生在近节指骨的水平位，它们就应该被固定在中立位。

- 在修复"扣眼"病变时，近端指间关节被固定在伸直位，远端指间关节被固定在屈曲位，以便向远侧牵拉伸肌腱。

- 相反的，如果病变在远端指间关节附近，远端指间关节应该固定在伸展位，近端指间关节应该固定在屈曲位，以便松弛伸肌腱的侧向扩张。

无论采取什么位置，应该记住的一点是，任何固定时间的延长都会导致功能的丧失，所以采取固定的时间应该越短越好。

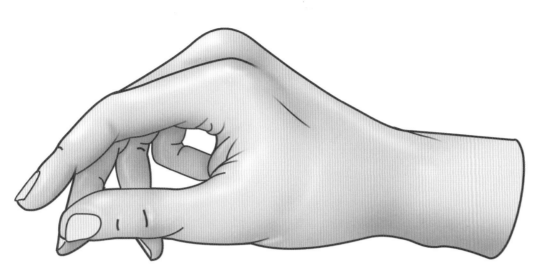

图 5-294

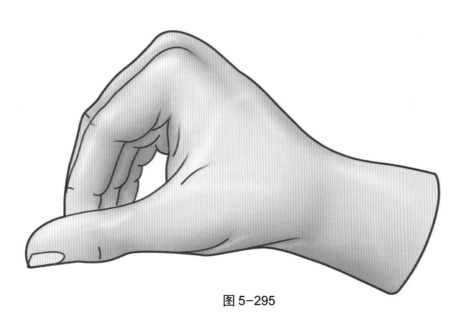

图 5-295

部分切除手和虚拟手

　　虚拟手的研究不仅仅是简单的虚拟实验，它还有助于更好的理解人类手结构的内在机制，可以设想将手分为两类，不对称手和对称手。不对称手的概念基于对正常手的认识，通过增加、减少手指的数目，或者通过反向其对称性获得不对称手的特征。

　　● 增加手指的数目，如第 6 指或第 7 指出现在尺侧小指的边缘，这自然会加强整个手的握力，但还是会产生不可接受的并发症。这些多指的产生往往由于先天的异常，应该予以切除。

　　● 手指数目减少到 3 个或 4 个，将降低手的功能。中美地区一些猴子的上肢拥有一只缺少拇指的手，这只手只能握住树枝，然而其下肢则有 5 个足趾，包括一个具有对掌功能的踇趾。图中所看到的经某种方式截肢后有 3 个手指的手（图 5–296）能够保持最常用的，也是最精确的 2 指或 3 指的抓力，但它却丧失了抓工具手柄或者是握枪托所必需的全掌的抓力。在有 2 只手指的手部（图 5–297），拇指和示指仍然可以形成钩子状或双指镊子状来夹起细小的物品，但是 3 指或者全掌的抓握能力丧失。然而在一些保留有类似手部或重建的患者身上却往往能够取得超乎意料的成功。

　　● 当切除小指来治疗 Dupuytren 挛缩或者当环指被"卡住"造成撕脱性力短后，手外科医师会考虑用 4 个手指来重建手。无论是切除手的第 5 指（图 5–298）还是切除中间的第 4 指（图 5–299），其在美学上和在功能上的结果都是令人满意的，并且这些畸形不会被普通观察者注意到。谁会注意到米老鼠只有 4 个手指（图 5–300）。

　　让我们想象一个具有对称性的反向手部，即一个拥有 5 个手指，而尺侧拇指位于内侧的手。这样的手应该有反向斜行的掌侧沟。在旋前和旋后的中立位，手握的垂锤头不是斜向近侧，而是斜向远侧。这种方向上的改变将会妨碍砸钉子的动作，除非将旋前或旋后的中立姿势翻转 +180°，手掌朝向外侧，如此，尺骨将会跨越桡骨，并且肱二头肌止点于桡骨，将使肱二头肌发挥的效能减低。总之，上肢的整个结构将不得不被改变，而这种改变并没有任何明显的功能意义。这也证明了正常的拇指位于桡侧是非常合理的。

　　最后，让我们想象对称性的手，即有 2 根拇指，一个在尺侧，一个在桡侧，拇指侧翼是 2 到 3 个手指。在这种情况下，有 3 根手指的对称性手是最简单的（图 5–301），这样就可进行如下的抓握动作：如任一拇指与第 3 指之间的抓握，2 根拇指间的抓握和 3 指间的抓握（图 5–302）。这 4 种精确的抓握都是可能实现的。全手掌的抓握可以在两拇指间的抓握（图 5–302）。这 4 种精确的抓握都是可能实现的。全手掌的抓握可以在两拇指间实现，也可以在示指和手掌间实现。尽管这种抓握方式有一定的稳定性，但仍然有着一系列的缺点，因为其对称性，任何物体的把手都会与前臂长轴垂直。然后我们已经认识到，为了能够合理地握住工具，工具应当位于适当的方向，即把手要倾斜，它能与手部的内旋和外旋运动结合起来。同样的问题也针对有 2 根或者有 3 根中间手指的对称性手中（图 5–303），如一个含 2 根拇指共 5 个手指的对称性手。鹦鹉有两个后位的手指，这就形成了对称性的爪子，使它能够稳定地站在树枝上，但这不是我们解决问题的办法，含 2 根拇指的对称性手的另一个后果是，它需要前臂结构地对称性排列，而这将妨碍前臂地内外旋转运动。

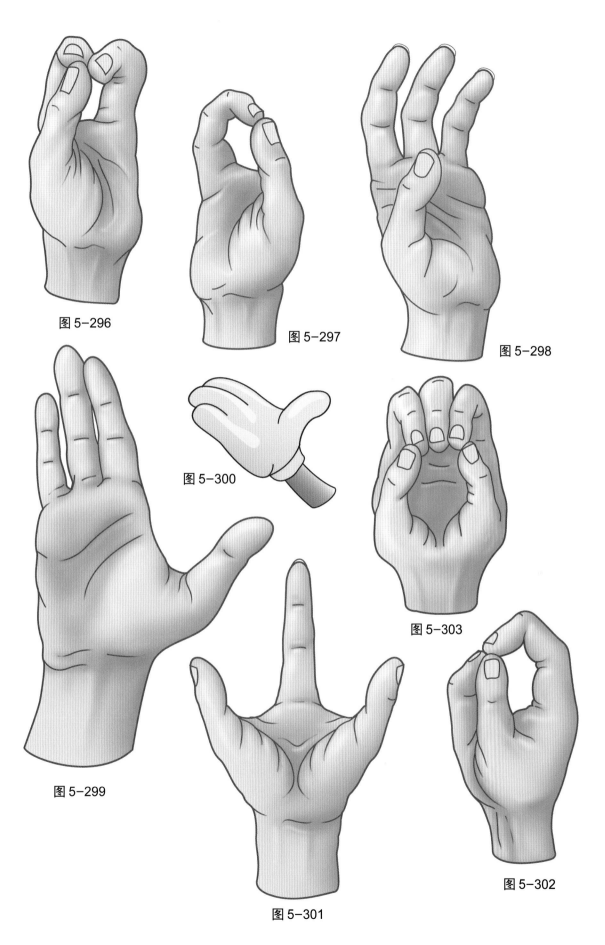

图 5-296

图 5-297

图 5-298

图 5-299

图 5-300

图 5-301

图 5-302

图 5-303

上肢的运动与感觉功能

本页是帮助我们记忆手的运动与感觉功能。

一张上肢运动神经的概要表（图5-304）列出了支配每块肌肉的神经，每一个名称均采用国际通用分类法的名字来进行命名。没必要详细列举这个列表内容。我们应该仔细研究和重点理解神经支配的重叠区域，双重神经支配以及神经干之间的交通连接，这些解剖结构特点有助于解释一些神经缺损后似乎矛盾的发现，或者一些神经肌电检查的异常结果。这些神经纤维间的交通可想象为一辆汽车通过匝道出口，从一条公路到了另一条公路上。到达的是相邻神经干的支配区而不是原来神经干的支配区。我们应该牢记，一个大的神经干神经纤维来自于许多颈神经根、来自神经根的神经纤维不属于任一特定的神经干、因为其可以在意想不到的地方终止。神经纤维的交叉走行相对于通常模式有许多意想不到的变化，但多数情况下往往证明其为最佳的一种。

腋神经（the axillary nerve, 旧称：circumflex）

- 从 C_5 和 C_6 颈神经根处发出。
- 支配三角肌区域感觉。
- 是三角肌的运动神经，能够产生肩外展活动。

肌皮神经

- 从 C_5 和 C_7 颈神经根处发出。
- 支配上臂前表面和前臂部分区域的感觉。
- 是肱二头肌和肱肌的运动神经，能够产生肘部的屈曲。

正中神经

- 从 C_5 到 T_1 发出。
- 支配手掌表面直到手指（见后）和部分前臂的感觉。
- 是腕和手指屈曲的运动神经。
- 支配拇指的对掌活动。

尺神经

- 自 C_7 到 T_1 发出。
- 支配手部掌侧和背侧表面以及手指（见后）和部分前臂的感觉。
- 是骨间肌和小鱼际肌的运动神经。

桡神经

- 自 C_5 到 T_1 发生。
- 支配上臂和前臂后表面的感觉。
- 支配肘、腕关节和手指的伸直，以及拇指的外展。

上肢运动神经摘要

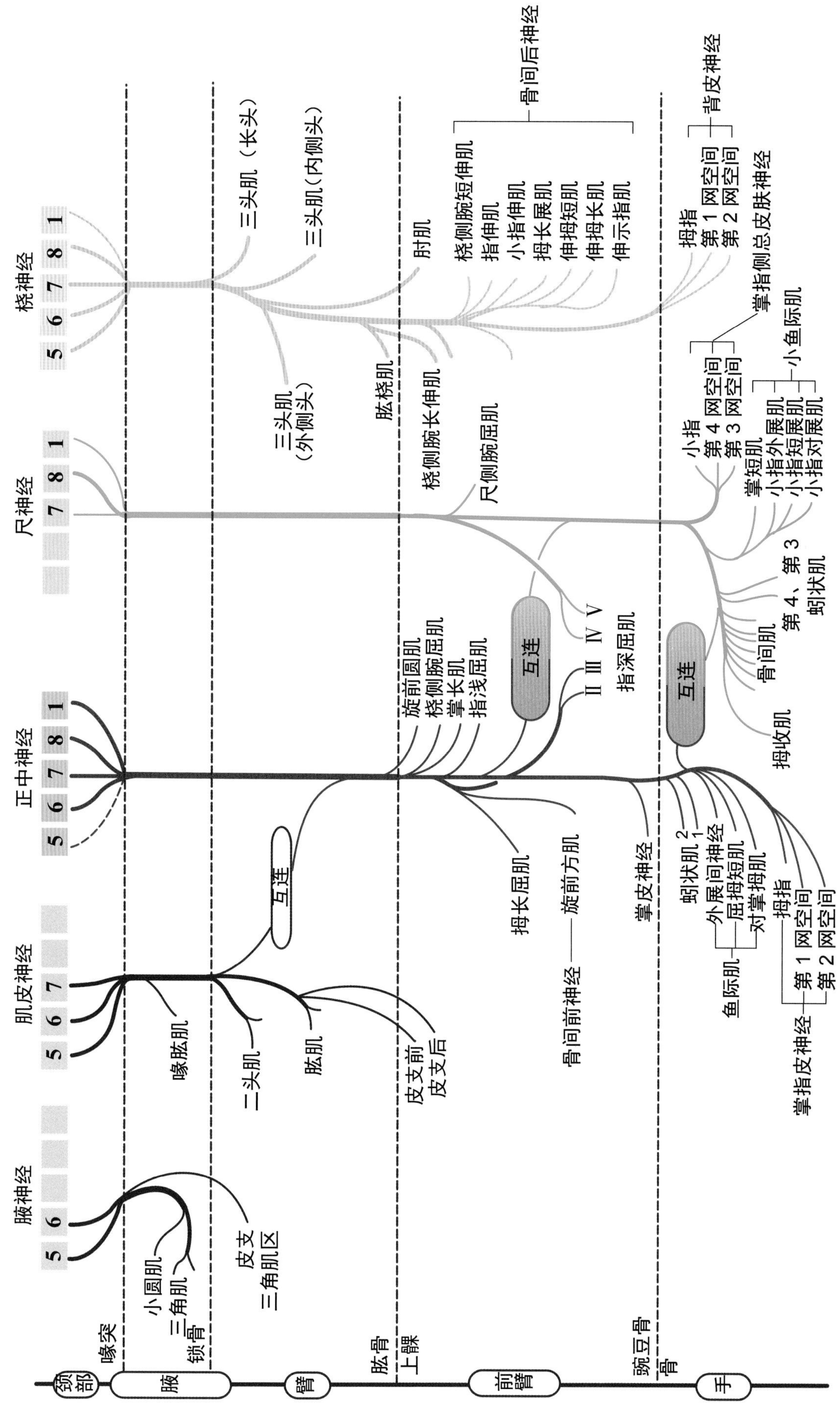

图 5-304

腋神经　5　6

肌皮神经　5　6　7

正中神经　5　6　7　8　1

尺神经　7　8　1

桡神经　5　6　7　8　1

喙突

小圆肌
三角肌
锁骨

皮支
三角肌区

二头肌

肱肌

皮支前
皮支后

肱骨

上髁

拇长屈肌　旋前方肌

骨间前神经

掌皮神经

蚓状肌 2　1
鱼际肌
外展拇短肌
屈拇短肌
对掌拇肌

拇指
第 1 网空间
第 2 网空间

掌指皮神经

腕豆骨

互连

旋前圆肌
桡侧腕屈肌
掌长肌
指浅屈肌

互连

Ⅱ Ⅲ Ⅳ Ⅴ
指深屈肌

拇收肌

互连

小指
第 4 网空间
第 3 网空间

掌短肌
小指外展肌
小指短屈肌
小指对展肌

骨间肌
第 4、第 3
蚓状肌

三头肌（长头）
三头肌（内侧头）

肘肌

桡侧腕短伸肌
指伸肌
小指伸肌
拇长展肌
伸拇短肌
伸拇长肌
伸示指肌

骨间后神经

拇指
第 1 网空间
第 2 网空间

背皮神经

掌指侧总皮肤神经

小鱼际肌

三头肌
（外侧头）

肱桡肌

桡侧腕长伸肌

尺侧腕屈肌

颈部

腕

臂

前臂

手

上肢的运动与感觉检测

手指指腹

对主要运动神经的动力学检查，可以使人们确定神经干是否发生断裂或者瘫痪，方法如下。

- 正中神经的检查（图5-305）：握拳。
- 尺神经的检查：把手指张开（图5-306），然后再合拢（图5-307）。
- 桡神经的检查（图5-308）：主动伸腕关节，拇指伸直并桡侧外展。注意只有掌指关节是伸直的。指间关节保持屈曲，仅在腕关节屈曲时才轻度伸直。
- 尺神经和桡神经的联合检查（图5-309）：和前面检查的不同在于，指间关节同时也是伸直的。

我们必须非常熟悉手部的感觉支配区，以便对神经损伤做出准确的诊断。

- 手的掌面是容易区分的（图5-310）：正中神经（红色）支配外侧半而尺神经（绿色）支配内侧半。两者的分界线从第4指中间通过。
- 图上标示的手背表面的感觉神经支配就比较复杂（图5-311），它是由3条神经支配的：

> 外侧，桡神经（黄色）。

> 内侧，尺神经（绿色）。

> 两者的分界线通过手的中轴及第3指。

> 只有近侧指骨和掌骨的背侧皮肤是由这些神经支配的。

> 两远节指骨的背侧表面是被两指掌侧神经支配的。正中神经（红色）支配环指外侧半和其他3个外侧指的背侧表面。尺神经支配环指内侧半和小指的背侧表面。

总之，最末两节指骨的感觉神经支配来源于以下神经。

- 支配拇指、示指和中指的正中神经。
- 支配小指的尺神经。
- 支配环指外侧半的正中神经和支配内侧半的尺神经。

手部、特别是手指的指腹，有着丰富的神经和血管供应，这是因为手是人体5种主要感觉之一，即触觉的主要感觉器官。由此，它在大脑皮质的运动和感觉区域均有着广泛的投射。

指腹的血供（图5-312）来自手掌和指背侧的指动脉（只有一个用红色表示出来）、它在手指指腹内自由吻合并且穿过每个指间关节。

神经供应（图5-312）来自指掌侧神经的丰富的神经纤维网（图中用绿色表示）。

指腹本身（图5-313）由高度分化的组织构成，疏松组织的纤维一直连接到指骨的骨膜和手指的真皮下层，从而使它具有了柔韧性、弹性和力学强度，这些特征对它感觉和运动功能的发挥有着重要的作用。指腹远端由甲床支持，这对指腹的功能也有重要的作用。

手指的指腹对手艺人、画家、钢琴师和小提琴家来说是相当珍贵的。一个简单的脓性指头炎就可能毁坏它们并且破坏其功能。

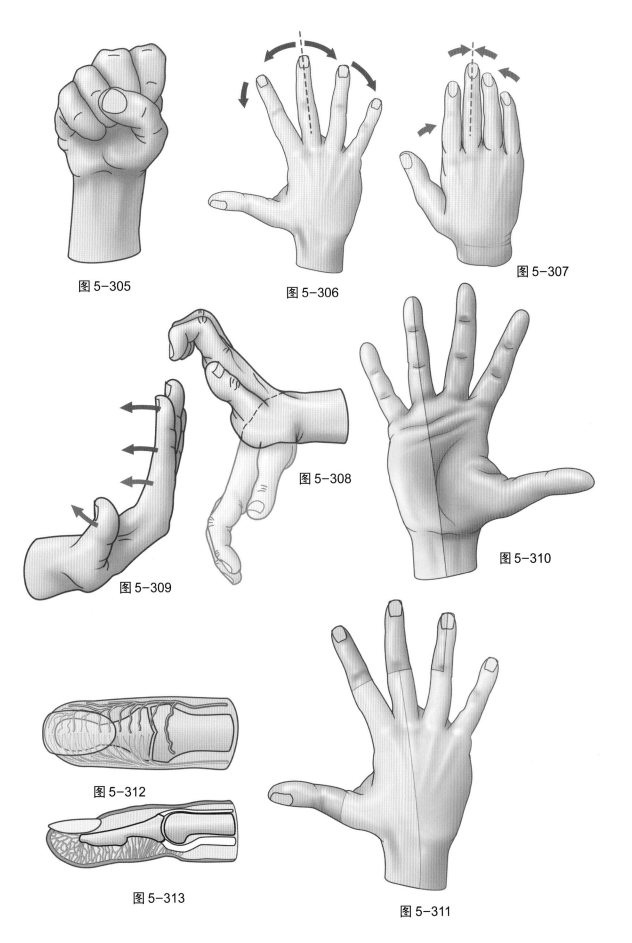

图 5-305

图 5-306

图 5-307

图 5-308

图 5-309

图 5-310

图 5-312

图 5-313

图 5-311

手的 3 个运动测试

除了前面提到的运动学测试，还有 3 个有关尺神经的测试值得特别注意。其中的 2 个是标准化测试，第 3 个是新的测试。

- Wartenberg 征（图 5–314）：尺神经完全瘫痪时可以观察到这个征象，它对于认识尺神经在肢体远端损伤尤其有用，例如在尺骨（Guyon 管）或腕部的尺神经血管损伤。小指可永久性地与环指分开（黑箭），并且一直不能主动向环指并拢（背景中所示）。

- Froment 征（图 5–315）：当要求受试者的拇指和示指间夹一张纸的时候，可以观察到这个征象。这 2 根手指往往形成一个环（背景中所示）。当尺神经瘫痪后，由尺神经掌深支支配的拇收肌瘫痪，造成这种拇示指间的钳型环是松散的。拇指的近侧指甲倾向于伸直位，所以纸可以被轻松地拉出来，而在神经正常的时候是不可能出现这种情况的。

- 尺神经钩无力征最近由笔者描述。一般来说，当手指的最后 2 根手指相对掌面强烈屈曲的时候，检查者不能通过被动伸直小指的远节指骨来打开小指钩。接下来要在患者的健侧手上测试，以作比较（图 5–316）。

➤ 检查者利用双手，让患者用最后 2 根手指紧紧抓住检查者右手的示指。

➤ 检查者用左手的示指用力拉直患者小指的远节指骨。

➤ 一般来说很难打开，因为由 2 根指构成的钩能够成功抵抗检查者的力量。

➤ 如果尺神经是瘫痪的，那么患者的小指无力，他的远节指骨倾向于伸直（黑色箭）。

同样的测试可以在环指上得到同样的结果。

这项测试的内在机制

我们需要牢记指深屈肌有着复杂的神经支配（图 5–317）。示指和中指的两侧外侧屈指深肌腱（红色）是由正中神经（M）的分支（2）支配的，环指和小指的两条内侧屈指深肌腱是由尺神经（U）的分支（1）支配的，该神经远端一直到腕关节。

这就解释了为什么在尺神经损伤的时候环指和小指的屈曲可以选择性地受限，更重要的是，可以解释为什么测试结果呈现阳性或者阴性与神经损伤的部位有关。

- 如果尺神经损伤发生在 a 点近侧位置，那么结果是阳性。

- 如果尺神经损伤发生在 b 点或者它的远侧，例如在 Guyou 管水平，那么结果是阴性的，然而 Froment 征是阳性的。

因此这个实验非常容易施行，并且结果非常具有选择性，应该作为完整上肢神经检查的一部分，该项测试也可以被称为"指甲锉实验"，测试方法的发现源于一个患者抱怨说他不能够再用指甲锉修剪指甲，因为他的环指总是被指甲锉的压力弹向伸直位置。

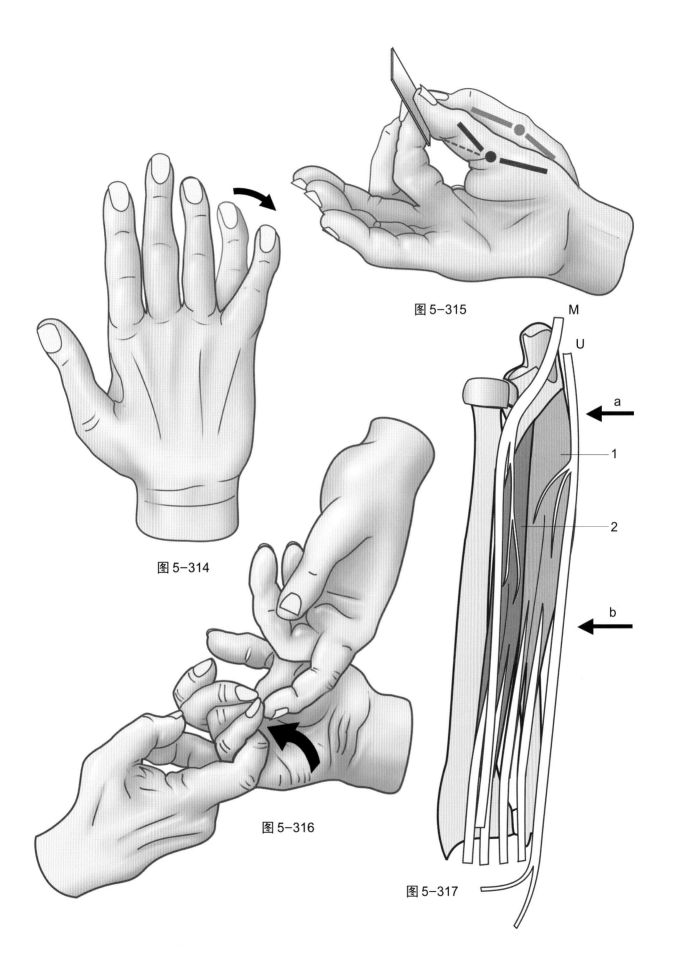

图 5-314

图 5-315

图 5-316

图 5-317

直立行走后由双足过渡的上肢

我们在陆地上的第一个祖先是四足鱼（图 5-318），其四肢来源于鱼的胸鳍和尾鳍两对。所有的陆地四足动物都继承了头颈躯干组成的骨骼结构，由头部加冕的灵活脊柱支撑到颈部和包含大脑，中央计算机。这个躯干在两个肢体的帮助下有两对肢体关节腰带：骨盆腰带和肩部腰带，后者出现在进化的后期。这个原型得以维护经过数百万年的多样化发展，形成了许多物种，最终形成了灵长类动物。灵长类动物分为两个分支：猿类和人类，后者成为最终的两足动物，而猿类在很大程度上仍然是四足动物。当人类变成两足动物时，这种转变导致这两对肢体的结构和功能发生重大变化。

- 后肢（图 5-319）成为下肢，在支撑整个体重的同时，保留了其作为载体和运动者的作用。当前肢变成上肢时，它们不再携带或移动身体，而是通过成为专门用于抓握的效应器官而获得更高的功能。

- 关于运动的稳定性和范围如下。

➢ 下肢与躯干的连接非常稳定，运动范围有限。

➢ 相反，上肢"附着"在肩带的水平面上（图 5-320），肩带的活动性更强，因为它与胸部的骨连接是由锁骨和肩胛骨介导的，锁骨和肩胛骨通过两个"假关节"与肱骨相连，并在胸部后外侧壁上"滑动"指纤维细胞组织的滑面（见42页）。为了使用"机械"类比，汽车的前轮轴单元（图 5-321）由两个可变形平行四边形组成，比后轮轴单元更灵活。

- 上肢，现在转变成一个完全用于抓握的效应器官，因此成为手的"后勤支持"。这一术语用来反映其军事等价物，即旨在向战斗人员提供粮食、汽油、弹药、武器和备件的专门单位。没有后勤支援，军队注定要失败，有两个历史例子：拿破仑在莫斯科的军队和冯·保卢斯在伏加尔格勒的军队。他们的补给路线超出了后勤支援的范围。

由于上肢关节复合体提供了 7° 的自由度（图 5-322），手必须能够以尽可能好的方式接近目标：肩部 3°，腰部 1°，前臂和手腕 3°。任何这些自由度的丧失，例如肘关节屈曲的丧失，将防止手被带到嘴里，从而损害其在喂养中的功能。

- 灵活性本身是不够的，因为还需要由上肢提供稳定的支持，这取决于其关节的功能和控制关节的运动肌肉的效率。

- 上肢通过其动静脉网络提供能量供应（图 5-323：此处仅显示动脉网络）。

- 它也在运动神经和感觉神经中传递信息和信号（图 5-324：此处未示出臂丛）。

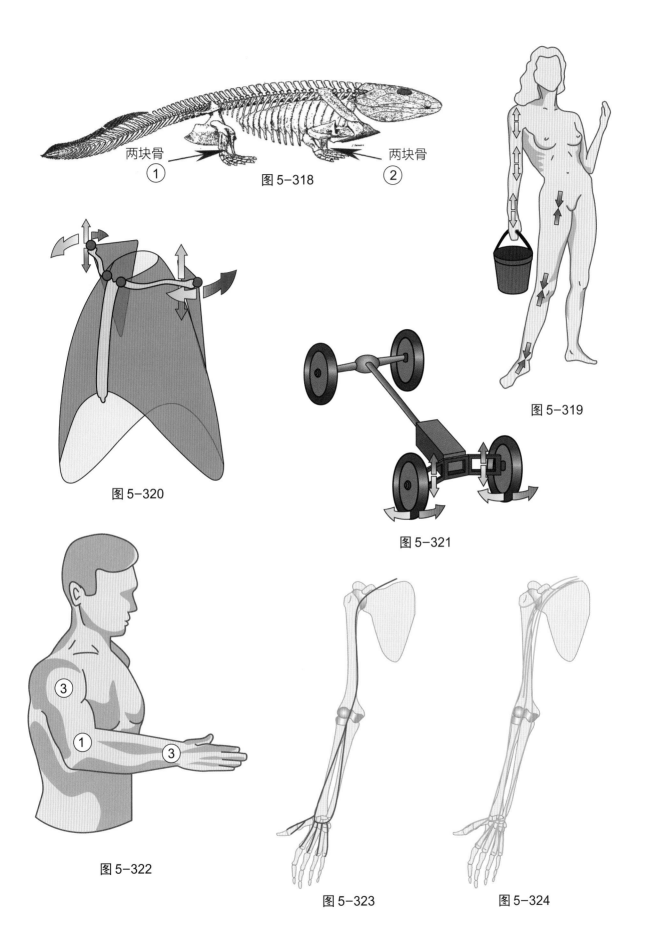

两块骨

①

图 5-318

两块骨

②

图 5-319

图 5-320

图 5-321

③
①
③

图 5-322

图 5-323

图 5-324

上肢的自动摆动

智人的正常步态包括上肢的自动摆动。这是一个显而易见的事实，问题是：它为什么有用，又是如何有用的？

在正常行走过程中（图 5-325），左手向前移动，右腿向前移动，以防止向前摔倒。在步态周期的下一个阶段，情况正好相反。这是大多数四足动物如马的对角线顺序步态（图 5-326）。然而，奇怪的四足动物，如长颈鹿（图 5-327），显示了一种不同的行走方式，两只活动的四肢在同一侧；这被称为缓步。由于人类是从使用对角序列步态的无人机进化而来的，因此很容易找到一种系统发育上的解释：所有的机制都已就位；它们只需要被适应。

两百万年来，人类在摆动双臂的同时用双腿走路。如果没有进化优势，这种步态模式早就消失了。相反，肩胛带和上肢的肌肉发达，因为它在行走中起着至关重要的作用。

不摆动上肢行走（图 5-328）是缓慢和疲劳的，因为连接上肢（绿色正方形）和下肢（红色正方形）部分重心的线投射到身体的全球重心（绿色星形）。因此，没有额外的向前推进力。唯一的推进力来自后肢踝关节的伸展。

在上肢正常摆动的行走过程中（图 5-329），重心的相同表示表明，连接上肢和下肢重心的线投射到身体的全球重心之前。因此，上肢的摆动产生了一种额外的驱动力，通过与后脚产生的驱动力混合，加剧了身体的前向不平衡。

可以通过弯曲肘来提高上肢摆动的效率（图 5-330），这会抬高上肢的部分重心，并使重心线进一步向前突出，从而增加身体的全局重心的驱动力。

其他形式的上肢扩大摆动可以进一步增加向前的驱动力。

因此，上肢的摆动是有用的，但可能并不总是可用的，例如当双手拎包或手提箱时（图 5-331）。然后走路会变得很痛苦，而且不能持续很长时间。一些非洲人已经通过头上负重解决了这个问题（图 5-332），但是需要一个强壮健康的颈椎。一个人也可以背着孩子，用马具或一块普通的布。

行军士兵的步态因国而异，因此也可以进行评估。上肢摆动行走（图 5-333）最不累。带着武器走路（图 5-334）已经不那么舒服了，但更不舒服的是鹅步（图 5-335），这是在拱门过去的贵宾看台使用。

在跳远运动中（图 5-336），上肢产生的推进力是向上的，使用频闪镜可以清楚地看到这一点（图 5-337）。最后，北欧式徒步行，使用两根手杖，掩盖了狮身人面像之谜，根据其追随者，是非常平衡的，但它只是一个双足行走中的返祖动作。

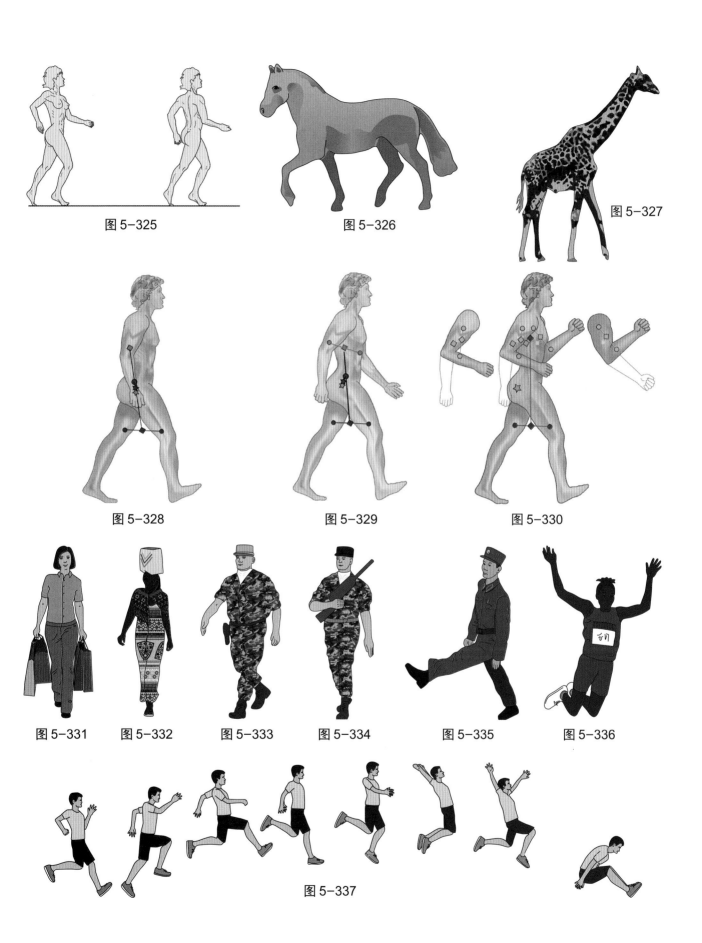

图 5-325

图 5-326

图 5-327

图 5-328

图 5-329

图 5-330

图 5-331

图 5-332

图 5-333

图 5-334

图 5-335

图 5-336

图 5-337

手的作用延伸身体形象

身体意象是自我的意象，它被带到人的潜意识中，由大脑的两部分组成。

● 一个纯粹的物理成分，即身体图式，严格地说，是对一个人身体及其结构基础的认识，即运动系统。

● 纯粹的道德成分，即一个人具有自己个性的形象。它之所以存在，是因为人们可以在"他人"中看到它，它对应于一些哲学或宗教称之为灵魂的东西。这个独特的道德层面是对灵魂的感知的一部分，没有关于灵魂的定义或存在的表述。另一个人的身体图式的这一方面允许一个人充分欣赏自己的道德品质。

身体图式是个体身体占据部分空间的大脑表征。这是身体作为一个整体和它的每个部分虚拟的形象（图 5-338：梅奥诊所的透明人）。它可以是静态的，但大多数时候它是动态的（图 5-339），因为它与环境相互作用。

皮肤表面是个体内部和外部世界之间的边界，即包含个体的空间的一部分。因此，包含感官感受器的皮肤是个体相对于宇宙其他部分的边界。身体图式的构成和保持是中枢神经系统的基本功能之一。该身体模式通过直接接触的感觉受体（图 5-340）和直接周围的双目立体视觉（图 5-341）与环境相关。我们的动态身体模式和环境之间的这种持续对抗，不仅允许我们四处走动和练习运动（图 5-342：跳高），还允许我们在许多方面对我们的环境采取行动，例如养活自己、保护自己，特别是通过工作来修改我们的身体模式。当使用工具或工具扩展主体架构时，会发生这种情况。一个非常常见的事件可以揭示这一现象，例如当一个人第一次驾驶一辆崭新的汽车，由于对车辆尺寸的错误理解而意外地使车身凹陷（图 5-343，绿色轮廓）。但经过一段时间后，车身尺寸就会融入到驾驶员的车身结构中，这样就很容易在不损坏车身的情况下穿过拥挤的区域。这适用于所有工具和仪器。例如，铁匠的锤子变成了他的手的延伸（图 5-344）；（因此"铁匠造就铁匠"，也就是说，熟能生巧）。同样，对于任何工具，都需要一个可变持续时间的培训期。工人的手是工具的附着点，它注定要被整合到他的身体图式中；在这一点上，他成为一个合格的工人。

音乐家也需要一段时间的训练：一位音乐会小提琴手（图 5-345）年轻时花了很多年的时间将她的小提琴融入她的身体图式中，现在，她不用想手也不用看手，可以准确地放置手指来弹奏正确的音符。钢琴家（图 5-346）也不看他的钢琴：现在集成在他手中的键盘，构成了他身体模式的一个组成部分。同样的情况也适用于长笛手（图 5-347）。至于盲人（图 5-348），他的白色棍子现在只是他探测障碍物的手的延伸。现在进行内镜检查的外科医生（图 5-349）也必须接受一段时间的培训，以便使用屏幕整合他们的仪器。同样，无人机飞行员（图 5-350）也必须在数千公里外引导无人驾驶飞机。图 5-351 中的小提琴手很高兴找到了被盗的斯特拉迪瓦里乌斯，这是一个"情感"融合的例子。

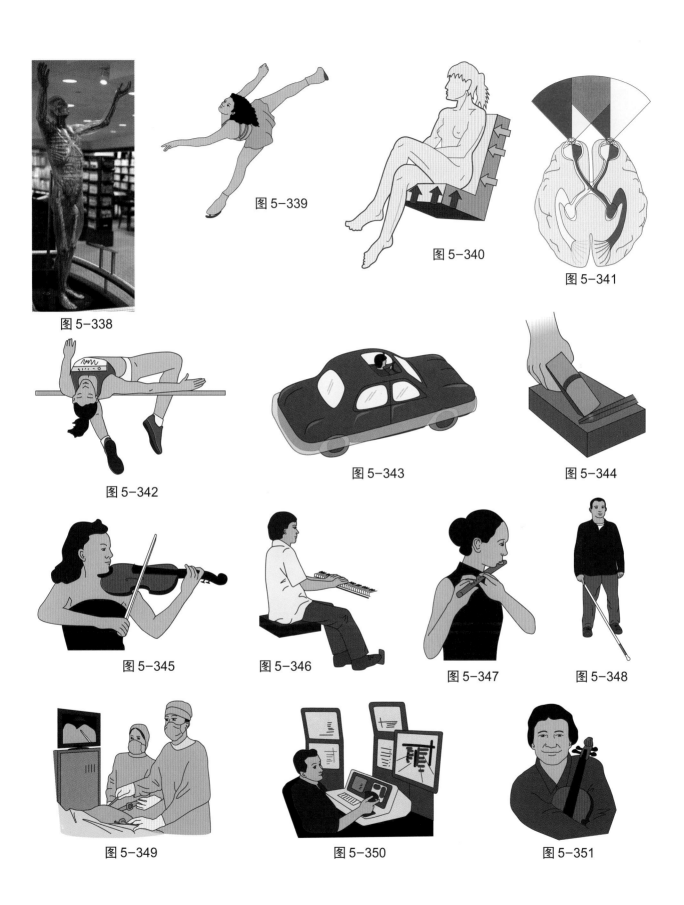

图 5-338

图 5-339

图 5-340

图 5-341

图 5-342

图 5-343

图 5-344

图 5-345

图 5-346

图 5-347

图 5-348

图 5-349

图 5-350

图 5-351

进化过程中的抓握

　　抓握是占有某物，特别是食物。这种活动出现在数百万年前的单细胞动物，如变形虫（图 5-352），它通过吞噬，即吞食猎物来获取食物。即使是像圆叶龙胆草（图 5-353）或腹叶猪笼草（图 5-354）这样的食肉植物也能捕捉昆虫作为食物。在水生动物中也发现了类似的机制。海葵（图 5-355）是一种囊状生物，它的腹部像一个圈套一样围绕着猎物。陆地动物也被大自然赋予了非凡而高效的抓握工具，例如变色龙（图 5-356）至今能伸出的黏舌头，或是食蚁兽伸出的长舌头，它们伸进蚁丘以保证日常食物的安全。最后，儒勒·凡尔纳的读者会记得巨大的章鱼，它通过安装吸盘的众多触须来获取猎物（图 5-357）。也是在海洋中，最有效的抓握工具出现，即螃蟹钳（图 5-358），它由一端连接的两个分支组成，能够接近猎物。然而，我们决不能忘记大象是如何利用其躯干的卷绕机制进行抓握的（图 5-359），以及手没有拇指的蜘蛛猴（图中未示出）是如何利用它的长尾抓住树枝的。

　　最后，我们来看看嘴或喙用作抓握工具的下颌握把，例如鹦鹉（图 5-360）或老鹰（图 5-361），这两种动物也都使用有力的爪子。这种紧闭的下颚形成的握把被许多陆生哺乳动物使用，如狗（图 5-362）或熊（图中未示出），甚至用来携带它们的幼崽。在陆生哺乳动物中，一场重大的革命即将到来，即手的出现。因为松鼠（图 5-363）一只手是无用的，需要一个双手抓握。相比之下，在我们的远祖狐猴（图 5-365）中，手有五个手指，包括一个拇指，在我们的第一个陆生祖先鱼鳞病（图 5-364）的爪子骨骼中，拇指的两个指骨已经"保留"在桡骨侧。在我们的猿类近亲中，人工抓握变得普遍（图 5-366，pollici 数码钳），当树枝从一棵树移到另一棵树时，它也用它来抓握树枝。在智人中，它超越了拇指指握（图 5-367）和手握（图 5-368），包括"动作握"和有助于肢体语言。对人类来说，手是大脑的延伸，而在亚里士多德看来，我们可以称之为工具中的工具。

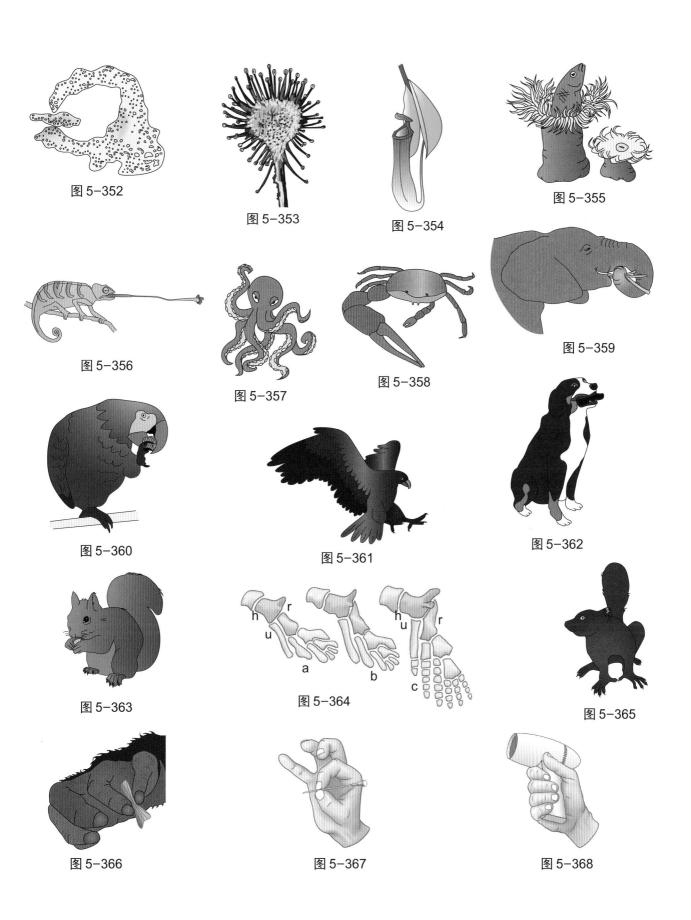

图 5-352

图 5-353

图 5-354

图 5-355

图 5-356

图 5-357

图 5-358

图 5-359

图 5-360

图 5-361

图 5-362

图 5-363

图 5-364

图 5-365

图 5-366

图 5-367

图 5-368

人类的手

　　人类的手自史前时代以来就没有改变过，这一手的反相印记就证明了这一点，毫无疑问，这是我们的远祖洞穴艺术家留下的一个签名。

　　猴子也有一个相似的手部、具有相对的拇指、但人的手与猴子的手的不同之处在于手的使用方式不同，这是手和脑之间紧密联系的结果。

　　手脑之间的联系是双向的并相互作用的。人类的大脑能够进步也得益于手的功能，人手的复杂结构完美而合理，以适应其不同的功能。这是Occam剃刀原理*（意为把一切可有可无的没有必要的东西都去掉，即如无必要，勿增），或者是通用经济学的基本原理，它是创世进化的最完美例子。

　　人类，在普罗米修斯**的雄心驱使下，已经创造了可以实现抓握与操作能力的机器人手，但是它们距离人类完美的手仍然有相当大的差距。

---

　　* William of Occam（1285—1349）因其Occam剃刀原理（Occam's razor）而闻名，即不需要对事物进行不必要的乘法运算。换句话说，理论之美由其简单性来衡量。他是一位修道士和哲学家，在牛津和巴黎工作。后来他被逐出教会，死于瘟疫。

　　** 在希腊神话中，普罗米修斯是12个泰坦之一。他希冀能与宙斯平等的野心促使他创造了人类并赐予他们火种。因其傲慢的罪行，宙斯将他锁在高加索山脉的一块岩石上，让每天宙斯神鹰每日啄食其肝脏，又令其不断再生。因此，希腊时代，过度傲慢必将受到惩罚。

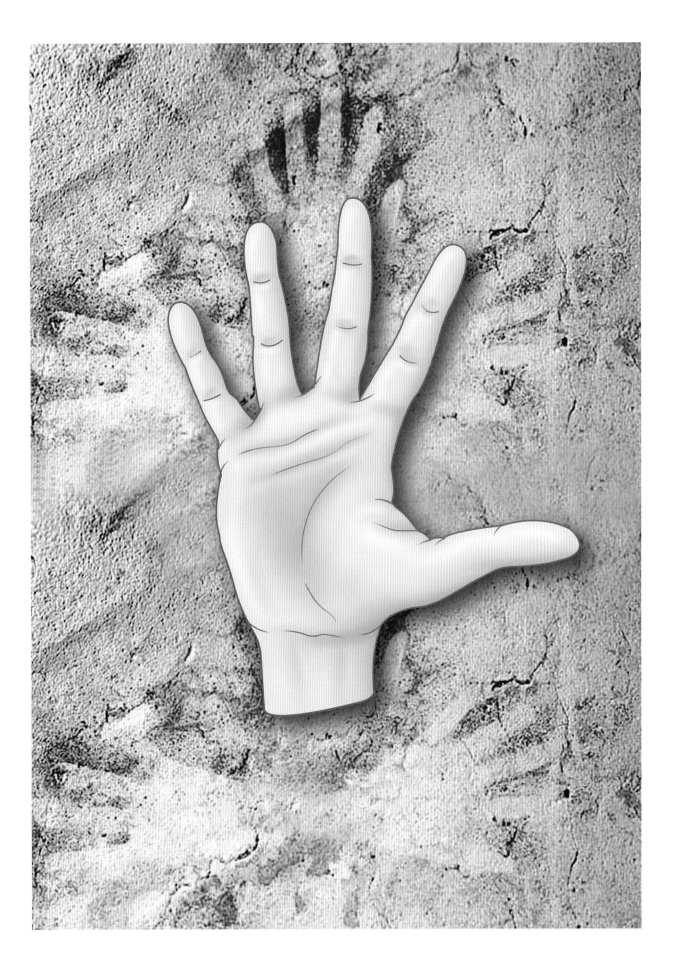

附　录

Appendices

石玲玲　译　肖　棋　校

切割和装配模拟手的工作模型

在部分中呈现的模型须被切割、折叠和组装方式建立，以便使书中所讨论的概念能在立体空间获得具体的表现。它们是可以操作的三维简图。在建立这些模型的过程中，你可以通过自己对肌肉运动的理解，从而获得其他方式难以获得的洞察力。因此，编者非常希望能够有耐心花一些时间在这个模型上，结果必将被证明是值得的。

在开始之前，必须仔细阅读所有的说明。

这个模型包含显示在平面 I 和平面 II 中的 4 图（A～D）。在平面 II 的底部装配图（a～c）包括在内。

出于编辑的原因，包含图纸的页面不够厚，不能使制作的模型稳固。因此你必须首先使用一张复写纸，将这些图纸准确地复制到一张至少 1mm 厚的纸板上。

剪裁步骤

首先用剪刀沿着图中粗线的边缘剪出四片纸。含有如下线条的纸片需要用手工刀或手工刀切割。

- 纸片 A：在定位点 h、j 和 k 之间的线。
- 纸片 D：长矩形的长边，以及在 m′和 n′附近的 2 个扁平等边三角形中各剩余的两条边。

下一步按如下途径挖空纸板。

- 通过图 A 中 k′右侧的粗阴线区域和图 D 中水平的中间区域。
- 沿着图 A 和 C 中的平行短线，在 2 个相邻的短线之间形成窄缝。以适应肌腱的滑车 (见图 C)。

最后制作如下圆形孔。

- 在图 D 中的圆形处穿洞，以便肌腱可以通过，这些圆形在图中都已经用数字表示出来了。
- 在韧带止点的交叉圆形处穿洞。
- 在弹性带附着点的交叉处穿洞。

折叠

首先用刀片在纸板的对折一侧切到纸板厚度的 1/3 或 1/2 的深度。这些切口包括：

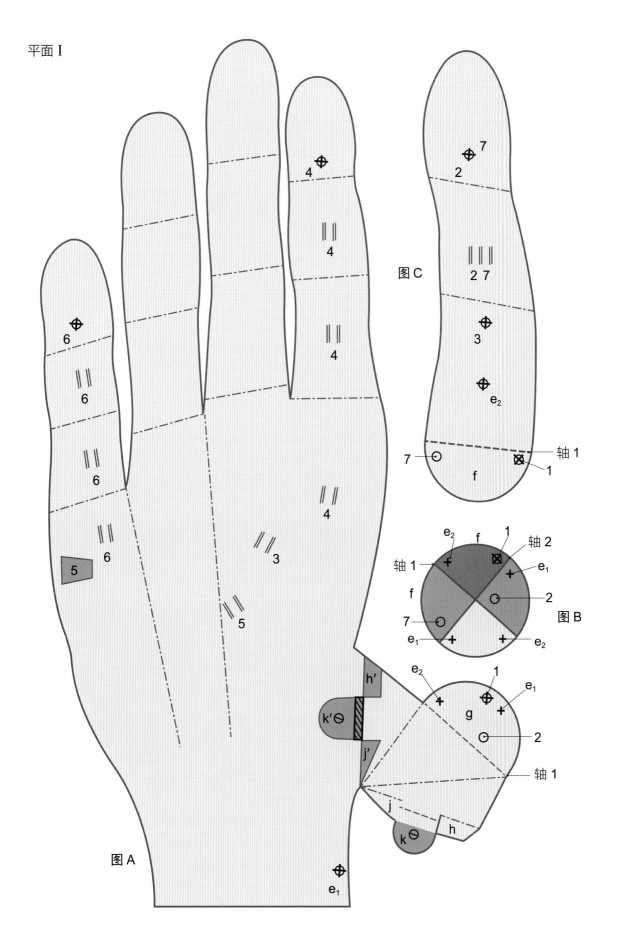

平面 I

图 A

图 B

图 C

- 沿着硬纸板虚线的前面。

- 沿着纸板背面点划线。（为了精确地做到这一点，你会发现用细针或指南针的尖端在硬纸板上穿孔来标记这些线条的末端是很有用的。）

切割制作完成后，您将能够在切口对面的侧面轻松准确地折叠纸板。折叠纸板时，开始不要超过45°。图A中的两个纵向褶皱非常浅，与手掌的凹陷相对应。图A的轴1和图C的轴2的折痕形成90°，两个转换的折线从轴1的尾部起始，通过定位点 j 和 h，其角度可以超过90°。B 件没有折叠。

注意图C中指间关节（IP）和掌指（MP）关节屈曲褶皱的倾斜，以适应其通常的屈曲模式。对于MP关节，它是仅有的一个拥有3个运动轴的关节，如在拇指对掌过程中发生的屈曲－内旋－桡偏。

装配

图 a 显示了组件的组装方式。

- 底座（件号 D）是通过使 m 和 m′，n 和 n′ 靠得更近，直到它们重合而形成的。然后，在 m′ 和 n′ 的深色阴影表面上粘上 m 和 n 条，或者，如果您希望随后拆解模型，则通过 m、m′、n 和 n′ 上标记的孔安装纸紧固件。

- 在手上标记手指和手掌的折痕（件号 A）后，按照如下方式构建梯形掌骨（TM）关节。

➢ 将半圆表面 g 向后折叠 90°。

➢ 将两个三角形向前折叠，形成底部位于顶部的金字塔。

➢ 保持金字塔的位置做如下组装。

  ◇ 在 h′ 和 j′ 的表面上粘上标签 h 和 j（对于最终模型）。

  ◇ 或通过推动卡舌 k 穿过 h′ 和 j′ 之间的槽，并通过 k 和 k′ 中的圆孔，用纸扣件将其固定在 k′ 的背面来固定卡舌 k。

- 向后（箭头1）折叠 C（拇指），然后将它（箭头2）粘到 B 的前面，使得 f 位于 f 的顶部，所有的孔和代表轴2的线被适当地匹配。然后将该复合结构粘到支撑拇指的金字塔处，通过将 B 背面的 g′ 与 A 前面的 g 合在一起，使所有的孔与代表轴1的线适当地匹配。

这样您已经构建了与 TM 关节相对应的双轴通用模型。

图显示出了如何通过在 D 的中央裂缝中滑动来固定手的模型。

使用

模型的被动活动有助于让你理解手的三个基本特征。

- 鼓空拳：通过沿着纵向的折叠进行屈曲，将会模拟 M_4 的相对运动和 M_5 的所有运动。

- 手指的倾斜弯曲：使它们向鱼际隆起的底部汇聚。这是由于从食指到小指的 IP 关节和 MP 关节轴的倾斜度增加（一个圆锥形旋转的例子），并且通过内侧掌骨（M_4，特别是 M_5）的相对运动而增强。

- 拇指对掌：通过轴线1（c 中的 xx′轴）和轴线2（c 中的 yy′轴）来实现本书提到的平面旋转、圆锥旋转和柱状旋转。您可以检查在拇指的其他关节（MP 和 IP 关节）中连续发生屈曲，从而引起拇指远端指骨的圆柱形旋转，其在 TM 关节处没有任何主要屈曲和 M_1 关节明显轴向旋转来改变其拇指的方向。你还能够观察到拇指关节无须明显的力学作用，而仅通过改变指腹的方向，即可实现在实际生活中的沿着"长或短的途径"从示指到小指的对掌。

IP 和 MP 关节屈曲－内旋是由于折叠部分倾斜而产生的。

平面 II

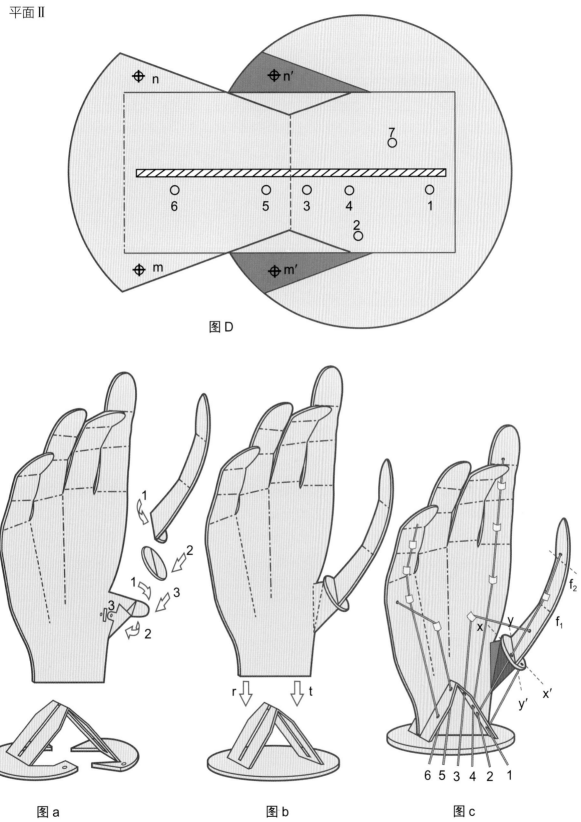

图 D

图 a

图 b

图 c

装配"肌腱"

您可以通过放置"肌腱"(图 c)来激活这个模型。它们由在手指止点处用结节的薄带子组成(每个圆孔都有一个叉号标记)组成,并自由地穿过指骨上的"滑车"和底部的孔。

你可以简单地用 6mm 宽和足够软而足以弯曲成隧道的纸板条来制作这些滑车,将这些纸板条的尾部,从前到后穿过 A 和 C 中的窄缝,并向后折叠成一个字母 Ω 的样子,然后将它们黏合到 A 和 C 的背面。

双"滑轮"2–7(c)不同,它们被粘到了 2 的前面和 7 的后面,形成两个对等的反转的字母 Ω。

肌腱的走行

每根肌腱都标上了一个表示其整个过程的数字。

- 拇长展肌(1)止于 B,使 TM 关节绕其主轴(轴 1)运动。
- 拇长屈肌(2)穿过 P_1 上的滑车(2)后止于拇指 P_2,它可以屈曲两节指骨。
- 这种横向运动的"肌腱"(3)在手掌的滑车上折返,相当于拇收肌和拇短屈肌的结合体。
- 示指指深屈肌腱(4)穿过三个滑车后止于 P_3。它可以屈曲整个示指。
- 这个横向运行的"腱"是肌腱 3 的对应部分,并且止于 6~7mm 厚的楔形物 5(A)中,该楔形物对应于代表大多角骨的深色阴影的梯形。肌腱在手掌的滑车 5 上折返,相当于小指对掌肌。
- 小指的屈指深肌肌腱与肌腱 4 的走行和活动相同。为了简单起见,不包括第三和第四指屈肌,但它们可以很容易地加入。
- 图中没有表示出肌腱(7),但与拇长伸肌相对应。它止于 P_2 的背面,即与拇长屈肌(两个结面朝对方)在同一个孔内,并通过 P_1 的背表面的滑车,然后通过 B 上的孔洞。

在"肌腱"的自由端,你可以系上扣环或戒指来握住你的手指,让你更容易地运动这些肌腱。

要将拇指稳定在功能位置,可以使用弹性带将轴 1 和 2 保持在中间位置。

对于轴 1,弹性带开始于 B 中的一个孔 e_1,从位于 A 底部的孔 e_1 穿出来,然后返回止于 B 中的另一个孔 e_1 中。中间位置是通过弹性带在 A 上孔 e_1 中滑动时来找到的。弹性带两侧用胶水固定。这同样方法来固定轴 2;弹性带从 B 中的一个孔 e_2 开始,滑过 C 中的孔 e_2,回到 B 中的另一个孔 e_2 上。为了确保食指和小指能够回到伸直状态,你可以在位于 A 手掌表面的孔 4 和孔 4(食指)或孔 6 和孔 6(小指)之间的背表面上附加一条橡皮弹性带。你也可以使用胶水粘住稳定。

模型的运动

在这些肌腱的帮助下,你几乎可以完成手的所有动作。

- 通过牵拉肌腱 5 使手鼓空拳(此移动的效果取决于 A 中楔块 5 的高度)。
- 牵拉肌腱 4 和 6,可以屈曲示指和小指。
- 拇指活动:

➤ 均匀牵拉肌腱 7 和 3,可将拇指移到手掌平面(手平伸,对应 Sterling Bunnell 实验初始位置)。

➤ 屈曲示指的同时牵拉肌腱 1、3 和 7,可以使拇指和示指相对。

➤ 屈曲小指同时牵拉肌腱 1、3 和 6,可以使拇指和小指相对牵拉肌腱 1 和肌腱 2,必要时拉动肌腱 3,使拇指和小指根部相对。

➤ 拇指–示指的指尖–指侧(尖–侧)相对:与相同,但示指具有更大程度的屈曲指数。